血液内科
常用药物循证使用指导

主审　克晓燕

主编　刘　维　翟所迪　李光耀

U0197357

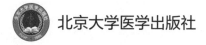

北京大学医学出版社

XUEYENEIKE CHANGYONG YAOWU XUNZHENG
SHIYONG ZHIDAO

图书在版编目（CIP）数据

血液内科常用药物循证使用指导 / 刘维，翟所迪，李光耀主编. —北京：北京大学医学出版社，2024.1

ISBN 978-7-5659-3088-1

Ⅰ. ①血… Ⅱ. ①刘… ②翟… ③李… Ⅲ. ①血液病—用药法 Ⅳ. ① R452

中国国家版本馆CIP数据核字（2024）第034077号

血液内科常用药物循证使用指导

主　　编：刘　维　翟所迪　李光耀

出版发行：北京大学医学出版社

地　　址：（100191）北京市海淀区学院路 38 号　北京大学医学部院内

电　　话：发行部 010-82802230；图书邮购 010-82802495

网　　址：http://www.pumpress.com.cn

E-mail：booksale@bjmu.edu.cn

印　　刷：北京信彩瑞禾印刷厂

经　　销：新华书店

责任编辑：袁帅军　责任校对：靳新强　责任印制：李　啸

开　　本：880 mm×1230 mm　1/32　印张：11.875　字数：310 千字

版　　次：2024 年 1 月第 1 版　2024 年 1 月第 1 次印刷

书　　号：ISBN 978-7-5659-3088-1

定　　价：80.00 元

本书由
北京大学医学出版基金资助出版

编委名单

主　审　克晓燕

主　编　刘　维　翟所迪　李光耀

编　委　（按姓名笔画排序）

万　伟	北京大学第三医院	吴紫阳	北京大学第三医院
王志妍	赤峰市肿瘤医院	何　娜	北京大学第三医院
石　婧	北京大学第三医院	沈　倩	西安交通大学第二
田　磊	北京大学第三医院		附属医院
帅瑛慧	北京市延庆区医院	宋再伟	北京大学第三医院
	（北京大学第三医院	张　琪	北京大学第三医院
	延庆医院）	张婉婧	北京大学第三医院
母立峰	川北医学院附属医院	陈　恳	北京大学第三医院
邢晓清	河北省人民医院	周　月	中日友好医院
刘天碧	北京大学第三医院	金　美	延边大学附属医院
刘　佳	北京大学第三医院	赵冰清	北京大学肿瘤医院
刘　维	北京大学第三医院	谈志远	北京大学第三医院
米秀芳	浙江省肿瘤医院	梁舒瑶	北京大学第三医院
李光耀	北京大学第三医院	曾絮絮	福建省石狮市湖滨
杨　萍	北京大学第三医院		社区卫生服务中心
杨　霞	北京大学第三医院	翟所迪	北京大学第三医院
杨璨羽	北京大学第三医院	颜　妍	北京清华长庚医院

在医学迅速发展的当下，血液病，尤其是血液恶性肿瘤的治疗，正在经历一场根本性的变革。传统依赖细胞毒性药物的治疗方式正逐渐让位于基因测序指导下的靶向治疗新时代。这一转变不仅标志着治疗策略的更新，更代表着对患者更为精准和温和治疗方法的探索。在此背景下，《血液内科常用药物循证使用指导》的出版，为临床医生和药师提供了一个宝贵的信息资源。

在编纂本书的过程中，作者深入探讨了血液病治疗领域的最新科学发现与进展。书中不仅详尽提供了传统治疗药物的使用指南，而且紧跟医学前沿，融入了众多关于新一代靶向药物的详细资料。这包括了这些药物的适应证，药物相互作用，以及与其他治疗的配伍使用等关键信息，旨在为医疗专业人员提供全面且深入的治疗指导。除此之外，本书还特别关注患者教育，致力于提供关于药物使用的详尽解释和实用建议，从而使患者能够更加深入地理解自己的治疗过程，并更加主动地参与到自己的健康管理中。

为了确保本书内容的准确性和实用性，我们邀请了一批在血液病治疗领域内具有广泛认知和深厚经验的专家和学者共同参与编写。他们的专业知识和临床经验将书中的复杂医疗信息精炼为清晰、易懂的语言和格式，以满足专业医疗人员的严格要求，同时也确保广大患者能够轻松理解。在新治疗药物和方法不断涌现的今天，《血液内科常用药物循证使用指导》的出版，不仅是对这一领域知识整合的重要贡献，也是为医疗专业人员和患者提供了一个易于学习、方便参考的实用工具。这本书的宗旨是通过直观的信息设计，使得最新的治疗知识变得易于掌握，从而引导和优化临床实践，帮助每一位患者得到最合适的治疗方法。

我们相信，通过本书的学习和应用，医生和药师将更有信心地面对治疗挑战，患者也将更积极参与自己的治疗过程。这不仅是一本工具书，更是一本指南，帮助我们在这个转型、多变的治疗领域找到适合每位患者的治疗方案。

克晓燕

2023 年 12 月于北京

血液系统疾病是指原发或主要累及血液和造血组织及器官的疾病。近年来，血液系统疾病的治疗理念及治疗药物日新月异，证据产生速度快于药品说明书更新速度。传统药品说明书难以满足使用要求。因此，促使我们采用"药物精选、内容优化、重点突出"的原则编写此书。

这本书仿佛是一位智慧的导游，带领读者踏上了探索血液系统合理用药之旅，而非枯燥的医学手册。它汇聚了血液科领域常用的 100 种药物，却不仅限于药品说明书内容。本书旨在为读者呈现一场科学、精简、实用的药物信息学术大餐，包括了药物的基本资料，如黑框警告、剂型与规格、适应证、用法用量、特殊人群用药、禁忌证、不良反应、相互作用、溶媒选择与配伍禁忌以及患者用药教育等方方面面。

本书的四大亮点：

1. **科学实用**。我们深入研究了血液内科的实际用药情况，精挑细选了血液科常用药物，参考了国内外临床治疗指南等权威资料，并专注于它们在血液学领域的使用方法和适应证，确保用药信息科学、实用。

2. **证据可靠**。我们坚持贯彻循证医学的原则，始终依据最可靠的证据支持临床实践。各项内容均经过严谨筛选，确保读者清晰了解证据来源，做出科学合理的用药选择。在药物相互作用一项下，我们结合 Micromedex 临床暨循证药学数据库中的证据分级系统，对检索到的相互作用进行质量分级，优选"禁忌"和"严重"的相互作用呈现给读者，并标明证据等级：卓越（excellent）、良好（good）、一般（fair）、未知（unknown）。

3. **突出安全**。我们把"安全用药"内容作为本书的重中之重，全方位涵盖了药物的安全使用过程，还统一编写了通用名相同但剂型不同的药物，增添了中英文药品说明书的黑框警告信息，凸显了常见和严重不良反应，并提供了药物相互作用表现和临床管理策略，确保读者能够了解药物的风险并做出临床决策。溶媒配伍方面，我们区分了"推荐使用"和"相容"的不同表述，来提示读者药品说明书推荐溶媒和有配伍稳定性考察数据的溶媒，以此区分不同循证级别。

4. **内容简明**。我们设计了简练清晰的编写体例，让读者能够轻松获取所需信息。通过优化内容、调整语言，加入了表格和图形等设计手段，将药品基本信息、安全用药信息和使用方法等内容以生动简洁的方式呈现，让读者轻松掌握所需知识。

这是一本循证、科学、实用的血液内科药物使用工具书。它将成为血液内科临床医师、护士、药师，甚至医药院校师生们的得力助手，为读者提供血液系统药物治疗的重要内容。

刘 维 翟所迪 李光耀

本书使用提醒

本书的信息主要来源于药品说明书等优良的循证药物信息资源。当适应证、用法用量及特殊人群等内容与药品说明书有出入时，可能由于不同企业的药品说明书存在差异，在临床应用时应当以所用品种的药品说明书为准。对于妊娠期分级，尽管 FDA 妊娠期分级已更新，但药品信息中的妊娠期分级的修订仍需要一段时间，因此本书沿用旧版的妊娠期分级系统，对于没有 FDA 妊娠期分级的药物，补充参考澳大利亚药品管理局（Therapeutic Goods Administration，TGA）分级系统及说明书相关使用推荐。

英文缩写	英文全称	中文全称
5-HT	5-hydroxytryptamine	5- 羟色胺
ADC	antibody-drug conjugate	抗体 – 药物偶联物
AL	acute leukemia	急性白血病
ALL	acute lymphoblastic leukemia	急性淋巴细胞白血病
ALT	alanine transaminase	丙氨酸氨基转移酶
AML	acute myelogenous leukemia	急性髓细胞性白血病
ANC	absolute neutrophil count	中性粒细胞绝对计数
ANLL	acute non-lymphocytic leukemia	急性非淋巴细胞白血病
APL	acute promyelocytic leukemia	急性早幼粒细胞白血病
AST	aspartate transaminase	天冬氨酸氨基转移酶
AUC	area under the concentration-time curve	浓度 – 时间曲线下面积
BCRP	breast cancer resistance protein	乳腺癌耐药蛋白
BSA	body surface area	体表面积
C_{max}	peak concentration	峰浓度
cHL	classical Hodgkin lymphoma	经典型霍奇金淋巴瘤
CLL	chronic lymphocytic leukemia	慢性淋巴细胞白血病
CML	chronic myelogenous leukemia	慢性髓细胞性白血病
CR	complete response	完全缓解
CrCl	creatinine clearance	肌酐清除率
CTC	common toxicity criteria	通用毒性标准
DLBCL	diffuse large B cell lymphoma	弥漫大 B 细胞淋巴瘤
DNA	deoxyribonucleic acid	脱氧核糖核酸
DVT	deep vein thrombosis	深静脉血栓
ECG	electrocardiogram	心电图
ECOG	Eastern Cooperative Oncology Group	美国东部肿瘤协作组
F	bioavailability	生物利用度
FDA	Food and Drug Administration	美国食品药品监督管理局
GFR	glomerular filtration rate	肾小球滤过率
P-gp	p-glycoprotein	P- 糖蛋白

英文缩写	英文全称	中文全称
HL	Hodgkin lymphoma	霍奇金淋巴瘤
INR	international normalized ratio	国际标准化比值
IPSS	International Prognostic Scoring System	国际预后评分系统
IRR	infusion-related reaction	输液相关反应
ITP	idiopathic thrombocytopenic purpura	特发性血小板减少性紫癜
LVEF	left ventricular ejection fraction	左心室射血分数
MCL	mantle cell lymphoma	套细胞淋巴瘤
MDS	myelodysplastic syndrome	骨髓增生异常综合征
MM	multiple myeloma	多发性骨髓瘤
NADPH	reduced nicotinamide adenine dinucleotide phosphate	还原型烟酰胺腺嘌呤二核苷酸磷酸
NHL	non-Hodgkin lymphoma	非霍奇金淋巴瘤
NSAIDs	nonsteroidal antiinflammatory drugs	非甾体抗炎药
PPI	proton pump inhibitor	质子泵抑制剂
PVC	polyvinyl chloride	聚氯乙烯
RNA	ribonucleic acid	核糖核酸
sALCL	systemic anaplastic large cell lymphoma	系统性间变性大细胞淋巴瘤
Scr	serum creatinine	血清肌酐
SJS	Stevens-Johnson syndrome	Stevens-Johnson 综合征
SLL	small lymphocytic lymphoma	小淋巴细胞淋巴瘤
$t_{1/2}$	half life	半衰期
t_{max}	time to peak	达峰时间
TBil	total bilirubin	总胆红素
TEN	toxic epidermal necrolysis	中毒性表皮坏死松解症
ULN	upper limit of normal	正常值上限
USP	*United States Pharmacopoeia*	《美国药典》
V_d	apparent volume of distribution	表观分布容积
VTE	venous thromboembolism	静脉血栓栓塞
WM	Waldenström macroglobulinemia	华氏巨球蛋白血症

第二章 抗贫血药

第三章　促白细胞增生药

第四章　促血小板增生药

第五章　免疫增强药

第六章 免疫抑制药

第七章 糖皮质激素

第八章 止吐药

第一章 抗肿瘤药

❶ 作用于 DNA 分子结构的药物

多柔比星
Doxorubicin

多柔比星是一种具有抑制脱氧核糖核酸（deoxyribonucleic acid，DNA）、核糖核酸（ribonucleic acid，RNA）和蛋白质合成的细胞毒作用的蒽环类抗肿瘤药物。

> ⓘ **黑框警告**
>
> **1. 普通注射液**
>
> （1）心肌病：多柔比星可引起心肌损伤（包括急性左心室衰竭）。当多柔比星每3周给药一次时，心肌病的风险与累积暴露量成正比，累积剂量为 $300 \sim 500 \ mg/m^2$ 时，发病率为 $1\% \sim 20\%$。伴随其他有心脏毒性风险的治疗会进一步增加心肌病的风险。在用盐酸多柔比星治疗之前、期间和之后定期评估左心室射血分数（left ventricular ejection fraction，LVEF）。
>
> （2）继发性恶性肿瘤：在接受蒽环类药物（包括盐酸多柔比星）治疗的患者中，继发性急性髓细胞性白血病（acute myelogenous leukemia，AML）和骨髓增生异常综合征（myelodysplastic

syndrome，MDS）的发生率较高。

（3）外渗和组织坏死：多柔比星外渗可导致严重的局部组织损伤和坏死，需要广泛切除患处和植皮。立即终止用药并冰敷受影响区域。

（4）严重骨髓抑制：可能导致严重感染、感染性休克，需要输血、住院，并可能导致死亡。

2. 脂质体

（1）心肌损伤可能导致充血性心力衰竭，可能发生在盐酸多柔比星累积剂量达到 550 mg/m^2 时。在进行纵隔辐射或合并使用心脏毒性药物时，在较低的累积剂量下也可能发生心脏毒性。

（2）11% 的实体瘤患者可发生急性输液相关反应，暂停输注，并以较低速率恢复用药。对于严重或危及生命的输液相关反应，应终止用药。

（3）可能发生严重的骨髓抑制。

（4）肝功能不全患者应降低剂量。

◎ **剂型及规格**　注射剂：每支 20 mg；10 mg。

◎ **适应证**

1. 普通注射剂： 用于急性白血病（acute leukemia，AL）（淋巴细胞性和粒细胞性）、恶性淋巴瘤等。

2. 脂质体： 艾滋病相关卡波西肉瘤一线或者二线治疗。

◐ **用法用量**

1. 普通注射剂： 单独用药为 50 ~ 60 mg/m^2，每 3 ~ 4 周 1 次，或每天 20 mg/m^2，连用 3 天，停用 2 ~ 3 周后重复。联合用药为 40 mg/m^2，每 3 周 1 次，或 25 mg/m^2，每周 1 次，连用 2 周，3 周重复。总剂量按体表面积（body surface area，BSA）不宜超过 400 mg/m^2。

2. 脂质体： 每 2 ~ 3 周静脉内给药 20 mg/m^2，给药间隔不宜少于 10 天；持续治疗 2 ~ 3 个月可产生疗效。

⭐ **特殊人群用药**

1. 肝功能不全患者

（1）胆红素为 1.2 ~ 3 mg/dl：减少 50% 剂量。

（2）胆红素>3 mg/dl：减少 75% 剂量。

（3）Child-Pugh C 级或者胆红素>5 mg/dl：禁用。

2. 肾功能不全患者： 无需调量。CrCl<30 ml/min 尚无数据。

3. 儿童

（1）一般剂量信息；盐酸多柔比星的剂量不同于脂质体多柔比星，不能以按照毫克（mg）单位进行直接替代。

（2）用法用量：单独使用时，60 ~ 75 mg/m^2，每隔 21 天静脉注射。与其他化疗药物联合时，40 ~ 75 mg/m^2，每隔21 ~ 28天静脉注射。

4. 老年人： 65 岁以上患者使用本品的安全性和有效性尚未确定。可考虑使用剂量范围内的较低剂量或者延长化疗周期的间隔时间。

🔄 **妊娠期分级** D。

👶 **哺乳期分级** L5。

〰 **药动学指标** 主要经肝代谢，是 CYP3A4、CYP2D6 及 P-gp 的底物；$t_{1/2}$：20 ~ 48 h。

⊖ **禁忌证**

1. 对本品活性成分或辅料中任何成分过敏。

2. 妊娠期和哺乳期妇女禁用。

3. 与强效 CYP3A4 抑制剂以及 P-gp 抑制剂联合用药。

⊗ 不良反应（表1）

表1　多柔比星的不良反应

普通注射剂	
常见不良反应	严重不良反应
脱发（92%） 恶心（>10%） 呕吐（34%~37%）	心肌病 急性粒细胞性白血病 迟发性充血性心力衰竭 骨髓抑制 急性左侧心力衰竭 MDS 心肌梗死 骨髓抑制	窦性心动过速 滴注部位渗漏 过敏反应 组织坏死 脓毒性休克（2%） 放疗后回忆反应性皮炎 胰腺炎 肿瘤溶解综合征

脂质体 [基于多发性骨髓瘤（multiple myeloma，MM）的临床研究数据]		
常见不良反应		严重不良反应
手足综合征（19%） 皮疹（22%） 便秘（31%） 腹泻（46%） 食欲缺乏（19%） 恶心（48%） 口炎（20%） 呕吐（32%）	贫血（25%） 中性粒细胞减少症（36%） 血小板减少症（33%） 感觉异常（22%） 疲劳（36%） 发热（31%）	充血性心力衰竭（2%） 贫血（9%） 中性粒细胞减少症（32%） 血小板减少症（24%） 高胆红素血症（1%~10%） 输液相关反应（7%~11%）

⊜ 药物相互作用（表2）

表2　多柔比星的药物相互作用

药物名称	严重程度	证据质量	相互作用表现	临床管理策略
CYP2D6抑制剂	严重	一般	可导致多柔比星在体内的代谢减慢，血药浓度增加，不良反应增多	避免联合用药

续表

药物名称	严重程度	证据质量	相互作用表现	临床管理策略
顺铂	严重	卓越	增加发生白血病的风险	权衡利弊联合用药
紫杉醇	严重	良好	可能会增加多柔比星的血药浓度	若要联合用药,应该在紫杉醇之前给予多柔比星
环孢素	严重	良好	可能会增加多柔比星的血药浓度	避免联合用药
环磷酰胺、曲妥珠单抗	严重	一般	可能会增加心肌病的发生风险	避免联合用药

溶媒选择与配伍禁忌（表3）

表3 多柔比星的溶媒选择与配伍禁忌

溶媒选择	5% 葡萄糖注射液	推荐使用
	0.9% 氯化钠注射液	多柔比星普通注射剂:相容 多柔比星脂质体:不相容
	葡萄糖氯化钠注射液	多柔比星普通注射剂:未做测试; 多柔比星脂质体:不相容
配制及使用方法	**普通注射剂:** 缓慢静脉或动脉注射。临用前加灭菌注射用水溶解,浓度为 2 mg/ml。给药时间至少 3～5 min **脂质体配制要求:** 1. 用 250 ml 5% 葡萄糖注射液稀释,静脉滴注 30 min 以上 2. <90 mg 时,使用 250 ml;≥90 mg 时,使用 500 ml 5% 葡萄糖注射液稀释 **脂质体使用时应注意:** 1. 禁止用于肌内和皮下注射 2. 禁止使用有沉淀物或其他杂质的器材 3. 用灭菌注射器吸取适量本品 4. 由于本品中未加防腐剂或抑菌剂,故必须严格遵守无菌操作	

配制及 使用方法	5. 除 5% 葡萄糖注射液外的其他稀释剂或任何抑菌剂都可能使本品产生沉淀 6. 使用本品溶液时要谨慎，须戴手套。如果药液与皮肤或黏膜发生接触，应立即用肥皂水清洗。本品的应用和处置的方法与其他抗肿瘤药相同 7. 为减少输液相关反应的风险，起始给药速率应≤1 mg/min。如果患者无输液相关反应，以后的滴注可在 60 min 完成。如果有输液相关反应，滴注方法应做如下调整：总剂量的 5% 应在开始的 15 min 缓慢滴注，如果患者可以耐受且无反应，接下来的 15 min 里滴注速度可以加倍。如果仍能耐受，滴注可在接下来的 60 min 内完成，总滴注时间 90 min
配伍禁忌	**普通注射剂：**阿昔洛韦、氨茶碱、更昔洛韦、胺碘酮、两性霉素 B（含脂质体）、阿奇霉素、头孢吡肟、头孢他啶、头孢曲松、头孢呋辛、地高辛、地西泮、厄他培南、兰索拉唑、美罗培南、泮托拉唑、哌拉西林他唑巴坦、利妥昔单抗、磺胺甲噁唑 / 甲氧苄啶、伏立康唑等 **脂质体：**胺碘酮、两性霉素 B（含两性霉素 B 胆固醇硫酸酯复合物）、头孢哌酮、头孢他啶、地西泮、地尔硫卓、吉西他滨、米托蒽醌、甲氧氯普胺、氧氟沙星、哌拉西林他唑巴坦、茶碱等

患者用药教育

1. 告知患者本品可能导致女性过早更年期或男性丧失生育力。

2. 对于使用脂质体注射液的女性患者，告知其在治疗期间避免怀孕，至少在停药 6 个月后，再考虑怀孕。

3. 建议哺乳期女性患者在接受本品前停止哺乳。

4. 告知患者在给药 1～2 天后，尿液可能会变红。

5. 告知患者本品不良反应可能包括恶心、呕吐、腹泻、口腔疼痛或溃疡、脱发。

6. 告知患者若有新发热或感染症状、心力衰竭症状等要及时报告给医师。

7. 告知患者若使用脂质体，出现输液相关反应时应立即报告。

8. 告知患者本品可能有多种重要的药物 – 药物相互作用。因此在使用新的药物时，包括非处方药、营养补充剂、维生素和草药等，务必咨询医师或药师。

表柔比星
Epirubicin

表柔比星是一种可迅速透入胞内，进入细胞核与 DNA 结合，从而抑制核酸合成和有丝分裂的蒽环类抗肿瘤药。

ⓘ 黑框警告

1. **心脏毒性**：盐酸表柔比星注射液可能会引发心肌损伤，包括急性左心室衰竭。心肌病的风险与累积剂量成正比，累积剂量为 550 mg/m² 时发病率为 0.9%，700 mg/m² 时发病率为 1.6%，900 mg/m² 时发病率为 3.3%。伴随其他有心脏毒性风险的治疗，会进一步增加心肌病的风险。在使用盐酸表柔比星注射液治疗之前、期间和之后，应定期评估 LVEF。

2. **继发性恶性肿瘤**：继发性 AML 和 MDS 在接受蒽环类药物治疗的患者中发生率较高，包括盐酸表柔比星注射液。

3. **外渗和组织坏死**：盐酸表柔比星注射液的外渗可导致严重的局部组织损伤和坏死，需要广泛切除受影响的区域并进行皮肤移植。立即终止药物并冰敷患处。

4. **可能发生严重的骨髓抑制**：导致严重感染、感染性休克，需要输血、住院，并可能导致死亡。

◎ **剂型及规格** 注射剂：每支 10 mg；50 mg；100 mg；200 mg。

⊘ **适应证** 恶性淋巴瘤、多发性骨髓瘤（multiple myeloma，MM）、白血病等。

◐ **用法用量** 单独用药时，成人剂量为按 BSA 每次 60 ~ 120 mg/m^2 静脉注射。联合治疗时，推荐的起始剂量为 100 ~ 120 mg/m^2 静脉注射，每个疗程的总起始剂量可以一次单独给药或者连续 2 ~ 3 天分次给药。根据患者血常规结果，可间隔 21 天重复使用。

★ **特殊人群用药**

1. **肝功能不全患者**：在血清天冬氨酸氨基转移酶（aspartate transaminase，AST）或总胆红素（total bilirubin，TBil）浓度升高的患者中，减少剂量如下：

（1）TBil 为 1.2 ~ 3 mg/dl 或 AST 为（2 ~ 4）× 正常值上限（upper limit of normal，ULN）：推荐起始剂量的 1/2。

（2）TBil＞3 mg/dl 或 AST＞4 × ULN：推荐起始剂量的 1/4。

（3）Child-Pugh C 级或 TBil＞5 mg/dl：患者禁用。

2. **肾功能不全患者**：严重肾损伤，血清肌酐（serum creatinine，Scr）水平＞5 mg/dl：考虑较低剂量。

3. **儿童**：在儿科患者中尚未建立安全性和有效性；使用蒽环类药物的儿童患者可能增加慢性充血性心力衰竭或急性心脏毒性的风险。

4. **老年人**：老年患者伴心功能减退者，宜慎用或减量。此外，有研究显示，老年女性患者的表柔比星血浆清除率会降低 35%。虽然没有特别推荐需要减少初始剂量，但对于老年患者尤其是 70 岁以上的女性，应注意监测药物毒性，及时调整随后的治疗剂量。

◔ **妊娠期分级** D。

◑ **哺乳期分级** L5。

◠ **药动学指标** 主要经肝代谢；$t_{1/2}$：40 h。

◡ **禁忌证**

1. 对表柔比星过敏，或者对辅料中任何其他成分及其他蒽环类或蒽二酮药物过敏的患者。

2. 持续的骨髓抑制、严重肝损伤、心肌病、最近发作过心肌梗死、严重的心律不齐、已用过最大累积剂量表柔比星和（或）其他蒽环类药物（如多柔比星或柔红霉素）或蒽二酮类药物。

⊗ **不良反应（表1）**

表1 表柔比星的不良反应

常见不良反应	严重不良反应
脱发（69.6%～95.5%） 潮红（5.4%～38.9%） 恶心和呕吐（83.2%～92.4%） 贫血（12.9%～72.2%） 白细胞减少症（49.6%～80.3%） 中性粒细胞减少症（53.9%～80.3%） 血小板减少（4.6%～48.8%） 闭经（69.3%～71.8%）	充血性心力衰竭（0.4%～3.3%） 恶心和呕吐（22.1%～25%） AML 白细胞减少症（1.5%～58.6%） 中性粒细胞减少症（10.5%～67.2%） 血栓性静脉炎 注射部位外渗、组织坏死 严重过敏反应

⊜ **药物相互作用（表2）**

表2 表柔比星的药物相互作用

药物名称	严重程度	证据质量	相互作用表现	临床管理策略
曲妥珠单抗、帕妥珠单抗	严重	一般	可能会增加心脏毒性的发生风险	至少在患者接受曲妥珠单抗7个月后才能考虑让患者接受表柔比星的治疗
西咪替丁	中等	一般	可能会增加表柔比星的毒性，如骨髓抑制、心脏毒性等	避免联合用药

溶媒选择与配伍禁忌（表3）

表3　表柔比星的溶媒选择与配伍禁忌

溶媒选择	5% 葡萄糖注射液	相容
	0.9% 氯化钠注射液	推荐使用
配制及使用方法	缓慢静脉或动脉内注射，也可加 100~250 ml 0.9% 氯化钠注射液点滴；静脉注射时，3~5 min 内注入体内	
配伍禁忌	阿昔洛韦、氨茶碱、更昔洛韦、两性霉素 B（含脂质体和脂质复合物）、氨苄西林、阿奇霉素、头孢吡肟、头孢哌酮、头孢他啶、头孢呋辛、头孢曲松、地塞米松、地西泮、厄他培南、呋塞米、肝素钠、氢化可的松、亚叶酸钙、美罗培南、甲泼尼龙、泮托拉唑、哌拉西林他唑巴坦、磺胺甲噁唑/甲氧苄啶、替加环素等	

患者用药教育

1. 建议患者在治疗期间及治疗后至少3个月避免接种疫苗。

2. 告知患者治疗 1~2 天后，尿液可能会变红。

3. 告知先前接受过放射治疗的患者，用药后可能会出现炎症性回忆反应，即当给予新的化学治疗药物时，旧的放射部位皮肤会发炎。

4. 告知患者本品可能引起脱发、潮热、腹泻、黏膜发炎、恶心、呕吐、昏睡、闭经或发热。

5. 指导患者若出现外渗的症状/体征、骨髓抑制、充血性心力衰竭的症状/体征、肝肾功能不全的症状/体征等，须立即向医生报告。

6. 告知患者在药物治疗期间应保持充分的水化。

吡柔比星
Pirarubicin

吡柔比星是一种通过干扰 DNA、mRNA 合成，在 G2 期阻断肿瘤细胞分裂，抑制肿瘤生长的蒽环类抗肿瘤药。

⬡ **剂型及规格**　注射剂：每支 10 mg；20 mg。

✓ **适应证**　恶性淋巴瘤、AL 等。

◑ **用法用量**

静脉注射： 一般每次 $25 \sim 40$ mg/m^2。急性白血病，成人剂量为按体表面积一次 25 mg/m^2。

★ **特殊人群用药**

1. **肝功能不全患者：** 慎用。对于有肝转移和肝功能受损的患者，应考虑减小剂量。

2. **肾功能不全患者：** 慎用。

3. **儿童：** 儿童使用本品时，应着重注意不良反应的产生，慎重给予本品。

4. **老年人：** 高龄者酌情减量。有研究显示，治疗 NHL 老年患者（$65 \sim 84$ 岁），第 1 天静脉注射吡柔比星 30 mg/m^2，环磷酰胺 500 mg/m^2，长春新碱 1 mg/m^2，口服泼尼松 60 mg，连续 5 天，每 $3 \sim 4$ 周重复一次。结果没有观察到心脏毒性。

◉ **妊娠期分级**　禁用。

◉ **哺乳期分级**　禁用。

◠ **药动学指标**　主要经肝代谢，胆汁排泄；$t_{1/2}$：15 h。48 h 内 $7.5\% \sim 10\%$ 的给药量经尿液排出，20% 的给药量经胆汁排出。

⊖ **禁忌证**

1. 因化疗或放疗而造成明显骨髓抑制者。

2. 严重器质性心脏病或心功能异常者，以及对本品过敏者。

3. 已用过大剂量蒽环类药物（如多柔比星或柔红霉素）者。

4. 妊娠期、哺乳期及育龄期妇女。

ⓧ **不良反应**（表 1）

表 1　吡柔比星的不良反应

常见不良反应	严重不良反应
脱发（40%） 恶心 呕吐 食欲缺乏 粒细胞减少 腹泻	脱发（20%） 心律失常 充血性心力衰竭

⇨ **药物相互作用**（表 2）

表 2　吡柔比星的药物相互作用

药物名称	严重程度	证据质量	相互作用表现	临床管理策略
曲妥珠单抗	严重	一般	可能会增加心脏毒性的发生风险	至少在患者接受曲妥珠单抗 7 个月后才能考虑让患者接受吡柔比星的化疗

🖑 **溶媒选择与配伍禁忌**（表 3）

表 3　吡柔比星的溶媒选择与配伍禁忌

溶媒选择	5% 葡萄糖注射液	推荐使用
	灭菌注射用水	推荐使用
配制及使用方法	本品仅可使用 5% 葡萄糖注射液或灭菌注射用水 10 ml 溶解。溶解后药液即时用完，室温下放置不得超过 6 h	
配伍禁忌	相容性研究证据不足	

患者用药教育

1. 告知患者本品可能引起恶心、呕吐、食欲缺乏、腹泻、口腔黏膜炎等。

2. 指导患者若出现外渗的症状／体征、骨髓抑制、充血性心力衰竭的症状／体征、肝或肾功能不全的症状／体征等，须立即报告。

阿柔比星
Aclarubicin

阿柔比星是一种能抑制癌细胞的生物大分子合成的蒽环类抗肿瘤药。

剂型及规格　注射剂：每支 10 mg；20 mg。

适应证　AL、恶性淋巴瘤等。

用法用量　白血病与淋巴瘤：每天 15～20 mg，连用 7～10 天，间隔 2～3 周后可重复。静脉注射或滴注。

特殊人群用药

1. **肝功能不全患者：** 尽管本品治疗可能会导致血清转氨酶的轻度升高，但没有关于肝功能不全的剂量调整建议。

2. **肾功能不全患者：** 无需剂量调整。

3. **儿童：** 尚不明确。

4. **老年人：** 由于生理性肾功能的衰退，本品剂量与用药间期需调整。

妊娠期分级　本品有生殖毒性，孕妇使用本品前必须充分权衡利弊。

哺乳期分级　哺乳期妇女在用药期间须暂停哺乳。

药动学指标　迅速分布，肺部浓度最高。原型和代谢物经胆汁排泄较多。

（一）禁忌证

心、肝、肾功能异常或有严重心脏病史。

（×）不良反应

主要不良反应为消化道反应和骨髓抑制，少数患者出现轻度脱发，个别患者出现发热、静脉炎、心脏毒性及肝肾功能异常。

（三）药物相互作用（表1）

表1 阿柔比星的相互作用

药物名称	严重程度	证据质量	相互作用表现	临床管理策略
曲妥珠单抗	严重	一般	可能会增加心脏毒性的发生风险	至少在患者接受曲妥珠单抗7个月后才能考虑让患者接受阿柔比星的化疗

（四）溶媒选择与配伍禁忌（表2）

表2 阿柔比星的溶媒选择与配伍禁忌

溶媒选择	5% 葡萄糖注射液	推荐使用
	0.9% 氯化钠注射液	推荐使用
配制及使用方法	临用前，加 5% 葡萄糖注射液或 0.9% 氯化钠注射液溶解，静脉注射或滴注	
配伍禁忌	相容性研究证据不足	

（五）患者用药教育

1. 告知患者本品可能引起恶心、呕吐、食欲缺乏、腹泻、轻度脱发等。

2. 指导患者若出现外渗的症状/体征、骨髓抑制、充血性心力衰竭的症状/体征、肝肾功能不全的症状/体征等，须立即报告。

柔红霉素
Daunorubicin

柔红霉素是一种通过对真核细胞的各种生物化学和生物学功能产生干扰作用的蒽环类抗肿瘤药物。

> ⓘ **黑框警告**
>
> 1. 必须快速静脉注射，严禁经肌内注射或皮下注射途径给药。如果在给药期间存在外渗，将会发生严重的局部组织坏死。
>
> 2. 心脏毒性包括致死性充血性心力衰竭可能于治疗期间或治疗终止后的数月至数年内发生。当成人总剂量超过 $400 \sim 550 \, mg/m^2$，2 岁以上的儿童使用剂量超过 $300 \, mg/m^2$ 或小于 2 岁的儿童使用剂量超过 $10 \, mg/kg$ 时，心脏毒性发生率增加。
>
> 3. 在治疗期间可能会发生严重的骨髓抑制，继发感染或出血。
>
> 4. 肝或肾功能不全患者应减少剂量。

◎ **剂型及规格** 注射剂：每支 20 mg。

⊘ **适应证** 急性粒细胞白血病、急性淋巴细胞白血病（acute lymphoblastic leukemia，ALL）等。

◑ **用法用量** 静脉注射或静脉滴注。成人 1 个疗程的用量为 $0.4 \sim 1.0 \, mg/kg$，儿童用量为 $1.0 \, mg/kg$，一日一次，共 3 ~ 5 次，连续或隔日给药，停药 1 周后重复，总给药量不能超过 25 mg/kg。

✪ **特殊人群用药**

1. **肝功能不全患者：** 肝功能不全患者须减量，以避免药物毒性的增强。

（1）胆红素为 1.2 ~ 3 mg/dl：日剂量减少 25%。

（2）胆红素 >3 mg/dl：日剂量减少 50%。

（3）严重肝损伤：禁用。

2. 肾功能不全患者

（1）肾小球滤过率（glomerular filtration rate，GFR）30~50 ml/min：日剂量减少 25%。

（2）GFR 10~30 ml/min（不含 30）或 Scr 3.4~7.9 mg/dl：剂量应减半。

（3）严重肾损伤（GFR<10 ml/min 或 Scr>7.9 mg/dl）：禁用。

3. 儿童： 本品给药剂量一般按照患者的 BSA 计算，但对于小于 2 岁的患者（或 BSA<0.5 m²），建议采用体重（kg）代替 BSA 计算用量。柔红霉素诱导缓解儿童的急性粒细胞白血病 /ALL。在联合治疗中，柔红霉素的剂量范围为每次 0.5~1.5 mg/kg（每次 25~45 mg/m²），给药频率取决于治疗方案。

4. 老年人： 对于年龄大于 65 岁的老年患者，柔红霉素单独给药时应减至 45 mg/m²，联合给药时应降至 30 mg/m²。

🔄 **妊娠期分级**　D。

🍼 **哺乳期分级**　L5。不应使用。

〰️ **药动学指标**　主要经肝代谢；母体化合物 $t_{1/2}$：18.5 h。

⊝ **禁忌证**

1. 对活性成分或辅料过敏。

2. 对蒽环类药物的活性成分或辅料过敏。

3. 持续的骨髓抑制。

4. 存在严重的感染。

5. 严重的肝损伤（Child-Pugh C 级，总分为 10~15 分）或肾损伤（GFR<10 ml/min 或 Scr>7.9 mg/dl）。

6. 心肌功能不全。

7. 近期发生过心肌梗死。

8. 严重心律失常。

9. 既往使用过最大累积剂量的盐酸柔红霉素（成人 500～600 mg/m², 2 岁以上儿童为 300 mg/m², 2 岁以下儿童为 10 mg/kg）或其他蒽环类药物。

10. 哺乳期妇女。

⊗ **不良反应（表 1）**

表 1 柔红霉素的不良反应

常见不良反应	严重不良反应
脱发 恶心 呕吐	心脏毒性 高尿酸血症 骨髓抑制

⇔ **药物相互作用（表 2）**

表 2 柔红霉素的药物相互作用

药物名称	严重程度	证据质量	相互作用表现	临床管理策略
曲妥珠单抗	严重	一般	可能会增加心脏毒性的发生风险	至少在患者接受曲妥珠单抗 7 个月后才能考虑让患者接受柔红霉素的化疗

✎ **溶媒选择与配伍禁忌（表 3）**

表 3 柔红霉素的溶媒选择与配伍禁忌

溶媒选择	5% 葡萄糖注射液	相容
	0.9% 氯化钠注射液	相容
配制及使用方法	静脉注射：使用前每支加 10 ml 0.9% 氯化钠注射液溶解。静脉滴注：用 0.9% 氯化钠注射液 250 ml 溶解后滴注，1 h 内滴完	
配伍禁忌	阿昔洛韦、更昔洛韦、两性霉素 B、氨曲南、头孢唑林、头孢吡肟、头孢哌酮、头孢噻肟、头孢呋辛、头孢他啶、头孢曲松、克林霉素、地塞米松、氟达拉滨、呋塞米、肝素钠、兰索拉唑、泮托拉唑、左氧氟沙星、米托蒽醌、哌拉西林他唑巴坦、磺胺甲噁唑 / 甲氧苄啶等	

⒔ 患者用药教育

1. 建议患者在治疗期间避免接种疫苗。

2. 告知患者治疗 1～2 天后，尿液可能会变红。

3. 告知患者使用该药期间要采用可靠的避孕方法。

4. 告知患者该药可能会引起恶心、呕吐或脱发。

5. 告知患者若有外渗症状、骨髓抑制症状、心脏毒性的症状/体征（特别是婴儿、儿童和有心脏病病史的患者），应立即报告。

伊达比星
Idarubicin

伊达比星是一种可通过干扰拓扑异构酶 II 的活性，抑制核酸合成的蒽环类抗肿瘤药。

⚠ 黑框警告（注射液）

1. 盐酸伊达比星注射液应缓慢注入静脉中。严禁肌内注射或皮下注射。如果给药期间有外渗，会发生严重的局部组织坏死。

2. 与其他蒽环类药物一样，使用盐酸伊达比星注射液可引起心脏毒性，导致充血性心力衰竭。心脏毒性在接受过蒽环类药物治疗患者或已有心脏病的患者中更为常见。

3. 与抗白血病药物一样，当以有效治疗剂量使用盐酸伊达比星注射液时，会发生严重的骨髓抑制。

4. 建议盐酸伊达比星注射液只能在具有白血病化疗经验的医生的监督下给药，并且确保实验室设施和支持性资源足以监测药物耐受性，并在保护患者免受药物毒性伤害的前提下进行。医

生和机构必须能够对严重的出血状况和（或）严重的感染做出快速的反应。

　　5. 肝或肾功能不全患者应减少剂量。

◎ **剂型及规格**　注射剂：每支 5 mg；10 mg。

◎ **适应证**　成人急性非淋巴细胞白血病（acute non-lymphocytic leukemia，ANLL），作为复发和难治患者的诱导缓解的一线用药。作为二线治疗药物用于成人和儿童的 ALL。

◑ **用法用量**

　　1. ANLL：与阿糖胞苷联合用药时的推荐剂量为每天静脉注射 12 mg/m^2，连续使用 3 天。另一种用法为单独和联合用药，推荐剂量为每天静脉注射 8 mg/m^2，连续使用 5 天。

　　2. ALL：作为单独用药，成人 ALL 的推荐剂量为每天静脉注射 12 mg/m^2，连续使用 3 天；儿童为每天静脉注射 10 mg/m^2，连续使用 3 天。

★ **特殊人群用药**

　　1. **肝功能不全患者**：根据药品说明书，在一些Ⅲ期临床试验中规定，如果胆红素＞2.0 mg/dl，则禁止使用伊达比星治疗。也有研究做出如下推荐：

　　（1）胆红素为 2.6～5 mg/dl：剂量减少 50%。

　　（2）胆红素＞5 mg/dl：避免使用。

　　2. **肾功能不全患者**：根据药品说明书，在一些Ⅲ期临床试验中规定，如果 Scr＞2 mg/dl，则禁止使用伊达比星治疗。也有研究做出如下推荐：

　　（1）肌酐清除率（creatinine clearance，CrCl）＞30 ml/min：不需要调整剂量。

　　（2）CrCl 10～30 ml/min：使用 67% 剂量。

　　（3）血液透析：使用 67% 剂量。

3. 儿童： 婴儿和儿童似乎对伊达比星诱发的心脏毒性更加易感，必须长期进行定期心脏功能评估。

4. 老年人： 参照成人剂量。

⊘ **妊娠期分级** D。

🤱 **哺乳期分级** 证实存在婴儿风险。

〰 **药动学指标** 主要经肝代谢；母体化合物 $t_{1/2}$：14～35 h；代谢物 $t_{1/2}$（口服给药）：38～60 h；代谢物 $t_{1/2}$（静脉给药）：52～72 h。

⊖ **禁忌证**

1. 对伊达比星或其辅料、其他蒽环类或蒽二酮类药物过敏。
2. 严重肝损伤。
3. 严重肾功能不全。
4. 严重心功能不全。
5. 近期发生过心肌梗死。
6. 严重心律失常。
7. 持续的骨髓抑制。
8. 曾以伊达比星和（或）其他蒽环类和蒽二酮类药物最大累积剂量治疗。
9. 治疗期间应停止哺乳。

⊗ **不良反应（表1）**

表1 伊达比星的不良反应

常见不良反应	严重不良反应
脱发	心律失常
皮疹	胸痛
荨麻疹	充血性心力衰竭
腹泻	心肌梗死
恶心、呕吐（82%）	消化道炎症性疾病
胃痉挛	骨髓抑制（1%～10%）
头痛	肝毒性（<5%）
	肾毒性（1%）

㊂ 药物相互作用（表2）

表2 伊达比星的药物相互作用

药物名称	严重程度	证据质量	相互作用表现	临床管理策略
曲妥珠单抗	严重	一般	可能会增加心脏毒性的发生风险	至少在患者接受曲妥珠单抗7个月后才能考虑让患者接受伊达比星的化疗

✤ 溶媒选择与配伍禁忌（表3）

表3 伊达比星的溶媒选择与配伍禁忌

溶媒选择	5%葡萄糖注射液	相容
	0.9%氯化钠注射液	相容
	葡萄糖氯化钠注射液	相容
配制及使用方法	将本品溶于灭菌注射用水以制备注射液，5 ml溶剂溶解5 mg本品，10 ml溶剂溶解10 mg本品。在检查针头确实在静脉内后，将溶解后的本品经过滴注0.9%氯化钠注射液的通畅的输注管与0.9%氯化钠注射液一起在5~10 min内注入静脉内。配制的药液于2~8 ℃可至少保存48 h，室温可保存24 h。但建议溶液在2~8 ℃时，保存一般不应超过24 h，多余量弃去	
配伍禁忌	肝素、阿昔洛韦、更昔洛韦、两性霉素B（含脂质体）、头孢吡肟、头孢哌酮、头孢噻肟、头孢他啶、头孢唑肟、头孢曲松、头孢呋辛、环孢素、地塞米松、氢化可的松、依托泊苷、呋塞米、美罗培南、甲氨蝶呤、米托蒽醌、泮托拉唑、哌拉西林他唑巴坦、碳酸氢钠、磺胺甲噁唑/甲氧苄啶、替加环素、万古霉素、伏立康唑	

㊂ 患者用药教育

1. 建议患者在治疗期间避免接种疫苗。

2. 告知患者使用本品期间要采用可靠的避孕方法。

3. 告知患者本品可能会引起脱发、腹泻、恶心、呕吐、胃痉挛、头痛、心律失常、胸痛或黏膜发炎。

4. 告知患者若有外渗症状、骨髓抑制症状、心脏毒性的症状 / 体征，应立即报告。

米托蒽醌
Mitoxantrone

米托蒽醌是一种通过和 DNA 分子结合，抑制核酸合成而导致细胞死亡的蒽环类抗肿瘤药。

> ⓘ **黑框警告**
>
> 1. 应采用静脉注射方式给药，禁止通过皮下或肌内注射。如果给药期间有外渗，可能会发生严重的局部组织损伤。
>
> 2. 不适用于鞘内注射。
>
> 3. 除了治疗 ANLL 外，对于基线中性粒细胞计数 $< 1.5 \times 10^9$/L 的患者，一般不推荐给药。
>
> 4. 可能诱发致命的心脏毒性。尤其是对于既往有心血管疾病病史，先前或同步进行纵隔 / 心包区域的放射治疗，先前曾接受过蒽环类药物化疗或合并使用其他心脏毒性药物，均可能会增加心脏毒性的风险。在治疗期间应监测所有患者的心脏功能（心脏症状 / 体征和 LVEF）。
>
> 5. 继发性白血病。米托蒽醌治疗多发性硬化症患者和癌症患者会增加发生继发性 AML 的风险。

◈ **剂型及规格** 注射剂：每支 5 mg。

◯ **适应证** 用于恶性淋巴瘤、AL 等。

◗ **用法用量**

1. **单用本品：** 每次 $12 \sim 14$ mg/m^2，每 $3 \sim 4$ 周 1 次；或每次 $4 \sim 8$ mg/m^2，每天 1 次，连用 $3 \sim 5$ 天，间隔 $2 \sim 3$ 周。

2. **联合用药**：每次 5 ~ 10 mg/m²。

⭐ **特殊人群用药**

1. **肝功能不全患者**

（1）轻度至中度肝损伤者：无特定剂量调整，注意密切监测。

（2）严重肝损伤者：给予 50% 剂量。

2. **肾功能不全患者**：说明书中并未提供剂量调整。

3. **儿童**：安全有效性尚未建立。

4. **老年人**：老年患者的清除率下降；谨慎使用。

🔄 **妊娠期分级**　D。

ⓘ **哺乳期分级**　L5。证实存在婴儿风险。

〰️ **药动学指标**　经肝代谢；母体化合物 $t_{1/2}$：23 ~ 215 h（中位 75 h）。

⊖ **禁忌证**

1. 对本品过敏。

2. 有骨髓抑制或肝功能不全。

3. 一般情况差，有并发症和心、肺功能不全的患者应慎用。

⊗ **不良反应（表 1）**

表 1　米托蒽醌的不良反应

常见不良反应		严重不良反应
腹泻	淋巴细胞计数减少	心脏毒性
黏膜炎症性疾病	白细胞减少症（9% ~	AML（继发性）
恶心	19%）	发热性中性粒细胞减少症
呕吐	肝功能检查异常	感染性疾病
血红蛋白降低	头痛	中性粒细胞减少症
	尿路感染性疾病	骨髓抑制
	月经紊乱	肝毒性

⊖ 药物相互作用（表2）

表2 米托蒽醌的药物相互作用

药物名称	严重程度	证据质量	相互作用表现	临床管理策略
曲妥珠单抗	严重	一般	可能会增加心脏毒性的发生风险	至少在患者接受曲妥珠单抗7个月后才能考虑让患者接受米托蒽醌的化疗

✎ 溶媒选择与配伍禁忌（表3）

表3 米托蒽醌的溶媒选择与配伍禁忌

溶媒选择	5% 葡萄糖注射液	推荐使用
	0.9% 氯化钠注射液	推荐使用
	葡萄糖氯化钠注射液	相容
配制及使用方法	将本品溶于 50 ml 以上的 0.9% 氯化钠注射液或 5% 葡萄糖注射液中滴注，时间不少于 30 min。本品遇低温可能析出晶体，可将安瓿置温水中加温，晶体溶解后使用	
配伍禁忌	两性霉素 B、阿奇霉素、头孢吡肟、头孢哌酮、头孢噻肟、头孢呋辛、头孢他啶、头孢曲松、柔红霉素、地塞米松、地西泮、多柔比星脂质体、呋塞米、肝素钠、伊达比星、兰索拉唑、泮托拉唑、甲泼尼龙、哌拉西林他唑巴坦、伏立康唑等	

⊕ 患者用药教育

1. 建议患者在治疗期间避免接种疫苗。

2. 告知患者使用本品期间要采用可靠的避孕方法。

3. 告知患者给药后 24 h 内尿液或巩膜可能会出现蓝绿色。

4. 告知患者本品可能会引起恶心、脱发、疲劳、尿路感染、月经失调、闭经、虚弱、黏膜炎和口腔炎。

5. 告知患者若有外渗症状、骨髓抑制症状、心脏毒性的症状/体征，应立即报告。

顺铂
Cisplatin

顺铂是作用于 DNA 分子结构的抗肿瘤药。

◎ **剂型及规格**　注射剂：每支 50 mg；30 mg；20 mg；10 mg。

◯ **适应证**　治疗多种实体瘤的一线用药，还可以联合其他化疗药物用于淋巴瘤（标识外使用）。

◐ **用法用量**

联合用药：与其他抗肿瘤药联合用药，用量随疗程适当调整。

★ **特殊人群用药**

1. **肾功能不全患者：**基线存在肾功能不全者，根据治疗目的进行剂量调整或使用其他方案（注意可能存在标识外使用）。

（1）GFR 50～59 ml/min：75% 剂量。

（2）GFR<50 ml/min：姑息性治疗不建议应用。

（3）GFR 40～49 ml/min：治疗性应用 50% 剂量。

（4）GFR<40 ml/min：不建议使用。

2. **儿童：**用量与成人一致，疗程依据临床疗效而定。

3. **老年人：**老年患者更容易出现肾毒性、骨髓抑制和感染并发症。由于顺铂主要经肾排泄，老年患者更容易出现肾功能下降，剂量选择应更加谨慎，可给予全量的 70%～90%。并监测肾功能。

◑ **妊娠期分级**　D。

◐ **哺乳期分级**　L5。告知女性在用顺铂治疗期间不要进行母乳喂养。

◔ **药动学指标**　静脉注射顺铂 2～4 h 内，15%～25% 的顺铂被迅速消除，早期排出的大部分为原型药物，在用药后 24 h 有 20%～80% 被排泄。半衰期 2 天以上，若合用利尿剂可明显缩短。

（一）禁忌证

1. 对顺铂或其他含铂化合物有过敏史的患者。
2. 肾损伤患者和孕妇禁用。
3. 存在听力受损或骨髓抑制患者慎用。

⊗ 不良反应（表1）

表1　顺铂的不良反应

常见不良反应	严重不良反应
贫血（11%）	恶心、呕吐（可达100%）
白细胞减少症（27%）	骨髓抑制（25%~30%）
血小板减少症（16%）	过敏反应
外周神经病变	神经毒性（47%）
	耳毒性（60%）
	肾毒性（28%~36%）

⊜ 药物相互作用（表2）

表2　顺铂的药物相互作用

药物名称	严重程度	证据质量	相互作用表现	临床管理策略
丙戊酸	严重	良好	降低丙戊酸血药浓度，增加癫痫发作的风险	密切监测丙戊酸血药浓度，必要时增加丙戊酸给药剂量
利妥昔单抗	严重	良好	增加肾衰竭的风险	密切监测患者肾衰竭症状，出现Scr上升或少尿，即停止利妥昔单抗治疗
他克莫司	严重	良好	增加肾毒性的风险	监测肾功能和他克莫司血药浓度，并在同时使用期间调整他克莫司和（或）合并用药的剂量

药物名称	严重程度	证据质量	相互作用表现	临床管理策略
呋塞米	严重	一般	增加耳毒性和（或）肾毒性	在顺铂治疗期间给予利尿时，给予低剂量的呋塞米保持体液平衡。如果顺铂与呋塞米联用用药，考虑监测肾功能和听觉功能

溶媒选择与配伍禁忌（表3）

表3 顺铂的溶媒选择与配伍禁忌

溶媒选择	0.9% 氯化钠注射液	推荐使用
	葡萄糖氯化钠注射液	相容
配制及使用方法	建议将顺铂加入 500～1000 ml 0.9% 氯化钠注射液中，输注 1～2 h，输注时间延长至 6～8 h 可减低胃肠及肾毒性。用药前及用药 24 h 内应给予充分水化。静脉滴注时须避光，如发现有黑点或沉淀，请勿使用	
配伍禁忌	顺铂可与铝相互作用生成黑色沉淀。亚硫酸盐、次亚硫酸盐、碳酸钠和氟尿嘧啶的存在，可影响顺铂的稳定性	

患者用药教育

1. 由于本药具有腐蚀性，告知患者一旦出现药物外渗应立即报告给医护人员。

2. 告知患者本药可能会导致恶心、呕吐、外周神经病变、脱发、肾毒性、耳毒性等不良反应。

3. 指导患者报告骨髓抑制、肾毒性和神经毒性的症状。对于这些不良反应，老年患者可能有更高的发生风险。

4. 建议患者出现耳毒性的症状后及时报告。此类不良反应在儿童可能更容易发生。

5. 鼓励患者在治疗期间保持足够的液体摄入。

6. 胚胎 – 胎儿毒性

（1）告知育龄女性在治疗期间和注射最后一剂顺铂后 14 个月内采取有效避孕措施。

（2）告知育龄男性患者在治疗期间和注射最后一剂顺铂后 11 个月内采取有效避孕措施。

7. 不孕不育：告知患者本药可能导致精子发生的永久性损害、卵巢衰竭或过早绝经，以及男女生育能力降低。

卡铂
Carboplatin

卡铂是作用于 DNA 分子结构的抗肿瘤药。

◎ **剂型及规格**　注射剂：每支 150 mg；100 mg；50 mg。

◯ **适应证**　白血病、淋巴瘤等血液系统肿瘤的治疗。

◑ **用法用量**　一般推荐 200 ~ 400 mg/m²，每 3 ~ 4 周给药一次。计算卡铂初始剂量的另一种方法是根据患者治疗前肾功能状况得到的 Calvert 计算卡铂剂量公式：总剂量（mg）= 设定浓度 – 时间曲线下面积（AUC）×［肾小球滤过率（GFR）+25］。化疗方案见表 1。

表 1　卡铂的化疗方案

设定 AUC	化疗方案	患者治疗情况
5 ~ 7 mg/（ml·min）	卡铂	初次化疗
4 ~ 6 mg/（ml·min）	卡铂	接受过化疗
4 ~ 6 mg/（ml·min）	卡铂联合其他化疗药物	初次化疗

★ **特殊人群用药**

1. **肾功能不全患者（初始剂量）**：CrCl 为 41 ~ 59 ml/min 时，初始剂量为 250 mg/m²；CrCl 为 16 ~ 40 ml/min 时，初始剂量为 200 mg/m²，

或使用 Calvert 公式进行计算。

2. 老年人：老年患者更容易发生严重的血小板减少症，根据患者体质调整初始剂量和随后治疗剂量。

3. 有骨髓抑制史、一般状况差（ECOG 2~4 分或卡氏评分 <80）的患者：建议初始剂量减少 20%~25%。

Ⓒ **妊娠期分级** D。

Ⓛ **哺乳期分级** L5。

Ⓝ **药动学指标** 游离铂和卡铂的 $t_{1/2}$ 分别为 6 h 和 1.5 h。在起始阶段，大部分以游离铂的形式存在。主要经肾清除；CrCl≥60 ml/min 者，在用药后 12~16 h 内排出 70%。

⊖ **禁忌证**

1. 对顺铂、含铂化合物或甘露醇过敏的患者。

2. 严重肾功能不全及严重骨髓抑制患者。

3. 出血性肿瘤患者。

⊗ **不良反应（表2）**

表 2 卡铂的不良反应

常见不良反应		严重不良反应
低钙血症（29%~31%）	白细胞减少症（26%~71%）	骨髓抑制
低钾血症（20%~28%）	中性粒细胞减少症（16%~67%）	严重过敏反应（2%）
恶心（75%~80%）		不明原因视力丧失
呕吐（65%~81%）	血小板减少症（35%~62%）	视力障碍（1%）
贫血（21%~90%）	ALT 水平升高（24%~37%）	
	AST 水平升高（15%~19%）	

⇔ 药物相互作用（表 3）

表 3　卡铂的药物相互作用

药物名称	严重程度	证据质量	相互作用表现	临床管理策略
华法林	严重	良好	导致国际标准化比值（international normalized ratio，INR）升高和出血风险增加	华法林与 EC 方案（依托泊苷＋卡铂）联合用药时，应密切监测 INR 和出血迹象。华法林剂量可能需要调整，以维持所需的抗凝作用
苯妥英钠	中等	良好	降低苯妥英钠的疗效	化疗过程中监测苯妥英钠血药浓度，可能需要增加给药剂量。化疗结束后根据苯妥英钠血药浓度决定是否需要再次调整剂量。必要情况下可以静脉使用苯妥英钠

✎ 溶媒选择与配伍禁忌（表 4）

表 4　卡铂的溶媒选择与配伍禁忌

溶媒选择	5% 葡萄糖注射液	推荐使用
	0.9% 氯化钠注射液	不同厂家要求不同
配制及使用方法	不同厂家要求可能不同，建议用前查询使用药品说明书 伯尔定说明书：进一步用 5% 葡萄糖注射液或 0.9% 氯化钠注射液稀释至 0.5 mg/ml 的溶液，可在室温中保持 8 h 稳定，冷藏（4 ℃）中保持 24 h 稳定。单剂静脉输注 15 ~ 60 min	
配伍禁忌	卡铂不能接触含铝的针头或静脉注射装置	

☺ 患者用药教育

1. 告知患者此药物可能会导致恶心、呕吐。

2. 建议患者报告周围神经病变的症状。尤其是 65 岁以上和既往使用过顺铂治疗的患者。

3. 建议患者报告肾毒性的症状，尤其是有氨基糖苷类药物治疗史的患者。

4. 建议患者在治疗期间避免接种疫苗。

5. 由于卡铂可能危害胎儿，育龄妇女在开始卡铂治疗时，应避免怀孕。

奥沙利铂
Oxaliplatin

奥沙利铂是作用于 DNA 分子结构的抗肿瘤药。

⚠ **黑框警告**

奥沙利铂在任何给药周期都可能发生过敏反应，包括速发过敏反应，给药期间应密切观察，过敏反应严重者可致死。一旦发生过敏反应需立即停药，并做相应的治疗。发生过敏反应的患者禁止再次使用奥沙利铂。

剂型及规格　注射剂：每支 50 mg；40 mg；0.1 g。

适应证　非霍奇金淋巴瘤（non-Hodgkin lymphoma，NHL）的治疗（标识外用法）。

用法用量　静脉滴注 130 mg/m^2 每 3 周一次。

特殊人群用药

1. **肾功能不全患者**

（1）轻、中度肾损伤者（CrCl≥30 ml/min），无需剂量调整。

（2）严重肾损伤者（CrCl<30 ml/min），初始剂量降至 65 mg/m^2。

2. **肝功能不全患者：** 无需剂量调整。

3. **老年人：** 无需剂量调整。

妊娠期分级　D。

🍼 **哺乳期分级** L5。

📈 **药动学指标** 主要经肾排出，$t_{1/2}$：392 h。

⊖ **禁忌证**

1. 对奥沙利铂或其他铂类化合物过敏者。

2. 哺乳期妇女。

⊗ **不良反应（表1）**

表1 奥沙利铂的不良反应

常见不良反应	严重不良反应
感觉异常（62%～77%）	水肿（5%）
恶心（64%）	QT间期延长
贫血（64%）	尖端扭转型室性心动过速
腹泻（46%）	肠梗阻
呕吐（37%）	结肠炎
腹痛（31%）	发热性中性粒细胞减少症
血小板减少症（30%）	严重过敏反应
AST异常（54%）	
ALT异常（36%）	

🖐 **溶媒选择与配伍禁忌（表2）**

表2 奥沙利铂的溶媒选择与配伍禁忌

溶媒选择	5%葡萄糖注射液	推荐使用
配制及使用方法	将奥沙利铂溶于5%葡萄糖注射液250～500 ml中（稀释至0.2 mg/ml及以上的浓度），持续静脉滴注2～6 h	
配伍禁忌	氯化钙、头孢吡肟、头孢哌酮、地西泮、氯化钠 仅能用5%葡萄糖等渗溶液稀释，不能用碱溶液、氯化钠溶液或含氯离子溶液配制。不得使用含铝的注射装置	

👤 **患者用药教育**

1. 暴露于寒冷天气或接触冰凉物体可能会加重感觉神经异常。建议患者在接触冰冷物体时佩戴手套，在室外寒冷天气或空调覆盖区域穿防护服，避免吃冰冷食物或饮寒凉液体。

2. 告知患者本品可能会导致厌食、恶心、背痛、咳嗽和发热。

3. 告知女性患者在治疗过程中及结束后 9 个月内应避孕；告知男性患者在治疗过程中及结束后 6 个月内应做好避孕措施。

4. 告知患者若出现以下不良反应，如骨髓抑制、结肠炎、神经毒性（感觉异常、感觉迟钝、心脏不适），应及时报告。

5. 告知患者一旦出现严重腹泻，须立即报告给医护人员，并在服用抗腹泻药前咨询医疗专业人士。

6. 告知患者驾驶和使用机器时应谨慎。避免需要精神警觉性或协调性的活动。

环磷酰胺
Cyclophosphamide

环磷酰胺是可导致 DNA 链断裂及与 DNA-蛋白交联的抗肿瘤药。

◎ **剂型及规格**　注射剂：每支 0.1 g；0.2 g；0.5 g。片剂：每片 50 mg。

✓ **适应证**　白血病、恶性淋巴瘤等。

🕐 **用法用量**　10～15 mg/kg，静脉注射，间隔 7～10 天。大剂量的间断治疗和冲击治疗（如骨髓移植前）40～50 mg/kg，持续 2～5 天。不同淋巴瘤联合方案：600～800 mg/m²。

★ **特殊人群用药**

1. **肝功能不全患者**：胆红素为 3.1～5 mg/dl，应降低 25% 剂量。

2. **肾功能不全患者**：用药剂量调整见表 1。

表1 肾功能不全患者使用环磷酰胺的剂量调整

肾功能	环磷酰胺剂量
GFR≥30 ml/min	不需要降低剂量
GFR 10~29 ml/min	按常规给药间隔给予正常剂量的75%
GFR<10 ml/min	按常规给药间隔给予正常剂量的50%

3. 儿童： 如果中性粒细胞计数为 1.5×10^9/L 或更低且血小板低于 50×10^9/L，请勿使用环磷酰胺。

4. 老年人： 老年患者给药应从剂量范围的较低剂量开始。

〄 **妊娠期分级** D。

⬠ **哺乳期分级** L5。可以通过母乳排泄，治疗期间停止哺乳。

〰 **药动学指标** F：75%；血浆蛋白结合率为24%；V_d（静脉注射）：0.34~1.2 L/kg，V_d（口服）：0.48 L/kg；主要经肝代谢，是 CYP2B6、CYP2C9 和 CYP3A4 的底物。主要经肾排泄，$t_{1/2}$（口服）：1.3~6.8 h；$t_{1/2}$（静脉注射）4.1~16 h。

⊖ **禁忌证**

1. 严重的骨髓功能损伤，特别是已使用细胞毒性药物治疗和（或）放疗的患者。
2. 膀胱炎。
3. 尿路阻塞。
4. 急性感染。

⊗ 不良反应（表2）

表2　环磷酰胺的不良反应

常见不良反应		严重不良反应	
脱发	腹泻	心脏毒性	AML
皮肤色素沉着	恶心	充血性心力衰竭	CML
皮疹	呕吐	心包积液	无精症
腹部不适	中性粒细	多形性红斑	间质性肺炎
月经失调	胞减少症	Stevens-Johnson综合征（Stevens-	出血性膀
	白细胞减	Johnson syndrome，SJS）	胱炎
	少症	中毒性表皮坏死松解症（toxic	血尿
		epidermal necrolysis，TEN）	

注：由于环磷酰胺具有泌尿道毒性，治疗时应与美司钠联合用药。具体方案为：美司钠常用量为环磷酰胺、异环磷酰胺、氯磷酰胺剂量的20%，静脉注射或静脉滴注，给药时间为0小时段（用细胞抑制剂的同一时间）、4小时后及8小时后的时段，共3次。对儿童用药次数应较频密（例如6次）及在较短的间隔时段（例如3小时）为宜，如20%用药剂量在0、1、3、6、9、12时给药。使用异环磷酰胺作为连续性静脉滴注时，在治疗的0小时段静脉推注20%后加用美司钠，最大剂量为持续输注异环磷酰胺剂量的100%。在完成异环磷酰胺输注后，使用异环磷酰胺剂量50%的美司钠继续维持6～12小时。

⊜ 药物相互作用（表3）

表3　环磷酰胺的药物相互作用

药物名称	严重程度	证据质量	相互作用表现	临床管理策略
苯妥英钠	严重	良好	诱导环磷酰胺经CYP2B6代谢为活性代谢产物	避免联合用药，尽可能选择另一种无肝酶诱导能力的抗癫痫药；若无法避免，应降低环磷酰胺的起始剂量，同时监测4-羟基环磷酰胺（活性代谢产物）的血药浓度，从而指导用药
华法林	严重	良好	导致INR升高和出血风险增加	华法林和包含环磷酰胺的化疗方案联合用药时，应密切监测INR和出血迹象。华法林剂量可能需要调整，以维持所需的抗凝作用

药物名称	严重程度	证据质量	相互作用表现	临床管理策略
氢氯噻嗪	严重	良好	减少环磷酰胺经肾清除，增加环磷酰胺的暴露量，增加骨髓抑制风险	联合用药时，密切监测患者骨髓抑制情况
圣约翰草	严重	良好	诱导 CYP3A4 及 2D6	避免联合使用

溶媒选择与配伍禁忌（表4）

表4 环磷酰胺的溶媒选择与配伍禁忌

溶媒选择	5% 葡萄糖注射液	推荐使用
	0.9% 氯化钠注射液	推荐使用
	乳酸钠林格注射液	推荐使用
配制及使用方法	**静脉注射：**可加入 500 ml 溶媒中进行输注。根据容量不同，输注持续时间为 30 min~2 h。溶液制备后，必须在 24 h 内应用（应贮存在 8 ℃以下）	
配伍禁忌	两性霉素 B（含胆固醇硫酸酯复合物）、氨苄西林、门冬酰胺酶、地西泮、兰索拉唑、苯妥英钠	

患者用药教育

1. 指导患者用药期间避免驾驶或进行其他需要清晰视物的活动，因为药物可能导致头晕、视物模糊、视力障碍等症状。

2. 建议患者报告伤口愈合延迟或感染的症状。

3. 建议患者在环磷酰胺治疗期间、女性治疗后 1 年内、男性治疗后 6 个月内采取可靠的避孕措施，以防止怀孕。

告诫男性患者在治疗前进行精子保存。

4. 药物可能引起发热、脱发、恶心、呕吐或腹泻。

5. 建议患者报告肾毒性的症状（如出血性膀胱炎、血尿、输尿管炎）。

6. 指导患者保持足够的饮水量和尿量，以减少膀胱毒性的风险。

7. 由于葡萄柚内含有可能与环磷酰胺相互作用的化合物而降低其效用，患者应避免进食葡萄柚或含有葡萄柚的饮料。

异环磷酰胺
Ifosfamide

异环磷酰胺是可导致 DNA 链断裂和交联的抗肿瘤药。

◎ **剂型及规格**　注射剂：每支 1 g；0.5 g。

◯ **适应证**　恶性淋巴瘤。

◐ **用法用量**　根据化疗方案，$5\,g/m^2$ 连用 $1\sim2$ 天，或 $1.2\sim2.4\,g/m^2$ 连用 5 天，间隔 $2\sim3$ 周。

★ **特殊人群用药**

1. **肝功能不全患者**：无剂量调整要求，严重肝功能不全者不建议使用。

2. **肾功能不全患者**：无剂量调整要求，GFR<50 ml/min 者不建议使用。

3. **儿童**：异环磷酰胺在儿童中的安全性和有效性尚未确定。

4. **老年人**：根据体重或 BSA 来确定剂量。同时老年患者发生肝、肾、心脏或其他器官功能降低以及伴随疾病或使用其他药物治疗的频率更高，因此应进行毒性监测或剂量调整。

（☖） **妊娠期分级** D。

（☗） **哺乳期分级** L4。可经乳汁排出，开始用药时应停止哺乳。

（☊） **药动学指标** F：92%～100%；血浆蛋白结合率为 20%；V_d 为 0.5～0.8 L/kg；主要经肝代谢，肝药酶 CYP450 3A4、CYP2B1 和 CYP2B6 参与其代谢。主要经肾排泄，大剂量时（3.8～5 g/m²），$t_{1/2}$ 约为 15 h；低剂量时（1.6～2.4 g/m²），$t_{1/2}$ 约为 7 h。剂量强化方案（超过 14 g/m²）可导致代谢饱和及 $t_{1/2}$ 延长。

（⊖） **禁忌证**

1. 严重的骨髓抑制，特别是已使用细胞毒性药物治疗和（或）放疗的患者。
2. 肾功能不全和（或）尿路阻塞。
3. 膀胱炎。
4. 感染。

（⊗） **不良反应**（表 1）

表 1 异环磷酰胺的不良反应

常见不良反应	严重不良反应
脱发（89.6%） 恶心、呕吐（46.8%） 贫血（37.9%） 白细胞减少症（42.5%～43.5%） 感染（9.9%） 血尿（未联合美司钠44.1%，美司钠联合用药21.3%）	心脏毒性（0.5%） 低血压（0.3%） 神经毒性（15.4%） 出血性膀胱炎 肺毒性 血小板减少症（4.8%～12.2%）

注：由于异环磷酰胺具有泌尿道毒性，治疗时应该与美司钠联合用药。治疗期间如出现膀胱炎伴镜下血尿或肉眼可见血尿时，应该暂时中止治疗直到恢复正常。美司钠剂量与用法参见环磷酰胺部分。

⑤ 药物相互作用（表2）

表2 异环磷酰胺的药物相互作用

药物名称	严重程度	证据质量	相互作用表现	临床管理策略
CYP3A4诱导剂，如卡马西平、利福布汀、莫达非尼、利福平、苯妥英钠	严重	一般	诱导异环磷酰胺经 CYP3A4 代谢为具有神经毒性和肾毒性的代谢产物	尽量避免异环磷酰胺与 CYP3A4 诱导剂联合用药，如无法避免，则需要严密监测不良反应，同时调整异环磷酰胺的剂量
CYP3A4抑制剂，如泰利霉素、红霉素、克拉霉素、氟康唑、吡格列酮、地尔硫卓、维拉帕米、利托那韦	严重	一般	CYP3A4 抑制剂可导致异环磷酰胺在体内的代谢减慢，血药浓度增加，不良反应增多	尽量避免异环磷酰胺与 CYP3A4 抑制剂联合用药，如无法避免，则需要严密监测患者状况，同时调整异环磷酰胺的剂量
葡萄柚	严重	一般	抑制异环磷酰胺转化为活性代谢产物	患者应避免进食葡萄柚或含有葡萄柚的饮料

⑥ 溶媒选择与配伍禁忌（表3）

表3 异环磷酰胺的溶媒选择与配伍禁忌

溶媒选择	0.9% 氯化钠注射液	推荐使用
	5% 葡萄糖注射液	推荐使用
	乳酸钠林格注射液	推荐使用
配制及使用方法	使用灭菌注射用水溶解后，再用 0.9% 氯化钠注射液或 5% 葡萄糖注射液进一步稀释后缓慢静脉滴注，静脉输注 30～120 min 可使用 250 ml，静脉输注 1～2 h 可使用 500 ml。水溶液不稳定，应现用现配	
配伍禁忌	苯妥英钠、泮托拉唑、地西泮、甲氨蝶呤	

患者用药教育

1. 建议患者在本品治疗期间和治疗后 6 个月内避孕，告知患者本品可能导致男性和女性不育。
2. 指导患者报告使用本品后出现的出血性膀胱炎的症状，鼓励患者多饮水。
3. 告知患者可能会出现脱发、恶心、呕吐。

氟达拉滨
Fludarabine

氟达拉滨是抑制 DNA 合成的抗肿瘤药。

① 黑框警告

1. 磷酸氟达拉滨注射液应在具有抗肿瘤治疗使用经验的医师监督下进行给药。磷酸氟达拉滨注射液可导致严重的骨髓抑制。在 AL 患者的研究中，磷酸氟达拉滨会导致严重的神经系统反应，包括失明、昏迷和死亡。

2. 据报道，在使用磷酸氟达拉滨注射液治疗一个或多个周期后，会发生危及生命，且有时甚至是致命的自身免疫性溶血性贫血、自身免疫性血小板减少症 / 血小板减少性紫癜、Evans 综合征和获得性血友病。接受磷酸氟达拉滨注射液治疗的患者应进行评估并密切监测溶血情况。

3. 在使用磷酸氟达拉滨联合喷司他丁（脱氧考福霉素）治疗难治性 CLL 的临床研究中，出现很高比例的致命肺毒性。因此，不推荐与喷司他丁联合使用磷酸氟达拉滨注射液。

◎ 剂型及规格
注射剂：每支 50 mg。片剂：每片 10 mg。

◯ 适应证
B 细胞性 CLL。这些患者至少接受过一个标准的包含烷化剂的方案的治疗，但在治疗期间或治疗后，病情并没有改善或仍持续进展。

🕐 **用法用量** 推荐 25 mg/m² (静脉给药)，40 mg/m² (口服给药)，连续 5 天。每 28 天重复 1 次。

⭐ **特殊人群用药**

1. **肝功能不全患者:** 尚未在肝功能不全患者中进行安全性和有效性研究。

2. **肾功能不全患者:** 用药剂量调整见表 1。

表 1 肾功能不全患者使用氟达拉滨的剂量调整

肾功能	氟达拉滨剂量
CrCl 50 ~ 79 ml/min	初始剂量 20 mg/m²
CrCl 30 ~ 49 ml/min	初始剂量 15 mg/m²
CrCl<30 ml/min	不推荐使用

3. **儿童:** 由于缺少安全性和有效性相关数据，18 岁以下儿童不推荐使用。

4. **老年人:** 用于老年人 (>75 岁) 的数据有限，因此这些患者使用时应慎重；65 岁及以上患者应在治疗前测定 CrCl。

⚕ **妊娠期分级** D。

🍼 **哺乳期分级** 动物实验提示药物可进入乳汁，接受药物治疗期间不得哺乳。

〰 **药动学指标** 氟达拉滨: F: 54% ~ 56%，t_{max}: 1.1 ~ 1.2 h。磷酸氟达拉滨: F: 50% ~ 65%，t_{max}: 1 ~ 2 h。血浆蛋白结合率为 19% ~ 29%，V_d: 48.1 ~ 77.2 L。经肝迅速代谢，经肝代谢为活性代谢产物 2F-ara-A。主要经肾排泄，$t_{1/2}$ 约为 10.3 ~ 20 h。

⊖ **禁忌证**

CrCl<30 ml/min 的肾功能不全，失代偿性溶血性贫血。

⊗ 不良反应（表2）

表2　氟达拉滨的不良反应

常见不良反应	严重不良反应
食欲减退（0~34%）	血红蛋白减少（14%~60%）
恶心（1%~5%）	溶血性贫血
呕吐	中性粒细胞减少症（37%~59%）
乏力（9%~65%）	血小板减少症（17%~55%）
咳嗽（6%~44%）	神经毒性
发热（11%~69%）	脑白质病
疼痛（5%~22%）	肺毒性
寒战（11%~19%）	

✎ 溶媒选择与配伍禁忌（表3）

表3　氟达拉滨的溶媒选择与配伍禁忌

溶媒选择	0.9% 氯化钠注射液	推荐使用
	5% 葡萄糖注射液	推荐使用
	乳酸钠林格注射液	推荐使用
配制及使用方法	在无菌条件下，加入灭菌注射用水配制成注射液。静脉推注，需再用 10 ml 0.9% 氯化钠注射液稀释；静脉滴注，将抽入注射器内的所需剂量用 100 ml 0.9% 氯化钠注射液稀释，输注时间 30 min。配制好的溶液在 2~8 ℃不超过 24 h，室温不超过 8 h	
配伍禁忌	阿昔洛韦、胺碘酮、两性霉素 B、地西泮、柔红霉素（含脂质体）、更昔洛韦、伊达比星、泮托拉唑、苯妥英钠、尼卡地平等	

⊕ 患者用药教育

1. 由于氟达拉滨可能会导致疲劳、虚弱、视力障碍、混乱、激动和癫痫发作（罕见），因此建议患者避免驾驶或其他需要精神高度集中的活动。

2. 建议患者在氟达拉滨治疗期间和治疗后 6 个月内避孕。

3. 告知患者药物可能会导致食欲缺乏、恶心、呕吐、腹泻、咳嗽、肺炎或发热等症状。

4. 告知患者不要碾压药片，同时避免皮肤和黏膜直接接触或吸入药片残渣。

5. 由于药物抑制免疫功能，建议患者在治疗期间避免接种活疫苗。

克拉屈滨
Cladribine

克拉屈滨（别名：克拉立滨）是抑制 DNA 合成的抗肿瘤药。

> ⚠ **黑框警告**
>
> 1. 克拉屈滨注射液应在具有抗肿瘤治疗经验的合格医师的监督下使用。
>
> 2. 骨髓抑制。
>
> 3. 严重神经毒性：包括不可逆的瘫痪和四肢瘫痪，在高剂量时（推荐剂量的 4~9 倍）时有报道。
>
> 4. 急性肾毒性：在高剂量时（推荐剂量的 4~9 倍），尤其是合并使用其他肾毒性药物时。

◉ **剂型及规格**　注射剂：10 ml：10 mg。

⊘ **适应证**　毛细胞白血病。

◔ **用法用量**　推荐 0.09 mg/（kg·d），24 h 连续滴注，连用 7 天。

★ **特殊人群用药**

1. **肝功能不全患者**：在多发性硬化合并肝功能不全患者使用本品时有以下经验：对于轻度肝功能不全患者，无需调整剂量；对于中重度肝功能不全［Child-Pugh 得分>6（B 级和 C 级）］的患者，不推荐使用。

2. 肾功能不全患者： 在多发性硬化患者使用本品剂量调整见表1。若出现肾毒性，延迟或中断治疗。

表1 肾功能不全患者服用克拉屈滨的剂量调整

肾功能	克拉立滨剂量
CrCl 为 60 ~ 89 ml/min	无需调整剂量
CrCl < 60 ml/min	不推荐使用

3. 儿童： 儿童用药的安全性与有效性尚不明确。

4. 老年人： 老年患者对本品的骨髓抑制和肾毒性等比较敏感，应谨慎用药。

妊娠期分级 D。

哺乳期分级 L5。治疗期间及停药后10天内停止哺乳。

药动学指标 F：40%。血浆蛋白结合率：20%，V_d：4.5 ~ 9 L/kg。其代谢部位和动力学尚不完全清楚：肝代谢可忽略，18% ~ 35% 原型。主要经肾排泄，$t_{1/2}$：6.7 h。

禁忌证

对克拉屈滨过敏的患者。

不良反应（表2）

表2 克拉屈滨的不良反应

常见不良反应	严重不良反应	
皮疹（16%） 恶心（10% ~ 22%） 头痛（14% ~ 25%） 发热（5% ~ 69%） 疲乏（31%）	多形性红斑 SJS TEN 发热性中性粒细胞 减少（8% ~ 47%）	感染性疾病（28%） 神经毒性 肾毒性 贫血（37%） 淋巴细胞减少症（24% ~ 87%） 中性粒细胞减少症（70%） 血小板减少症（12%）

◉ 溶媒选择与配伍禁忌（表3）

表3 克拉屈滨的溶媒选择与配伍禁忌

溶媒选择	0.9% 氯化钠注射液	推荐使用
	5% 葡萄糖注射液	不相容
配制及使用方法	将克拉屈滨注射液加入 500 ml 0.9% 氯化钠注射液中，混匀后做静脉滴注。配制后立即使用，或冷藏不超过 8 h	
配伍禁忌	不能和其他药物混合使用	

◉ 患者用药教育

1. 建议患者在治疗期间及停止治疗后 6 个月内避孕。

2. 告知患者用药后一旦出现严重感染的症状（肺炎、败血症）、肾功能或肝功能异常情况，应立即报告给医护人员。

3. 告知患者本品可能引起恶心、头痛、疲劳或发热。

4. 指导患者报告使用本品后可出现的骨髓抑制和神经毒性症状（渐进性肌肉无力、下肢轻瘫、四肢瘫）等。

5. 告知患者治疗期间避免接种活疫苗，并在开始治疗前至少 4~6 周避免接种疫苗。

博来霉素
Bleomycin

博来霉素是阻碍 DNA 合成的抗肿瘤药。

ⓘ 黑框警告

肺纤维化是博来霉素最严重的毒性，其最常见的表现是肺炎，偶尔进展为肺纤维化。肺纤维化在老年患者和累积剂量大于 400 单位的患者中发生率较高，但在年轻患者和接受低剂量治疗的患者中也已观察到肺毒性。一种包括低血压、精神错乱、发热、寒战、喘息等症状在内的严重特异性反应，在博来霉素治疗淋巴瘤患者中已有报道。

◈ **剂型及规格**　注射剂：每支 15 mg（相当于 1.5 万博来霉素单位、15 个 USP 博来霉素单位）。

◉ **适应证**　恶性淋巴瘤。

◗ **用法用量**　常用剂量 10 ~ 20 U/m^2（0.25 ~ 0.5 U/kg）。一般总量为 300 ~ 400 个 USP 博来霉素单位。

★ **特殊人群用药**

1. **肝功能不全患者**：无剂量调整要求。

2. **肾功能不全患者**：对于 CrCl≤50 ml/min 的患者，建议降低剂量见表 1。

表 1　肾功能不全患者使用博来霉素的剂量调整

肾功能	博来霉素剂量
40 ml/min＜CrCl≤50 ml/min	70% 推荐剂量
30 ml/min＜CrCl≤40 ml/min	60% 推荐剂量
20 ml/min＜CrCl≤30 ml/min	55% 推荐剂量
10 ml/min＜CrCl≤20 ml/min	45% 推荐剂量
5 ml/min＜CrCl≤10 ml/min	40% 推荐剂量

3. **儿童**：儿童患者使用博来霉素的安全性和有效性尚未确定。

4. **老年人**

（1）临床试验中，70 岁以上老年患者的肺部毒性比年轻患者更常见，不宜用于 70 岁以上老年患者。建议总剂量在 150 mg（效价）以下。

（2）其他临床报道没有发现老年和年轻患者之间的其他差异，但不能排除一些老年患者具有更高的敏感性。

（3）博来霉素经肾排泄，肾功能受损的患者对本品发生毒性反应的风险可能更大。由于老年患者有可能出现肾功能减退，在选择剂量时应注意，并有必要监测肾功能。

👽 **妊娠期分级**　D。

🤰 **哺乳期分级**　L4。

〰 **药动学指标**　肌内注射 F：100%；皮下注射 F：70%；腹膜内注射 F：45% ~ 80%；胸膜内注射 F：40% ~ 45%。尚未研究本品的血浆蛋白结合率；V_d：13.2 ~ 28.7 L/m^2。本品被半胱氨酸蛋白酶（博来霉素水解酶）代谢失活，该酶广泛分布于除皮肤和肺以外的正常组织中。主要经肾排泄，$t_{1/2}$：2 ~ 8.6 h。

⊖ **禁忌证**

1. 对本品过敏者。
2. 水痘患者。
3. 白细胞计数低于 $2.5 \times 10^9/L$。

⊗ **不良反应（表2）**

表2　博来霉素的不良反应

常见不良反应	严重不良反应	
角化过度 皮肤色素沉着 口腔炎 间质性肺炎	动脉血栓 脑血管意外 心肌梗死 雷诺病 血栓性微血管病 肝毒性	特异性反应（1%） 脑水肿 出血性膀胱炎 肾毒性 肺纤维化 高热

⊜ **药物相互作用（表3）**

表3　博来霉素的药物相互作用

药物名称	严重程度	证据质量	相互作用表现	临床管理策略
维布妥昔单抗	禁忌	良好	可能增加肺毒性风险	严禁联合使用

续表

药物名称	严重程度	证据质量	相互作用表现	临床管理策略
维生素 C	严重	良好	联合用药可能会导致博来霉素的疗效降低	停止使用维生素 C
苯妥英钠	中	良好	博来霉素会导致苯妥英钠疗效降低	化疗过程中监测苯妥英钠血药浓度,可能需要增加给药剂量。化疗结束后根据苯妥英钠血药浓度决定是否需要再次调整剂量

溶媒选择与配伍禁忌（表 4）

表 4　博来霉素的溶媒选择与配伍禁忌

溶媒选择	5% 葡萄糖注射液	推荐使用
	0.9% 氯化钠注射液	推荐使用
	灭菌注射用水	推荐使用
配制及使用方法	肌内或皮下注射：上述溶液不超过 5 ml，溶解 15～30 USP 博来霉素单位的药品。用于皮下注射时，浓度≤1 USP 博来霉素单位 /ml 为宜 静脉注射：用 5～20 ml 适合静脉注射用的溶液，溶解 15～30 USP 博来霉素单位的药物后，缓慢静脉注射	
配伍禁忌	两性霉素 B（含脂质体）、地西泮、苯妥英钠、替加环素	

患者用药教育

1. 告知患者用药后可能会出现脱发、皮肤反应（红斑、皮疹、水疱、色素沉着、触痛）、寒战、恶心、呕吐、口腔炎、发热、低血压、心肌梗死、脑卒中、肝毒性、肾毒性等。约 1/3 患者于用药后 3～5 h 可出现发热，一般 38 ℃左右，个别有高热，常在几小时后体温自行下降。

2. 指导患者报告用药后出现的肺毒性，通常可能表现为肺炎，进一步发展为肺纤维化。

3. 建议患者报告严重的特异性反应（低血压、精神错乱、发热、寒战、喘息）的症状。

4. 告知患者用药期间不宜饮酒或吸烟。

5. 告知患者接受免疫抑制化疗期间及结束后至少 3 个月避免接种疫苗。

卡莫司汀
Carmustine

卡莫司汀可通过烷化作用与核酸交联，也可作用于 DNA 聚合酶，对增殖期细胞各期都有作用。

⚠ **黑框警告**

1. **骨髓抑制：**卡莫司汀会抑制骨髓功能（包括血小板减少症和白细胞减少症），这可能导致出血和严重感染。每次给药后至少 6 周每周监测血细胞计数。根据先前剂量的最低点血细胞计数调整剂量。在血细胞计数恢复之前不要重复使用卡莫司汀。

2. **肺毒性：**卡莫司汀引起剂量相关的肺毒性。接受 >1400 mg/m^2 累积剂量的患者的风险显著高于接受较少剂量的患者。延迟性肺毒性可在治疗后数年发生，并可能导致死亡，特别是在儿童期接受治疗的患者中。

◎ **剂型及规格** 注射剂：每支 2 g∶125 mg。

✓ **适应证** 脑膜白血病，恶性淋巴瘤，MM。

● **用法用量** 100 mg/m^2，每天 1 次，连用 2~3 天；或 150~200 mg/m^2（单剂或分 2 天），每 6 周重复。

⭐ **特殊人群用药**

1. 肝功能不全患者：轻中度肝功能不全患者不需调整剂量，重度肝功能不全患者不建议使用。

2. 肾功能不全患者：CrCl<10 ml/min 或肾功能受损患者，不推荐使用或停止给药。

3. 儿童：卡莫司汀在儿科患者中的安全性和有效性尚未确定。

4. 老年人：从剂量范围的下限开始。

5. 骨髓抑制者：白细胞计数为（2～2.999）×10^9/L 范围内或血小板计数为（25～74.999）×10^9/L 范围内，给予之前剂量的70%；白细胞计数<2×10^9/L 或血小板计数<25×10^9/L，给予之前剂量的50%。

💊 **妊娠期分级** D。

🍼 **哺乳期分级** L5。

〰️ **药动学指标** V_d：3.25 L/kg，经肝代谢。主要经肾排泄，总量的60%～70% 在96 h 内从尿液中排出，以 CO_2 形式经呼吸道消除约10%。$t_{1/2}$（静脉注射）：22 min。

⊖ **禁忌证**

对本品过敏者。

⊗ **不良反应（表1）**

表1 卡莫司汀的不良反应

常见不良反应		严重不良反应	
便秘（19%）*	无力（22%）	胸痛（5%）*	急性颅内压升高
恶心（22%）*	抑郁（16%）*	脑脓肿（6%）*	（9%）*
呕吐（21%）*	泌尿道感染	脑水肿（4%～	脑膜炎（4%）*
伤口愈合延迟	（21%）*	23%）	惊厥（37%）*
（14%～16%）	发热（12%）*	脑出血（6%）*	肾衰竭
		脑脊液漏（5%）*	肺毒性（20%～30%）*
		脑积水（5%）*	输液相关反应（87.6%）
			肝毒性

＊植入剂型的不良反应数据。

⇨ 药物相互作用（表2）

表2　卡莫司汀的药物相互作用

药物名称	严重程度	证据质量	相互作用表现	临床管理策略
西咪替丁	严重	一般	西咪替丁加重卡莫司汀的骨髓抑制	建议替换西咪替丁
苯妥英	中度	一般	卡莫司汀降低苯妥英的疗效	化疗过程中监测苯妥英血药浓度，可能需要增加给药剂量。化疗结束后根据苯妥英血药浓度决定是否需要再次调整剂量。或更换苯妥英钠药物治疗

◐ 溶媒选择与配伍禁忌（表3）

表3　卡莫司汀的溶媒选择与配伍禁忌

溶媒选择	5% 葡萄糖注射液	推荐使用
	0.9% 氯化钠注射液	推荐使用
配制及使用方法	将卡莫司汀溶入 5% 葡萄糖注射液或 0.9% 氯化钠注射液 150 ml 中快速点滴。配制后的溶液室温避光保存条件下可放置 8 h	
配伍禁忌	只能使用玻璃容器	

⚘ 患者用药教育

1. 建议患者用药后一旦出现肺毒性和骨髓抑制，应立即报告。

2. 告知患者使用本品后可能出现恶心、呕吐、便秘、无力以及头痛等症状。

3. 告知患者本品可抑制睾丸或卵巢功能，引起闭经或精子缺乏。建议女性患者在治疗期间及治疗结束后 6 个月内

避免怀孕。男性患者在治疗期间及治疗结束后 3 个月内
避免怀孕。

4.化疗结束后 3 个月内不宜接种活疫苗。

苯达莫司汀
Bendamustine

苯达莫司汀是作用于 DNA 分子的抗肿瘤药。

⊚ **剂型及规格** 注射剂：25 mg；100 mg。

⊘ **适应证** 适用于在利妥昔单抗或含利妥昔单抗方案治疗过程中
或治疗后病情进展的惰性 B 细胞 NHL。

◐ **用法用量** 推荐剂量为每 21 天 1 个治疗周期，每个周期的
第 1 天及第 2 天给药，每次给药剂量为 120 mg/m²，静脉注射 60～
120 min，最长至 8 个周期。

★ **特殊人群用药**

1. **肝功能不全患者**：尚未就肝损伤对苯达莫司汀药代动力学的
影响进行正式研究。用药剂量调整见表 1。

表 1 肝功能不全患者服用苯达莫司汀的剂量调整

肝功能	苯达莫司汀剂量
轻度肝损伤患者	慎用
中度肝损伤患者〔AST 或丙氨酸氨基转移酶（alanine transaminase，ALT）水平在（2.5～10）×ULN 且胆红素水平在（1.5～3）×ULN〕	禁用
重度肝损伤患者（胆红素水平＞3×ULN）	禁用

2. **肾功能不全患者**：尚未就肾损伤对苯达莫司汀药代动
力学的影响进行正式研究。轻度或中度肾损伤患者应慎用本品。

CrCl<30 ml/min 时，应禁用本品。

3. **儿童**：儿科患者的安全性和有效性尚未确定。

4. **老年人**：≥65 岁的患者和年轻患者之间未观察到安全性的总体差异。

🔄 **妊娠期分级**　D。

ⓘ **哺乳期分级**　目前还不清楚母乳中是否含有本品。用药期间须权衡利弊决定停止哺乳还是停药。

〰 **药动学指标**　血浆蛋白结合率：94% ~ 96%；V_d：20 ~ 25 L；广泛经肝代谢，是 CYP1A2、P-gp 和 BCRP 的底物。约 25% 经粪便排泄，50% 原型经尿液排泄，$t_{1/2}$ 为 40 min。

⊖ **禁忌证**

对苯达莫司汀、聚乙二醇 400、丙二醇或硫代甘油有已知严重过敏反应的患者禁用。

⊗ **不良反应**（表 2）

表 2　苯达莫司汀的不良反应

常见不良反应		严重不良反应	
恶心（>5%） 疲劳（>5%） 贫血（≥15%） 血小板减少症 （≥15%） 中性粒细胞减 少症（≥15%）	淋巴细胞减少症（≥15%） 白细胞减少症（≥15%） 高胆红素症（≥15%） 发热（≥15%） 皮疹（8%~16%）	骨髓抑制（98%） 肝毒性 高血压危象 （2%） 发热性中性粒 细胞减少（6%）	心肌梗死 过敏反应 肺炎（8%） SJS TEN

🖊 **溶媒选择与配伍禁忌**（表 3）

表 3　苯达莫司汀的溶媒选择与配伍禁忌

溶媒选择	5% 葡萄糖注射液	相容
	0.9% 氯化钠注射液	推荐使用

配制及 使用方法	1. 在无菌条件下，25 mg 规格每瓶仅添加 5 ml 灭菌注射用水；100 mg 规格每瓶仅添加 20 ml 灭菌注射用水。充分摇匀，获得浓度为 5 mg/ml 的澄清、无色至浅黄色盐酸苯达莫司汀溶液。冻干粉应在 5 min 内完全溶解。溶解后的溶液必须在 30 min 内转移至输液袋内。如果观察到不溶性微粒，则该复溶溶液不能使用 2. 在无菌条件下，抽取拟用剂量的所需体积（基于浓度为 5 mg/ml），立刻转移到 500 ml 0.9% 氯化钠注射液输液袋中。除 0.9% 氯化钠注射液外，也可用 2.5% 葡萄糖注射液 / 0.45% 氯化钠注射液 500 ml 输液袋 3. 所配制的输液袋中盐酸苯达莫司汀的最终浓度范围应为：0.2 ~ 0.6 mg/ml。转移后，输液袋中的内容物应充分混合 4. 配制后溶液在冷藏条件下（2 ~ 8 ℃）可稳定贮存 24 h，在室温以及室内光照条件下（15 ~ 30 ℃）可稳定贮存 3 h

患者用药教育

1. 建议患者报告骨髓抑制、感染、严重的或恶化的皮疹或瘙痒的症状。

2. 指导患者报告进行性多灶性白质脑病的症状。

3. 告知患者立即报告肝毒性症状。

4. 告诫女性患者在治疗期间和最后一次给药后至少 6 个月内严格避孕。

5. 指导男性患者在治疗期间和最后一次给药后的 3 个月内防止性伴侣怀孕。

6. 告知患者本品的不良反应可能包括发热、厌食、体重减轻、呼吸困难、咳嗽、便秘或口腔炎。

7. 建议患者避免驾驶和其他需要精神警觉或协调的活动，因为药物可能导致疲劳。

8. 告知患者报告恶心、呕吐或腹泻的症状。

替莫唑胺
Temozolomide

替莫唑胺通过使DNA分子烷基化导致错配修复发挥抗肿瘤作用。

◎ **剂型及规格**　胶囊：每粒 20 mg；100 mg。注射剂：100 mg。

⊘ **适应证**

中枢神经系统淋巴瘤（标识外用法）。

◉ **用法用量**　新诊断的多形性胶质母细胞瘤的成人患者：

1. **同步放化疗期**：口服，剂量为 75 mg/（$m^2 \cdot d$），共 42 天，同时接受放疗（60 Gy，分 30 次）。根据患者耐受程度可暂停用药，但无需降低剂量（表 1）。静脉推荐剂量与口服相同。

表 1　同步放化疗期间暂停或终止使用替莫唑胺的情况

毒性	暂停替莫唑胺	终止替莫唑胺
中性粒细胞绝对计数（absolute neutrophil count，ANC）	（0.5～1.5）× 10^9/L	< 0.5 × 10^9/L
血小板计数	（10～100）× 10^9/L	< 10 × 10^9/L
通用毒性标准（Common Toxicity Criteria，CTC）非血液学毒性（脱发、恶心和呕吐除外）	CTC 2 级	CTC 3 级或 4 级

2. **辅助治疗期**：同步放化疗期结束后 4 周，进行 6 个周期的辅助治疗。

（1）第 1 周期的药物剂量是 150 mg/m^2，每天 1 次，共 5 天，然后停药 23 天。

（2）第 2 周期开始时，如果第 1 周期CTC的非血液学毒性≤2 级（除外脱发、恶心和呕吐）、ANC≥1.5× 10^9/L 和血小板计数≥100× 10^9/L，则剂量可增至 200 mg/（$m^2 \cdot d$）。如果第 2 周期的剂量没有增加，在以后的周期中也不应增加剂量（表 2 和表 3）。

（3）治疗期间，第22天（首剂本品后21天）应进行全血细胞计数，按表3降低剂量或终止本品给药。

表2　辅助治疗期间服用替莫唑胺剂量调整参数表

剂量水平	剂量［mg/（m^2·d）］	备注
–1	100	因较早的毒性而减量
0	150	第1周期的剂量
1	200	第2~6周期无毒性时的剂量

表3　辅助治疗期间减量或终止服用替莫唑胺的剂量调整方案

毒性	替莫唑胺剂量降低一个水平（见表2）	终止替莫唑胺
ANC	$<1.0 \times 10^9$/L	如需要将替莫唑胺降至<100 mg/m^2，或如果降低剂量后重新出现同样的CTC 3级非血液学毒性，则终止治疗
血小板计数	$<50 \times 10^9$/L	
CTC非血液学毒性（脱发、恶心和呕吐除外）	CTC 3级	CTC 3级或4级

3. **淋巴瘤方案（标识外用法）**：与其他化疗药物联合方案用于中枢淋巴瘤治疗，包括3天方案100 mg/m^{2}和5天方案150 mg/m^{2}等。

⭐ **特殊人群用药**

1. **肝功能不全患者**：根据药代动力学特征，对于严重肝功能不全的患者不必降低本品用量，但应用时须倍加小心。

2. **肾功能不全患者**：根据药代动力学特征，对于严重肾功能不全的患者不必降低本品用量，但应用时须倍加小心。

3. **儿童**：国内批准适应证为3岁或3岁以上的复发或进展的恶性脑胶质瘤儿童患者。在这些儿童中使用该药的临床经验有限。尚未确立在3岁以下患儿使用该药的安全性和有效性。

4. **老年人**：与年轻患者相比，老年患者（>70岁）中性粒细胞减少及血小板减少的可能性较大。

🔄 **妊娠期分级** D。

🔄 **哺乳期分级** L5。

🔄 **药动学指标** 口服 F：96%～100%，t_{max}：1 h。血浆蛋白结合率：15%，V_d：0.4 L/kg。在生理 pH 条件下，经非酶途径转化为活性物质 MTIC 和替莫唑胺酸代谢物。约 38% 经肾排泄，$t_{1/2}$：1.5～2.35 h。

⊖ **禁忌证**

1. 对替莫唑胺或达卡巴嗪过敏者禁用。

2. 妊娠期禁用。

3. 禁用于严重骨髓抑制的患者。

⊗ **不良反应（表 4）**

表 4 替莫唑胺的不良反应

常见不良反应	严重不良反应
脱发（55%～69%）	骨髓抑制
便秘（6%～33%）	中性粒细胞减少（8%）
恶心、呕吐（42%～53%）	血小板减少症（10%）
头痛（19%～41%）	肝毒性，高胆红素血症
癫痫发作（6%～23%）	肺孢子菌肺炎
疲劳（34%～61%）	再生障碍性贫血

⊜ **药物相互作用**

1. 同时服用雷尼替丁或食物对替莫唑胺胶囊吸收程度的影响无临床意义。同时服用地塞米松、苯妥英、卡马西平、昂丹司琼、H_2 受体拮抗剂或苯巴比妥等，不影响替莫唑胺的清除。同时服用丙戊酸，替莫唑胺清除率轻度降低。

2. 替莫唑胺胶囊与其他可导致骨髓抑制的药物联合应用时，骨髓抑制可能加重。

✎ 溶媒选择与配伍禁忌（表5）

表5　替莫唑胺的溶媒选择与配伍禁忌

溶媒选择	5% 葡萄糖注射液	不相容
	0.9% 氯化钠注射液	推荐使用
配制及使用方法	1. 注射用替莫唑胺1瓶采用41 ml 灭菌注射用水溶解，最终形成 2.5 mg/ml 溶液。复溶前玻璃瓶应置于室温条件下。药瓶可轻轻振荡，不可摇晃 2. 无菌操作下，从每小瓶中抽取 40 ml 药液，根据所需用量转移至空的适合容量的输液装置中，输注时间 90 min。仅可与 0.9% 氯化钠注射液使用同一静脉通路 3. 从配制到使用完应在 14 h 内完成，包括滴注时间	

⚕ 患者用药教育

1. 嘱咐患者将口服胶囊置于 2 ~ 25 ℃保存。置于儿童接触不到的地方。

2. 建议服用本品的男性患者应采取有效的避孕措施。本品具有遗传毒性，因此在治疗过程及治疗结束后3个月内，男性应避孕。由于接受本品治疗有导致不可逆不育的可能，在接受该治疗之前应冰冻保存精子。

3. 建议女性患者在治疗期间及治疗结束后6个月内应避孕。

4. 嘱患者应空腹（进餐前至少 1 h）服用本品。服用本品前后可使用止吐药。如果服药后出现呕吐，当天不能服用第 2 剂。

5. 嘱患者不能打开或咀嚼本品，应用一杯水整粒吞服。如果胶囊有破损，应避免皮肤或黏膜与胶囊内粉状内容物接触。

6. 建议患者报告骨髓抑制的症状。

7. 告知患者应立即报告新出现的或恶化的肺毒性或肝毒性症状。

2 影响核酸合成和转录的药物

吉西他滨
Gemcitabine

吉西他滨是作用于 DNA 合成期（S 期）的抗肿瘤药。

◎ **剂型及规格**　注射剂：每支 200 mg；1 g。

⊘ **适应证**　复发或难治性外周性 T 细胞淋巴瘤（标识外用法）。

◔ **用法用量**　复发或难治性外周 T 细胞淋巴瘤联合化疗：800～1000 mg/m²，静脉滴注 30 min，分别在第 1 天和第 8 天给药，3 周为 1 个疗程。单药方案：1200 mg/m² 静脉滴注 30 min，分别在第 1 天、第 8 天和第 15 天给药，28 天为 1 个疗程，3～6 个周期。

★ **特殊人群用药**

1. **肝功能不全患者**：慎用吉西他滨。在已出现肝转移或既往有肝炎，酒精中毒或肝硬化病史的患者中使用吉西他滨，可导致潜在的肝功能不全加重。在开始吉西他滨之前和期间定期评估肝功能。发生严重肝毒性的患者应永久停用吉西他滨注射液。TBil＞1.58 mg/dl 时，可从 80% 初始剂量起始，根据耐受性上调剂量；或初始使用时标准剂量，密切监测。

2. **肾功能不全患者**：慎用。无剂量调整建议。

3. **儿童**：在儿科患者中的安全性和有效性尚未确定。

4. **老年人**：无需调整剂量。

◶ **妊娠期分级**　D。

◗ **哺乳期分级**　L4。接受治疗期间须停止哺乳。

◠ **药动学指标**　t_{max}：30 min。V_d：50 L/m²（短时间输液）；370 L/m²（长时间输液）。本品在肝、肾、血液和其他组织中被胞苷脱氨酶快速代谢。主要经肾排泄，92%~98%。$t_{1/2}$（输注时间＜70 min）：42~94 min；$t_{1/2}$（输注时间 70~285 min）：245~638 min。

⊖ 禁忌证

同步放疗的患者。严重肾功能不全患者中联合应用吉西他滨与顺铂。

⊗ 不良反应（表1）

表1　吉西他滨的不良反应

常见不良反应	严重不良反应
外周水肿（18%~20%） 脱发（15%~90%） 皮疹（10%~30%） 便秘（42%） 腹泻（14%~25%） 乏力（40%） 发热（6%~41%） 恶心、呕吐（69%~96%） 贫血（68%~89%） 中性粒细胞减少症（63%~90%） 血小板减少症（24%~85%）	毛细血管渗漏综合征 注射部位外渗 细胞毒治疗引起的放射回忆反应 贫血（8%~28%） 肝毒性、肝衰竭 发热性中性粒细胞减少症（3%~6%） 出血（9%~17%） 中性粒细胞减少症（25%~71%） 血小板减少症（5%~55%）

⊜ 药物相互作用（表2）

表2　吉西他滨的药物相互作用

药物名称	严重程度	证据质量	相互作用表现	临床管理策略
华法林	严重	良好	吉西他滨的肝毒性可能会使华法林的代谢减少，同时减少凝血因子的合成，从而导致出血风险增加	华法林和吉西他滨联合用药时，应每周监测患者的凝血酶原时间或 INR，可能需要调整华法林剂量以维持其抗凝作用

❧ 溶媒选择与配伍禁忌（表3）

表3 吉西他滨的溶媒选择与配伍禁忌

溶媒选择	0.9% 氯化钠注射液	推荐使用
配制及使用方法	将 5 ml 0.9% 氯化钠注射液加入到 200 mg 规格的小瓶中，或将 25 ml 0.9% 氯化钠注射液加入到 1000 mg 规格的小瓶中。重新溶解后溶液的总体积分别是 5.26 ml（200 mg 规格）或 26.3 ml（1000 mg 规格）。溶解后得到吉西他滨的浓度是 38 mg/ml，可使用 0.9% 氯化钠注射液进一步稀释，输注时间 30 min。稀释液在室温下能稳定 24 h，不建议冷藏保存（可能发生结晶）。仅能使用 0.9% 氯化钠注射液	
配伍禁忌	阿昔洛韦、两性霉素 B（含脂质体）、头孢哌酮、头孢曲松、地西泮、呋塞米、更昔洛韦、亚胺培南 / 西司他汀、兰索拉唑、泮托拉唑、哌拉西林 / 他唑巴坦钠	

❧ 患者用药教育

1. 告知患者本品可能引起外周水肿、恶心、呕吐、流感样症状、发热、疲劳或皮疹等不良反应。

2. 告知患者用药后一旦出现呼吸窘迫、骨髓抑制、肝或肾毒性等症状，应立即报告给医护人员。

3. 由于本品可能引起轻到中度困倦，因此告知患者用药期间必须禁止驾驶和操纵机器。

4. 告知接受本品治疗的男性患者，在治疗期间和治疗后 3 个月内注意避孕，而且由于本品可能引起不育，因此应告知患者治疗前保存精子。告知女性患者在治疗期间和治疗结束后 6 个月内避孕。

5. 不推荐接受吉西他滨治疗的患者使用黄热病疫苗和其他减毒活疫苗。

阿糖胞苷
Cytarabine

阿糖胞苷是作用于 DNA 合成期（S 期）的抗肿瘤药。

⚠ **黑框警告**

　　注射（注射液；注射用粉针剂）：只有在癌症化疗方面有经验的医生才能使用阿糖胞苷注射液。对于诱导治疗，患者应在具有相应实验室和支持资源的医疗机构中治疗，医疗机构应能监测患者药物耐受性，能保护和支持因药物毒性反应而发生免疫抑制的患者。阿糖胞苷的主要毒性作用为白细胞减少症，血小板减少症和贫血的骨髓抑制。其他较不严重的毒性反应包括恶心、呕吐、腹泻、腹痛、口腔溃疡和肝功能不全。在考虑用阿糖胞苷治疗的可行性时，医生必须评估患者可能的获益及该药物的已知毒性反应。在做出决定或开始治疗之前，医师应熟悉以上内容。

🗇 **剂型及规格**　注射剂：每支 0.05 g；0.1 g；0.3 g；0.5 g。

✓ **适应证**　本品主要适用于成人和儿童急性非淋巴细胞白血病的诱导缓解和维持治疗。对其他类型的白血病也有治疗作用，如 ALL 和慢性髓细胞性白血病（chronic myelogenous leukemia，CML）（急变期）。联合治疗方案对 NHL 有效。

🕐 **用法用量**

　1. **标准剂量化疗**

　（1）AML 诱导缓解：100 mg/（m^2·d）连续 7 天静脉注射；或 100 mg/m^2 每 12 h 静脉注射 7 天，与其他化疗药物联合使用。

　（2）AML 维持治疗：通常每天 70～200 mg/m^2 快速静脉注射或皮下注射 5 天，每 4 周进行 1 次。

　2. **中高剂量化疗**：1～3 g/m^2 阿糖胞苷在 1～3 h 内静脉滴注，

每 12 h 1 次, 共 2 ~ 6 天。

3. **鞘内注射**: 5 ~ 30 mg/m², 每 2 ~ 7 天一次。

⭐ **特殊人群用药**

1. **肝功能不全患者**: 低剂量方案无需调整剂量。高剂量方案（>1 g/m²）, 轻、中度肝功能不全者无需调整剂量, 重度肝功能不全者建议初始剂量给予 25% ~ 50% 剂量。再根据患者耐受性增加。

2. **肾功能不全患者**: 在接受大剂量阿糖胞苷治疗的患者中, 肾功能不全是神经毒性的已知危险因素。神经毒性的风险可以通过几种方法降低: 降低剂量; 采用每天给药 1 次而不是每天给药 2 次的方式; 或基于计算的每天 CrCl 来进行剂量调整。CrCl<60 ml/min 时, 会增加神经毒性的风险（表 1）。低剂量方案无需调整剂量, 高剂量方案（>1 g/m²）须调整剂量。

表 1 肾功能不全患者服用阿糖胞苷的剂量调整

GFR	阿糖胞苷剂量
GFR≥60	无需调整剂量
GFR 30 ~ 60	50% 剂量
GFR<30	不可用

3. **儿童**: 用阿糖胞苷治疗儿童 NHL, 要按疾病分期及组织学类型而定。

4. **老年人**: 治疗 60 岁以上患者时, 应仔细权衡利弊才能确定。

5. 血小板计数<100×10⁹/L 或粒细胞计数<1×10⁹/L 时, 应考虑暂停或停止治疗。

⏳ **妊娠期分级** D。

🤱 **哺乳期分级** L5。

〰 **药动学指标** V_d: 32 ~ 40.2 L。主要经肝代谢; 80% 经肾排泄。$t_{1/2}$: 1 ~ 3 h。

⊖ 禁忌证

对阿糖胞苷过敏的患者。

⊗ 不良反应（表2）

表2　阿糖胞苷的不良反应

常见不良反应		严重不良反应	
血栓性静脉炎	食欲缺乏	心包炎	出血
皮疹	恶心	高尿酸血症	巨幼红细胞性贫血
肛门炎症	呕吐	艰难梭菌结肠炎	过敏反应
肛门溃疡	口腔炎	骨髓抑制	肾毒性
腹泻	口腔溃疡		肺毒性（高剂量）

⊛ 溶媒选择与配伍禁忌（表3）

表3　阿糖胞苷的溶媒选择与配伍禁忌

溶媒选择	5% 葡萄糖注射液	推荐使用
	0.9% 氯化钠注射液	推荐使用
配制及使用方法	可用于静脉注射、滴注、皮下注射或鞘内注射。可使用灭菌注射用水、0.9% 氯化钠注射液或 5% 葡萄糖注射液。鞘内注射时，建议使用 0.9% 氯化钠注射液配制。配制后溶液应在 24 h 内使用	
配伍禁忌	用作鞘内注射时，不能用含有苯甲醇的稀释剂 两性霉素 B、胺碘酮、达托霉素、更昔洛韦、兰索拉唑、苯妥英钠	

⊗ 患者用药教育

1. 告知患者阿糖胞苷可能会引起血栓性静脉炎、肛门炎症或溃疡、腹泻、食欲缺乏、恶心、呕吐、口腔炎、发热、神经病变等不良反应。

2. 指导患者报告用药后出现的骨髓抑制和神经毒性症状。

3. 嘱骨髓移植患者接受高剂量阿糖胞苷联合环磷酰胺方案时应监测心肌病的症状，一旦出现及时报告给医护人员。

4. 鼓励患者在药物治疗期间大量饮水。

5. 告知患者在药物治疗期间不宜饮酒。

6. 治疗期间应避免接种活疫苗。

7. 建议男性患者接受本品治疗期间和治疗 6 个月内不要生育。建议治疗前保存精子。

甲氨蝶呤
Methotrexate

甲氨蝶呤是作用于 DNA 合成期（S 期）的抗肿瘤药。

⚠ **黑框警告**

胚胎－胎儿毒性、严重过敏反应和其他严重不良反应

甲氨蝶呤只能由有抗代谢药物化疗经验的医生使用；如果是非肿瘤的情况，则必须由专科医生使用。

因为有致命或严重的毒性反应风险，应充分告知患者此药涉及的风险，患者在整个治疗过程中需接受医师的持续监督。

1. 10 ml∶1 g 规格的甲氨蝶呤注射液为高渗溶液，禁止未经稀释直接用于鞘内注射。鞘内给药仅应使用等渗和不含防腐剂的甲氨蝶呤注射液。

2. 甲氨蝶呤注射液可导致胚胎－胎儿毒性，包括胎儿死亡和（或）先天性畸形。因此除非有适当的医学证据表明预期的获益大于所评估的风险，否则不推荐有可能怀孕的妇女使用本品。禁止在妊娠期将其用于非肿瘤性疾病。患有银屑病的孕妇不应接受甲氨蝶呤的治疗。应告知具有生育能力的女性和男性，在接受甲氨蝶呤注射液治疗期间及治疗后采取有效的避孕措施。有怀孕可能的妇女在排除怀孕之前不能使用甲氨蝶呤，且要被充分告知如果在治疗期间怀孕对胎儿有严重的风险。

3. 禁止将甲氨蝶呤注射液用于有甲氨蝶呤严重过敏反应的患者。

4. 治疗新生儿和低出生体重婴儿时，仅使用不含防腐剂的甲氨蝶呤注射液，并采取鞘内给药。

5. 其他与甲氨蝶呤相关的严重不良反应（包括死亡）也曾被报告过。应密切监控与骨髓、肾、肝、神经系统、胃肠道、肺部和皮肤有关的感染和不良反应。应适时暂停或中止甲氨蝶呤注射液给药。

6. 甲氨蝶呤可引起显著的骨髓抑制、贫血、再生障碍性贫血、白细胞减少、中性粒细胞减少、血小板减少和出血。

7. 甲氨蝶呤可能具有肝毒性，特别是在大剂量或长时间治疗的情况下。曾报道有肝萎缩、肝坏死、肝硬化、脂肪变性和门静脉周围纤维化。由于这些反应可以在没有胃肠道或血液学毒性的预兆下发生，所以必须在治疗开始前评估肝功能，并且在治疗的过程中定期监测。在已有肝细胞损伤或肝功能受损的情况下要特别注意。必须避免同时使用其他有潜在肝毒性的药物（包括酒精）。

8. 接受低剂量甲氨蝶呤治疗的患者可能出现恶性淋巴瘤，在甲氨蝶呤停药后恶性淋巴瘤可能消退，这些患者可能不需要细胞毒性药物治疗。首先应停止使用甲氨蝶呤，如果淋巴瘤没有消退，须制订适当的治疗方案。

9. 潜在的致死性的机会性感染，特别是耶氏肺孢子虫肺炎，可以发生在甲氨蝶呤治疗过程中。

10. 正在使用化疗药物的患者接种活疫苗可能导致重度且致命的感染。

11. 使用甲氨蝶呤的同时进行放射治疗可能会增加软组织坏死和骨坏死的风险。

12. 严重肾损伤是常见的禁忌证。

13. 腹泻和溃疡性口腔黏膜炎是常见的毒性反应，需要中断治疗；否则可能发生出血性肠炎和致死性的肠穿孔。

14. 已有报道使用甲氨蝶呤（通常为大剂量）与非甾体抗炎药（nonsteroidal antiinflammatory drugs，NSAIDs）联合用药后出现未预期的严重的（有时是致死的）骨髓抑制、再生障碍性贫血和胃肠道毒性。

15. 当接受质子泵抑制剂（proton pump inhibitor，PPI）治疗的患者给予大剂量甲氨蝶呤时应慎用，病例报告和已发表的群体药代动力学研究表明某些PPI（如奥美拉唑、艾司奥美拉唑、泮托拉唑）与甲氨蝶呤（初始采用大剂量）联合用药，可能会升高并延长甲氨蝶呤和（或）其代谢产物羟基甲氨蝶呤的血清浓度，很可能导致甲氨蝶呤毒性作用。在其中两个病例中，当大剂量甲氨蝶呤与PPI联合用药时，观察到甲氨蝶呤清除延迟，但未在甲氨蝶呤与雷尼替丁联合用药时观察到。然而，尚未进行甲氨蝶呤与雷尼替丁的药物相互作用的研究。

16. 甲氨蝶呤诱发的肺部疾病，包括急性或慢性的间质性肺炎是一种潜在的危险损害，有报道在低剂量用药时它们可能急性发作于治疗的任何时期。这种损伤并不都是完全可逆的，并且有因此死亡的报道。如出现肺部症状（尤其是无痰性干咳、呼吸困难）可能需要中断治疗并且给予仔细的检查。肺部损伤在任何剂量下都会发生。需要排除感染（包括肺炎）。需要密切监测患者的肺部症状。

◉ **剂型及规格**　注射剂：每支 2 ml：50 mg；20 ml：500 mg；10 ml：1000 mg；50 mg；0.1 g；1 g。片剂：每片 2.5 mg。

✓ **适应证** 抗肿瘤治疗，联合使用：AL（特别是 ALL），Burkitts 淋巴瘤，晚期淋巴肉瘤（Ⅲ期和Ⅳ期，根据 Peter 分期法），脑膜白血病，中枢淋巴瘤。

◖ **用法用量**

1. **注射给药**：适用于静脉、肌内或鞘内给药的甲氨蝶呤注射液规格：每支 2 ml∶50 mg；20 ml∶500 mg。仅适用于静脉给药（因高渗不适用于鞘内给药）的甲氨蝶呤注射液规格：每支 10 ml∶1000 mg（高渗）。

因为甲氨蝶呤有导致重度毒性反应的可能，所以治疗时需要密切监督，特别要注意区别每天和每周的剂量方案。每周剂量处方应该指定一周中的特定一天用药。

（1）脑膜白血病：作为淋巴细胞性白血病的预防性治疗，甲氨蝶呤鞘内给药是一种常用的治疗方法。鞘内注射能使甲氨蝶呤分布于脑脊液中，其用量根据年龄而不是 BSA。根据年龄推荐的剂量见表 1。

表 1 不同年龄患者使用甲氨蝶呤的推荐剂量

年龄	推荐剂量
1 岁以下	6 mg
1 岁	8 mg
2 岁	10 mg
3 岁及 3 岁以上	12 mg

对 70 岁及以上的成人，以及小于 4 个月的婴儿，毒性可能会增加，因此可适当减量

（2）淋巴瘤：对于Ⅰ–Ⅱ期的 Burkitt 淋巴瘤，推荐剂量为每天口服 10～25 mg，治疗 4～8 天。对于Ⅲ期患者，甲氨蝶呤通常与其他抗肿瘤药联合用药。任何一期的治疗一般都由几个周期组成，每个周期间隔 7～10 天。Ⅲ期淋巴肉瘤对 0.625～2.5 mg/（kg·d）甲氨蝶

呤联合其他药物的治疗有效。

（3）大剂量治疗：大剂量甲氨蝶呤（＞500 mg/m²）单独应用或与其他化疗药物联合应用治疗中枢淋巴瘤。大剂量应用甲氨蝶呤时，必须应用亚叶酸进行解救。在给予亚叶酸钙解救，水化和碱化尿液的同时，须持续监测毒性作用和甲氨蝶呤清除情况。亚叶酸钙剂量最好根据血药浓度测定，一般采用剂量为 12~15 mg/m²，肌内注射或静脉注射，每 6 h 1 次。

HD-MTX 给药后 24，48，72（96）h；直至 $C_{MTX} < 0.1$ μmol/L。若 MTX 血药浓度高于下述值（详见表 2），则调整亚叶酸钙解救剂量，直至 $C_{96} < 0.08$ μmol/L 或直至 $C_{MTX} < 0.05$ μmol/L，可停止亚叶酸钙给药。

表 2　42 h 或 48 h MTX 血药浓度与亚叶酸钙解救剂量

MTX 浓度（μmol/L）	亚叶酸钙（mg/m², q 6 h）
1 ~ 2	30
2 ~ 3	45
3 ~ 4	60
4 ~ 5	75
＞ 5	MTX 浓度 × 体重（kg）

2. **口服给药**：联合 6- 巯基嘌呤用于 ALL 维持治疗：一次 15 ~ 20 mg/m²（6 ~ 8 片 /m²），每周 1 次。

⭐ **特殊人群用药**

1. **肝功能不全患者**：用药剂量调整见表 3。

表 3　肝功能不全患者使用甲氨蝶呤的剂量调整

肝功能	甲氨蝶呤剂量
胆红素＜3 mg/dl 同时 AST≤180 U/L	无须调整剂量
胆红素 3.1～5 mg/dl 或者 AST＞180 U/L	75% 用法用量
胆红素＞5 mg/dl	停药

2. **肾功能不全患者**：用药剂量调整见表 4。

表 4　肾功能不全患者使用甲氨蝶呤的剂量调整

肾功能	甲氨蝶呤剂量
GFR＞50 ml/min	无须调整剂量
GFR 20～50 ml/min	50% 用法用量
GFR＜20 ml/min	不建议使用，若不能避免，建议血透

3. **儿童**：鞘内注射用于脑膜白血病的预防治疗：参见表 1。

4. **老年人**：由于叶酸储存减少，肝肾功能下降，考虑在老年患者中使用低剂量。鞘内注射是适当减量。

💬 **妊娠期分级**　X。

👶 **哺乳期分级**　L4。甲氨蝶呤可以泌入乳汁，哺乳期禁用。

〰 **药动学指标**　口服生物利用度呈剂量依赖性，为 23%～95%，血浆蛋白结合率约 50%，V_d：0.4～0.8 L/kg。主要经肝和细胞代谢。经肾排泄，80%～90% 的剂量在 24 h 内以原型经尿液排出。$t_{1/2}$（成人）：大剂量时 8～15 h，小剂量（＜30 mg/m²）时 3～10 h；$t_{1/2}$（儿童）：0.7～5.8 h。

⊖ **禁忌证**

1. 严重肝、肾功能不全的患者。

2. 有明显的或实验室检查证实的免疫缺陷患者。

3. 接受中枢神经系统放疗的患者不应同时接受甲氨蝶呤鞘内注射。

4. 严重急性或慢性感染。

⊗ 不良反应（表5）

表5 甲氨蝶呤的不良反应

常见不良反应	严重不良反应	
脱发（0.5%~10%） 皮疹（0.2%~10%） 腹泻（1%~3%） 消化不良 恶心、呕吐（10%） 口腔炎（2%） 血小板减少症（3%~10%） 头痛（1.2%） 光敏性（3%~10%）	血栓事件 多形红斑 SJS TEN 白细胞减少症（2%）	口腔炎（2%~10%） 再生障碍性贫血 骨髓抑制 全血细胞减少症（1%~3%） 肝硬化（0.1%） 肝纤维化（7%） 间质性肺炎（0.1%~1.2%）

⊜ 药物相互作用（表6）

表6 甲氨蝶呤的药物相互作用

药物名称	严重程度	证据质量	相互作用表现	临床管理策略
来氟米特	严重	卓越	来氟米特或其活性代谢产物特立氟胺抑制甲氨蝶呤在体内的转运，升高甲氨蝶呤血药浓度，增加肝毒性和骨髓抑制风险	甲氨蝶呤和来氟米特联合用药时，考虑降低甲氨蝶呤用药剂量。来氟米特的初始和最大剂量是每天20 mg，无需给予负荷剂量。同步治疗期间每月监测全血细胞计数和ALT、AST、血清白蛋白等指标

药物名称	严重程度	证据质量	相互作用表现	临床管理策略
某些 NSAIDs，如尼美舒利、吲哚美辛、氟比洛芬、布洛芬、阿司匹林、替诺昔康、双氯芬酸、萘普生	严重	良好	NSAIDs 减少甲氨蝶呤经肾清除，导致后者毒性风险增加	使用大剂量甲氨蝶呤（即癌症治疗中使用的剂量）期间尽量避免服用 NSAIDs。如果无法避免，密切监测毒性反应，特别是骨髓抑制和胃肠道毒性
PPI，如艾司奥美拉唑、奥美拉唑、泮托拉唑	严重	良好	PPI 减少甲氨蝶呤经肾清除，增加甲氨蝶呤和其代谢物的血药浓度	尽量避免 PPI 与大剂量甲氨蝶呤联合用药，如果无法避免，密切监测甲氨蝶呤血药浓度和毒性反应
苯妥英钠	严重	良好	甲氨蝶呤降低苯妥英钠的肠道吸收，降低苯妥英钠疗效，苯妥英钠取代甲氨蝶呤的蛋白结合位点，增加甲氨蝶呤的毒性	苯妥英钠维持治疗的患者，与包含甲氨蝶呤的化疗方案联合用药时，需监测苯妥英钠的血药浓度以确保其抗惊厥作用，同时密切监测甲氨蝶呤的毒性
华法林	严重	良好	导致 INR 升高和出血风险增加	华法林和包含甲氨蝶呤的化疗方案联合用药时，应密切监测 INR 和出血迹象。华法林剂量可能需要调整，以维持所需的抗凝作用

药物名称	严重程度	证据质量	相互作用表现	临床管理策略
左乙拉西坦	严重	良好	延迟甲氨蝶呤的清除，导致甲氨蝶呤暴露量增加，不良反应风险增加	如果可能的话，考虑暂时用另一种抗癫痫药物替换左乙拉西坦，特别是对于那些有甲氨蝶呤延迟消除史和毒性风险较大的患者
门冬酰胺酶	严重	一般	门冬酰胺酶可降低或抵消甲氨蝶呤抗肿瘤活性	避免与门冬酰胺酶同时或之后使用甲氨蝶呤

溶媒选择与配伍禁忌（表7）

表7 甲氨蝶呤的溶媒选择与配伍禁忌

溶媒选择	0.9% 氯化钠注射液	推荐使用
	5% 葡萄糖注射液	推荐使用
配制及使用方法	用于鞘内注射时，用不含防腐剂的 0.9% 氯化钠注射液稀释成 1 mg/ml。静脉滴注时，用 0.9% 氯化钠注射液或 5% 葡萄糖注射液进一步稀释	
配伍禁忌	磺胺甲噁唑、青霉素、阿莫西林、氨苯蝶啶、氢氯噻嗪、阿糖胞苷、两性霉素 B、地西泮、泮托拉唑	

患者用药教育

1. 告知患者报告皮肤反应症状，避免过度日晒，外出时应涂抹防晒霜。

2. 告知患者甲氨蝶呤可能会引起脱发、皮疹、食欲减退、恶心、高尿酸血症、胃肠道出血、黏膜或蛛网膜炎、感觉异常、肌肉痉挛或抽搐、下背部或腿部烧灼痛／针刺痛、性功能下降等。

3. 指导患者报告用药后出现的肝毒性、胃肠道毒性（呕吐、腹泻、口腔炎）、肾毒性、神经毒性（脑白质病、癫痫发作）以及肺毒性（干咳、肺炎）。

4. 建议患者在治疗期间大量饮水。

5. 告知患者在使用大剂量甲氨蝶呤治疗期间避免使用 NSAIDs 和 PPI。

6. 甲氨蝶呤治疗过程中不可接种活疫苗。

7. 告知女性患者在治疗期间及治疗结束后 6 个月避免怀孕；告知男性患者在治疗期间及治疗结束后 3 个月内避免怀孕。

巯嘌呤
Mercaptopurine

巯嘌呤是作用于 DNA 合成期（S 期）的抗肿瘤药。

◎ **剂型及规格** 片剂：每片 50 mg。

✓ **适应证** ALL 及 ANLL，慢性粒细胞白血病的急变期。

◔ **用法用量** 吞服。不要切开、咀嚼或压碎药片。

1. **初始剂量**：每天 2.5 mg/kg 或 80～100 mg/m²，每天 1 次或分次服用。一般于用药后 2～4 周可见显效，如用药 4 周后，仍未见临床改进及白细胞计数下降，可考虑在仔细观察下，加量至每天 5 mg/kg。

2. **维持治疗剂量**：每天 1.5～2.5 mg/kg 或 50～100 mg/m²，每天 1 次或分次口服。

★ **特殊人群用药**

1. **肝功能不全患者**：轻度：考虑降低剂量，或初始剂量选择推荐剂量的下限，同时密切监测毒性。中度：考虑降低剂量，或延长给药间隔。重度：不建议使用。

2. **肾功能不全患者：** 考虑从剂量范围的最低值开始；CrCl <50 ml/min 的患者，可增加给药时间间隔至每 36～48 h。

3. **儿童：** 每天单次口服 1.5～2.5 mg/kg 或 50～75 mg/m²，一日 1 次或分次口服。

4. **老年人：** 从剂量范围的最低值开始。

5. **巯嘌呤甲基转移酶（TPMT）缺乏患者：** 降低 90% 用量（给予标准剂量的 10%）。

🔄 **妊娠期分级**　D。

🍼 **哺乳期分级**　L3。中等安全，目前还没有针对该药的哺乳期妇女用药的对照研究，哺乳婴儿出现不良反应的危害性可能存在。

〰️ **药动学指标**　口服 F：50%，t_{max}：0.75 h；血浆蛋白结合率：19%，V_d：0.9 L/kg；主要经肝代谢；46% 经肾排泄；$t_{1/2}$：1.3 h。

⊖ **禁忌证**

对巯嘌呤或硫鸟嘌呤过敏的患者。

⊗ **不良反应（表 1）**

表 1　巯嘌呤的不良反应

常见不良反应	严重不良反应	
皮疹（5%～20%）	高尿酸血症（<5%）	肝坏死
腹泻（5%～20%）	胰腺炎（<5%）	肝毒性（高达 6%）
食欲减退（5%～20%）	骨髓抑制（>20%）	淋巴增生性疾病
恶心（5%～20%）	肝性脑病	
呕吐（5%～20%）		

⇆ 药物相互作用（表2）

表2 巯嘌呤的药物相互作用

药物名称	严重程度	证据质量	相互作用表现	临床管理策略
非布司他、别嘌醇	禁忌	一般	非布司他抑制黄嘌呤氧化酶介导的巯嘌呤代谢，升高巯嘌呤的血药浓度	禁止联用。如必须联合使用，巯嘌呤剂量减至1/3或1/4
美沙拉嗪	严重	良好	美沙拉嗪抑制TPMT，增加骨髓抑制的发生风险	如果美沙拉嗪与巯嘌呤联合用药，应使用每种药物的最低有效剂量，同时密切监测全血细胞计数
华法林	严重	良好	巯嘌呤降低华法林的抗凝作用	同时接受华法林和巯嘌呤治疗时，定期监测患者的凝血酶原时间或INR，可能需要调整华法林剂量以维持其抗凝作用
磺胺甲噁唑/甲氧苄啶	严重	一般	增加骨髓抑制作用	如果巯嘌呤和磺胺甲噁唑/甲氧苄啶联合用药，密切监测全血细胞计数，一旦出现严重的粒细胞或血小板减少，调整巯嘌呤的给药剂量
柳氮磺吡啶	严重	一般	柳氮磺吡啶抑制TPMT，增加骨髓抑制风险	如果柳氮磺吡啶与巯嘌呤联合用药，使用每种药物的最低有效剂量，同时密切监测全血细胞计数

⑧ 患者用药教育

1. 告知患者服药后可能出现的不良反应包括厌食、腹泻、皮肤色素沉着、脱发、皮疹。

2. 告知患者减少日光暴露，本品可能有光敏性。

3. 告知患者服用巯嘌呤期间应避免同时服用别嘌醇。

4. 告知患者如果某次忘记服药，一旦想起应尽快服用。如果接近下一次服药时间，在下次服药时服用常规剂量即可，无需补服。

5. 告知患者治疗期间避免接种疫苗。

6. 告知女性患者治疗期间及治疗后 6 个月避免怀孕；告知男性患者治疗期间及结束后 3 个月避免怀孕。

③ 拓扑异构酶抑制药

依托泊苷
Etoposide

依托泊苷是具有阻碍 DNA 拓扑异构酶的作用，与其结合形成稳定的 DNA– 拓扑异构酶稳定复合物，阻止其联接 DNA 链的功能的抗肿瘤药。

> ⚠ **黑框警告**
> 依托泊苷注射液应在具有癌症化疗药物经验医生的监督下进行给药。可能会发生严重的骨髓抑制并导致感染或出血。

◎ **剂型及规格** 注射剂：每支 5 ml：0.1 g。胶囊剂：每粒 25 mg；50 mg。

⊘ **适应证**

1. **胶囊剂：**主要用于恶性淋巴瘤与白血病。

2. **注射剂：**NHL、急性单核细胞性和急性粒单核细胞性白血病、急性粒细胞白血病、慢性嗜酸性粒细胞性白血病。

◐ **用法用量**

1. **口服给药：**软胶囊：单独服用，每天 $60 \sim 100$ mg/m^2，连用 10 天，每 $3 \sim 4$ 周重复。联合化疗，每天 50 mg/m^2，连用 3 天或 5 天。

2. **注射给药：**每天 $60 \sim 100$ mg/m^2，连续 5 天，根据血象情况，间隔一定时间重复给药。

★ **特殊人群用药**

1. **肝功能不全患者：**若胆红素在 $1.5 \sim 3$ mg/dl，则降低剂量的 50%；低白蛋白时，也须考虑降低剂量；若胆红素>3 mg/dl，则不可用药。

2. **肾功能不全患者**：用药剂量调整见表1。

表1 肾功能不全患者使用依托泊苷的剂量调整

肾功能	依托泊苷剂量
CrCl 15 ~ 50 ml/min	75% 推荐剂量
血液透析	剂量降低 40% ~ 50%

3. **儿童**：在儿科患者中的安全性和有效性尚未确定。

4. **老年人**：老年患者推荐减量，尤其是同时存在其他总体危险因素的患者。

🔄 **妊娠期分级** D。

🤱 **哺乳期分级** L5。

〰️ **药动学指标** F：约 50%（25%~75%）；血浆蛋白结合率：97%；V_d：7 ~ 17 L/m^2；主要经肝代谢，56% 经肾清除；$t_{1/2}$：3 ~ 12 h。

⊝ **禁忌证**

1. 妊娠期及哺乳期妇女禁用。

2. 骨髓抑制、白细胞、血小板明显低下者。

⊗ **不良反应**（表2）

表2 依托泊苷的不良反应

常见不良反应	严重不良反应	
脱发（8%~66%） 腹泻（1%~13%） 食欲缺乏（10%~13%） 恶心呕吐（31%~43%） 白细胞减少症（60%~91%） 血小板减少症（22%~41%）	SJS（罕见） 代谢性酸中毒 贫血（≤33%） 白血病（罕见） 白细胞减少症 （3%~17%）	血小板减少症（1%~20%） 肝毒性（≤3%） 严重过敏反应（≤2%） 癫痫发作（罕见） 视神经炎（罕见）

⤳ 药物相互作用（表3）

表3　依托泊苷的药物相互作用

药物名称	严重程度	证据质量	相互作用表现	临床管理策略
环孢素	严重	卓越	联合用药会增加依托泊苷的系统暴露量和白细胞减少症	与高剂量环孢素联合用药时，依托泊苷剂量宜减半
华法林	严重	卓越	联合用药可能有升高 INR 和增加随后出血的风险	联合用药时，应密切监测 INR
圣约翰草	严重	一般	联合用药可能会降低依托泊苷的有效性	避免与圣约翰草制剂联合用药
氨基葡萄糖	严重	一般	联合用药会降低依托泊苷的有效性	避免联合用药

⬤ 溶媒选择与配伍禁忌（表4）

表4　依托泊苷的溶媒选择与配伍禁忌

溶媒选择	5% 葡萄糖注射液	不稳定
	0.9% 氯化钠注射液	推荐使用
	乳酸钠林格注射液	相容
配制及使用方法	静脉滴注，将本品需用量用氯化钠注射液稀释，浓度不超过 0.25 mg/ml，静脉滴注时间不少于 30 min	
配伍禁忌	头孢吡肟、地西泮、非格司亭、伊达比星、吲哚美辛、兰索拉唑、泮托拉唑、苯妥英钠、硫喷妥钠、丝裂霉素	

⌖ 患者用药教育

1. 嘱患者口服制剂，宜饭前服用，注意可能发生的过敏反应。

2. 告知患者本品有骨髓抑制作用，用药期间应定期检查血常规。

3. 老年患者出现骨髓抑制、肾毒性、胃肠道反应和脱发的风险更高。

4. 指导患者报告骨髓抑制的症状。

5. 服药期间不得饮酒。

6. 化疗结束后 3 个月内，不宜接种病毒疫苗。

替尼泊苷
Teniposide

替尼泊苷可以剂量依赖的方式导致 DNA 单链或双链断裂和 DNA– 蛋白质交联，与抑制 II 型拓扑异构酶的活性有关，形成拓扑异构酶 II –DNA 中间产物。

> ⚠ **黑框警告**
>
> 替尼泊苷属于细胞毒药物，应当在有资历的有癌症化疗药物使用经验的医生指导下使用。可能会出现严重的骨髓抑制导致的感染或出血。在替尼泊苷初次使用或重复用药后可能出现过敏反应，包括类过敏样症状。使用肾上腺素，联合或不联合使用皮质激素和抗组胺药，可减轻过敏反应症状。

剂型及规格　注射剂：每支 5 ml：50 mg。

适应证　主要用于恶性淋巴瘤、急性淋巴细胞白血病、中枢神经系统肿瘤等。

用法用量

1. **单独给药：** 每次 60 mg/m²，加 0.9% 氯化钠注射液 500 ml，静滴 30 min 以上，每日 1 次。连用 5 日，3 周重复。

2. **联合用药：** 常用量为每日 60 mg，加 0.9% 氯化钠注射液 500 ml 静滴，一般连用 3 日。

⭐ **特殊人群用药**

1. **肝功能不全患者**：重度肝功能不全者，不建议使用。

2. **肾功能不全患者**：谨慎使用。

3. **儿童**：本品含有苯甲醇，禁用于儿童肌内注射，禁用于 2 岁以下儿童。

4. **老年人**：有效性和安全性尚不明确，酌情减量。

🔄 **妊娠期分级**　D。

🍼 **哺乳期分级**　L4。

〰️ **药动学指标**　血浆蛋白结合率高（>99%）；V_d: 3.1 L/m^2；86% 经肝代谢，约 10% 经肾清除；$t_{1/2}$: 5 h。

⊖ **禁忌证**

1. 对替尼泊苷或本品种的任何成分过敏者禁用。

2. 严重白细胞减少或血小板减少患者禁用。

⊗ **不良反应（表 1）**

表 1　替尼泊苷的不良反应

常见不良反应	严重不良反应
腹泻（33%）	骨髓抑制（75%）
黏膜炎症性疾病（76%）	粒细胞减少症（95%）
恶心、呕吐（29%）	过敏反应（5%）
白细胞减少症（89%）	神经毒性（<1%）
血小板减少症（85%）	
贫血（88%）	

⇨ 药物相互作用（表2）

表2　替尼泊苷的药物相互作用

药物名称	严重程度	证据质量	相互作用表现	临床管理策略
苯巴比妥	严重	良好	联合用药会增加替尼泊苷的清除率	可能需要增加替尼泊苷的剂量
苯妥英钠	中等	一般	联合用药可能会降低替尼泊苷的有效性	避免联合用药
氨基葡萄糖	严重	一般	联合用药会降低替尼泊苷的有效性	避免氨基葡萄糖的联合用药

◐ 溶媒选择与配伍禁忌（表3）

表3　替尼泊苷的溶媒选择与配伍禁忌

溶媒选择	5% 葡萄糖注射液	推荐使用
	0.9% 氯化钠注射液	推荐使用
	乳酸钠林格注射液	相容
配制及使用方法	使用前即刻，将每 5 ml 安瓿含替尼泊苷 50 mg，稀释于 50 ml、125 ml、250 ml 或 500 ml 的 5% 葡萄糖注射液或 0.9% 氯化钠注射液中，终浓度为 1 mg/ml，0.4 mg/ml，0.2 mg/ml，0.1 mg/ml。静脉输注已稀释溶液，输注时间不少于 30 min。为减少低血压反应的可能性，本品不应静脉推注或静脉快速输注。上述方法配制溶液 0.1 ~ 0.4 mg/ml 在普通日光灯下 24 h 可保持稳定。终浓度 1 mg/ml 稀释溶液在室温和普通日光灯下稳定性稍差，须在配制完 4 h 内使用以减少发生沉淀的可能性	
配伍禁忌	两性霉素 B 脂质体、苯妥英钠 肝素、伊达比星混合易发生变化，给药前后必须用 5% 葡萄糖注射液或 0.9% 氯化钠注射液彻底冲洗管路。配制时应尽可能轻轻搅拌，剧烈搅拌会引起沉淀。稀释溶液中不应混入其他药物	

患者用药教育

1. 告知患者本品有骨髓抑制作用，用药期间应定期检查血常规。

2. 告知男性患者，该药可能影响生育能力并导致后代出生缺陷，应建议储存精子以用于将来人工授孕。

3. 告知女性患者治疗期间避免怀孕。

④ 影响蛋白质合成和干扰有丝分裂的药物

长春新碱
Vincristine

长春新碱是作用于有丝分裂的抗肿瘤药。

剂型及规格　注射剂：每支 1 mg。

适应证　用于治疗 AL、恶性淋巴瘤、CLL、MM。

用法用量　成人剂量 1～2 mg（或 1.4 mg/m²），最大量不超过 2 mg，每周 1 次。联合化疗是连用 2 周为一周期。

特殊人群用药

1. **肝功能不全患者**：胆红素水平＞3 mg/dl，长春新碱剂量减少 50%。

2. **儿童**：75 μg/kg 或 2.0 mg/m²。每周一次静脉注射或冲入。

3. **老年人**：年龄大于 65 岁者，最大每次 1 mg，或遵化疗方案（最大量不超过 2 mg）。

妊娠期分级　D。

哺乳期分级　L5。

药动学指标　血浆蛋白结合率：75%；主要经肝 CYP3A 酶代谢，主要经胆汁排泄，肾排泄 5%～16%；成人 $t_{1/2}$：85 h。

禁忌证

对本品过敏患者。

⊗ **不良反应（表1）**

表1　长春新碱的不良反应

常见不良反应	严重不良反应	
脱发 恶心 便秘 呕吐	抗利尿激素分泌异常综合征 颅神经疾病 神经毒性（如周围神经炎，33%） 瘫痪 癫痫发作	声带麻痹 功能性视力丧失 耳毒性 死亡（鞘内注射）

注：长春新碱仅用于静脉注射，其他给药途径可能致死。如果发生药液外渗，应立即停止注射，然后将剩余剂量引入到另一个静脉。局部注射透明质酸酶和适度的热敷能够帮助药物分散，从而减少不适感和发生蜂窝组织炎的可能。

⊜ **药物相互作用（表2）**

表2　长春新碱的药物相互作用

药物名称	严重程度	证据质量	相互作用表现	临床管理策略
CYP3A4抑制剂，如伊曲康唑、伏立康唑、氟康唑、克拉霉素、利托那韦等	严重	卓越	CYP3A4抑制剂可导致长春新碱在体内的代谢减慢，血液浓度增加，不良反应增多	尽量避免长春新碱与CYP3A4抑制剂联合用药，如无法避免，则需要严密监测患者状况，同时考虑调整长春新碱剂量
CYP3A4诱导剂，如利福平、利福布汀、苯妥英、卡马西平等	严重	一般	CYP3A4诱导剂可诱导长春新碱在体内的代谢增加，血液浓度下降	尽量避免长春新碱与CYP3A4诱导剂联合用药
华法林	严重	良好	导致INR升高和出血风险增加	华法林与含长春新碱化疗方案联合用药时，应密切监测INR和出血迹象。华法林剂量可能需要调整，以维持所需的抗凝作用

续表

药物名称	严重程度	证据质量	相互作用表现	临床管理策略
非格司亭	高	良好	非格司亭和长春新碱联合用药可能导致严重的周围神经病变	同时接受长春新碱和非格司亭或非格司亭生物仿制药的患者，限制长春新碱第一周期总剂量，并密切监测患者周围神经病变的症状
门冬酰胺酶	严重	一般	增加毒性和过敏风险	门冬酰胺酶应在长春新碱用药后，12～24 h给予
硝苯地平	中度	良好	硝苯地平改变长春新碱的代谢，导致毒性风险增加（神经病，谵妄，癫痫发作）	如果硝苯地平与长春新碱联合用药，监测长春新碱作用增强可能出现的毒性反应
地高辛	中度	良好	长春新碱影响地高辛的吸收，使地高辛疗效降低	地高辛与含长春新碱化疗方案联合用药时，应密切监测地高辛血药浓度，同时注意患者对地高辛的反应

溶媒选择与配伍禁忌（表3）

表3　长春新碱的溶媒选择与配伍禁忌

溶媒选择	0.9%氯化钠注射液	相容
	5%葡萄糖注射液	相容
配制及使用方法	长春新碱仅用于静脉注射，临用前使用0.9%氯化钠注射液适量使之溶解	
配伍禁忌	两性霉素B、头孢吡肟、苯妥英钠、泮托拉唑、兰索拉唑、伊达比星、地西泮、呋塞米、泮托拉唑	

😊 **患者用药教育**

1. 告知患者本药可能会引起脱发、便秘、恶心、呕吐、复视和神经肌肉疾病。

2. 指导患者报告用药后出现的骨髓抑制。

3. 告知患者防止药液溅入眼内，一旦发生，应立即用大量0.9% 氯化钠注射液冲洗，之后应用地塞米松眼膏保护或及时就医。

4. 治疗期间避免接种疫苗。

5. 告知患者在治疗期间和治疗后 2 个月内避免怀孕。

长春地辛
Vindesine

长春地辛是作用于有丝分裂的抗肿瘤药。

◉ **剂型及规格**　注射剂：每支 1 mg；2 mg；4 mg。

◎ **适应证**　恶性淋巴瘤等。

◉ **用法用量**　单药每次 3 mg/m²，每周 1 次，联合化疗时剂量酌减。通常连续用药 4～6 次完成疗程。

★ **特殊人群用药**

1. **严重的肝损伤患者：** 酌情减少长春地辛初始剂量。

2. 白细胞计数降到 $3 \times 10^9/L$ 及血小板计数降到 $50 \times 10^9/L$ 以下时，应停药。

☺ **妊娠期分级**　D。

◉ **哺乳期分级**　证实存在婴儿风险。

◉ **药动学指标**　不与血浆蛋白结合，主要经胆汁分泌到肠道排泄，约 10% 经肾排出。$t_{1/2}$：24 h。

⊖ 禁忌证

骨髓功能低下和严重感染者禁用或慎用。

⊗ 不良反应

1. **骨髓抑制：** 最常见的为白细胞降低，其次为血小板降低，对血红蛋白有一定影响。

2. **胃肠道反应：** 轻度食欲减少、恶心和呕吐。

3. **神经毒性：** 可逆的末梢神经炎，较长春新碱轻，可有腹胀、便秘。

⇔ 药物相互作用

CYP3A4 酶抑制剂可能增加长春地辛毒性。

✎ 溶媒选择与配伍禁忌（表 1）

表 1 长春地辛的溶媒选择与配伍禁忌

溶媒选择	0.9% 氯化钠注射液	推荐使用
	5% 葡萄糖注射液	推荐使用
配制及使用方法	0.9% 氯化钠注射液溶解后缓慢静脉注射，亦可溶于 5% 葡萄糖注射液 500～1000 ml 中缓慢静脉滴注（6～12 h）。药物溶解后应在 6 h 内使用	
配伍禁忌	无	

⊕ 患者用药教育

告知患者静脉滴注时应小心，防止外漏，以免药物漏出血管外造成疼痛、皮肤坏死和溃疡。一旦出现应立即冷敷，及时告知医生并用 5% 普鲁卡因封闭。

5 生物靶向及免疫治疗药物

伊马替尼
Imatinib

伊马替尼是在体内外均可抑制 BCR-ABL 酪氨酸激酶的抗肿瘤药。

剂型及规格 片剂：每片 100 mg。胶囊剂：每粒 50 mg；100 mg。

适应证

1. 用于治疗费城染色体阳性的 CML（Ph⁺ CML）的慢性期、加速期或急变期。

2. 联合化疗治疗新诊断的费城染色体阳性 ALL（Ph⁺ ALL）的儿童患者。

3. 用于治疗复发难治的 Ph⁺ ALL 的成人患者。

4. 用于治疗嗜酸性粒细胞增多综合征和（或）慢性嗜酸性粒细胞白血病伴有 FIP1L1-PDGFRα 融合激酶的成年患者。

5. 用于治疗 MDS/ 骨髓增殖性疾病伴有血小板衍生生长因子受体基因重排的成年患者。

6. 用于治疗侵袭性系统性肥大细胞增生症，无 D816V *c-Kit* 基因突变或未知 *c-Kit* 基因突变的成人患者。

注： 以上第 4～6 条适应证的安全有效性信息主要来自国外研究资料，中国人群数据有限。

用法用量 通常成人每天 1 次，每次 400 mg 或 600 mg；或日服用量 800 mg，即 400 mg 剂量每天 2 次（早上和晚上）。儿童和青少年每天 1 次或分 2 次服用（早上和晚上）。

★ **特殊人群用药**

1. 肝功能不全患者

（1）轻度至中度肝损伤者，无需调整剂量。

（2）重度肝损伤者，建议按表1调整用药剂量。

表 1 肝功能不全患者服用伊马替尼的剂量调整

肝功能指标	用药选择	其他
转氨酶>5×ULN 或胆红素>3×ULN	停药	
转氨酶<2.5×ULN 或胆红素<1.5×ULN	减量恢复使用	成人：从 400 mg 减量至 300 mg，从 600 mg 减量至 400 mg，或从 800 mg 减量至 600 mg 儿童：从 340 mg/（$m^2 \cdot d$）减量至 260 mg/（$m^2 \cdot d$），或从 260 mg/（$m^2 \cdot d$）减量至 200 mg/（$m^2 \cdot d$）

2. 肾功能不全患者：建议按表2调整用药剂量。

表 2 根据肾功能服用伊马替尼的剂量调整

肾功能指标	剂量选择
轻度肾功能不全（CrCl 40~59 ml/min）	最大剂量 600 mg
中度肾功能不全（CrCl 20~39 ml/min）	起始剂量降低 50%，并且最大耐受剂量为 400 mg
严重肾功能不全（<CrCl 20 ml/min）	慎用，个案报道 2 例患者可耐受每天 100 mg 剂量

3. 慢性期 CML 患者：ANC<1×10^9/L 和（或）血小板计数<50×10^9/L，停用伊马替尼，直到 ANC≥1.5×10^9/L，血小板计数≥75×10^9/L；治疗可恢复为每天 400 mg 或儿童和青少年 260 mg/（$m^2 \cdot d$）。如果中性粒细胞减少症或血小板减少症复发，停用伊马替尼直到 ANC≥1.5×10^9/L，血小板计数≥75×10^9/L，成人从每天 400 mg 减量

至 300 mg 重新使用；儿童和青少年减少到 200 mg/（$m^2 \cdot d$）恢复使用。

4. 加速期或急变期 CML 患者： ANC$<0.5 \times 10^9$/L 和（或）血小板计数$<10 \times 10^9$/L，并且血细胞减少与白血病无关，剂量从每天 600 mg 减量至每天 400 mg 或 260 mg/（$m^2 \cdot d$）（儿童或青少年）；如果血细胞减少持续 2 周，剂量进一步减少至每天 300 mg 或 200 mg/（$m^2 \cdot d$）（儿童或青少年）；如果血细胞减少持续 4 周，并且仍然与白血病无关，则停药；当 ANC$\geq 1 \times 10^9$/L 且血小板计数为$\geq 20 \times 10^9$/L 时，减量至每天 300 mg 恢复使用或 200 mg/（$m^2 \cdot d$）（儿童或青少年）。

5. 严重液体潴留患者： 停用伊马替尼，直到液体潴留症状缓解，然后根据疾病的严重性权衡利弊后决定是否恢复使用。

6. 严重非血液系统毒性患者： 停用伊马替尼直至症状缓解，根据事件的严重程度酌情恢复使用。

7. 老年人： 已知 CrCl 可随年龄老化而降低，而年龄对甲磺酸伊马替尼的药代动力学无明显影响。

妊娠期分级 D。

哺乳期分级 L4。本药可随乳汁排泄，婴儿风险不能排除。正在服用本品的女性不应哺乳。

药动学指标 F：98%。血浆蛋白结合率：95%。主要经肝 CYP3A4 酶代谢。$t_{1/2}$（成人）：18 h；$t_{1/2}$（儿童）：14.8 h。活性代谢产物 $t_{1/2}$：约 40 h。

⊖ 禁忌证

对本品活性物质或任何赋形剂成分过敏者。

⊗ 不良反应（表 3）

表 3　伊马替尼的不良反应

常见不良反应	严重不良反应
皮疹（成人，8.9%～38.1%；儿童，4%） 腹泻（成人，25%～59.3%；儿童，9%）	心源性休克 充血性心力衰竭（0.1%～1%）

常见不良反应	严重不良反应
恶心（成人，41.7%～73%；儿童，16%） 呕吐（10.8%～58%） 关节痛（8.8%～40%） 肌肉骨骼疼痛（CML，20.5%～49%） 痉挛（16.3%～49%） 疲劳（20%～57%）	TEN 胃肠穿孔 SJS（0.0%～0.1%） 肝衰竭（0.01%～0.1%） 急性肾衰竭（0.1%～1%） 急性呼吸衰竭 出血（19%） 肺炎（CML，4%～13%；儿童，8%）

⑤ **药物相互作用（表4）**

表4 伊马替尼的药物相互作用

药物名称	严重程度	证据质量	相互作用表现	临床管理策略
苯巴比妥	严重	一般	苯巴比妥和伊马替尼联合用药可能导致伊马替尼的血药浓度降低	建议使用酶诱导作用较小的苯巴比妥的替代药物。当伊马替尼与苯巴比妥联合用药时，考虑伊马替尼剂量增加至少50%以维持治疗并密切监测患者情况
CYP3A4抑制剂	严重	良好	可增加伊马替尼血药浓度	密切监测，必要时调整剂量
CYP3A4诱导剂	严重	一般	可降低伊马替尼血药浓度	避免同时应用，若必须合用，考虑增加50%伊马替尼剂量
CYP3A4底物（阿普唑仑、西罗莫司、环孢素等）	严重/中等	卓越/一般	可增加底物药物浓度	避免同时应用，若必须合用，密切监测，必要时调整剂量

患者用药教育

1. 嘱患者应在进餐时服用，并饮一大杯水，以使胃肠道紊乱的风险降到最小。不能掰开或咀嚼。

2. 嘱患者如果不能吞咽整个药片，可以将其溶解在不含气体的水或苹果汁中。药片溶解后，立即服用（50 ml 水或果汁 /100 mg 伊马替尼；200 ml 水或果汁 /400 mg 伊马替尼）。

3. 嘱患者如果漏服药物，应直接跳过本次服药剂量；下次服药时，不用额外服用药物来弥补错过的剂量。

4. 嘱患者如果在服药期间要服用其他药物（包括非处方药物、维生素和草药），应充分咨询医生和药师。因为有一些药物（如阿芬太尼、阿扎那韦、卡马西平、克拉霉素、环孢素、地塞米松、二氢麦角胺、麦角胺、红霉素、芬太尼、利托那韦、沙奎那韦、辛伐他汀、西罗莫司、圣约翰草、他克莫司、华法林或伏立康唑）与伊马替尼存在相互作用。

5. 不建议在服药期间食用葡萄柚或葡萄柚汁。

6. 告知患者在怀孕期间服用这种药物是不安全的。在治疗期间和治疗结束后 14 天，应建议患者使用有效的避孕措施。

达沙替尼
Dasatinib

达沙替尼是抑制 BCR-ABL 激酶和 SRC 家族激酶以及许多其他选择性致癌激酶的抗肿瘤药。

剂型及规格　片剂：每片 20 mg；50 mg；70 mg；100 mg。

✅ **适应证** 用于治疗对甲磺酸伊马替尼耐药，或不耐受的 Ph$^+$ CML 慢性期、加速期和急变期成年患者。

🕐 **用法用量** Ph$^+$ CML 慢性期患者的推荐起始剂量为 100 mg，每天 1 次。Ph$^+$ 加速期、急变期（急粒变和急淋变）CML 患者推荐起始剂量为 70 mg，每日 2 次，分别于早晚口服。

⭐ **特殊人群用药**

1. **肝功能不全患者：** 轻度、中度或重度肝损伤的患者可以接受推荐的起始剂量。尽管如此，本品应慎用于肝功能损伤的患者。

2. **肾功能不全患者：** 尚未在肾功能不全的患者中进行本品的临床试验（试验排除了 Scr>1.5×ULN 的患者）。由于达沙替尼及其代谢产物在肾的清除率<4%，因此肾功能不全患者预期不会出现全身清除率的降低。

3. **儿童：** 由于缺少安全性和疗效数据，不推荐本品用于儿童和 18 岁以下的青少年。

4. **老年人：** 在老年患者中没有观察到具有临床意义的与年龄相关的药代动力学差异。没有对老年患者进行专门的剂量推荐。

5. **Ph$^+$ 慢性期 CML（待初始剂量 100 mg 每天 1 次）：** ANC<0.5×10^9/L 或血小板计数<50×10^9/L，停药；待 ANC≥1×10^9/L 且血小板计数≥50×10^9/L，则以最初起始剂量重新开始治疗；如果 ANC<0.5×10^9/L 和（或）血小板计数<25×10^9/L 并持续>7 天，则重复第 1 步，并减量至每天 80 mg 重新开始治疗；如果发生第三次停药事件，中止治疗。

6. **Ph$^+$ 加速期和急变期 CML（初始剂量 70 mg 每日 2 次）：** ANC<0.5×10^9/L 或血小板计数<10×10^9/L，如果血细胞减少与基础白血病无关，则停药（如果血细胞减少与白血病相关，则考虑增加至 90 mg，每日 2 次）；当 ANC≥1×10^9/L 且血小板计数≥20×10^9/L 时，以最初起始剂量重新开始治疗；若再次出现血细胞减少，重复

第 1 步并减量至 50 mg 每日 2 次（第 2 次事件）或 40 mg 每日 2 次（第 3 次事件）。

7. 严重非血液学不良事件：停药至症状缓解；根据不良事件的严重程度，酌情低剂量恢复达沙替尼的使用。

🔄 **妊娠期分级**　D。

🤱 **哺乳期分级**　本药可随乳汁排泄，婴儿风险不能排除。本品治疗期间，应停止母乳喂养。

〰️ **药动学指标**　t_{max}：$0.5 \sim 6\,h$，血浆蛋白结合率 96%，V_d：2505 L；主要经肝代谢，是 CYP3A4 及 P-gp 的底物，也是 CYP3A4 的抑制剂；85% 经粪便排泄，$t_{1/2}$（成人）：$3 \sim 5\,h$，$t_{1/2}$（儿童）：$2 \sim 5\,h$。

⊝ **禁忌证**

对达沙替尼或任一种辅料过敏的患者禁用。

⊗ **不良反应（表 1）**

表 1　达沙替尼的不良反应

常见不良反应	严重不良反应
液体潴留（21% ~ 42%）	充血性心力衰竭或心功能障碍（2% ~ 4%）
皮疹（14% ~ 68%）	贫血（13% ~ 74%）
腹泻（18% ~ 84%）	出血（1% ~ 9%）
恶心（8% ~ 24%）	中性粒细胞减少症（29% ~ 79%）
呕吐（5% ~ 16%）	血小板减少症（22% ~ 85%）
头痛（14% ~ 33%）	脑出血（3%）
呼吸困难（3% ~ 35%）	肺炎（28%）
疲劳（9% ~ 26%）	肺水肿（1% ~ 4%）
	肺高血压（2% ~ 5%）
	败血症（1% ~ 10%）

⊜ 药物相互作用（表2）

表2　达沙替尼的药物相互作用

药物名称	严重程度	证据质量	相互作用表现	临床管理策略
泊沙康唑、氟康唑等强效CYP3A4抑制剂	禁忌	一般	与达沙替尼联合用药，可能会导致增加达沙替尼血浆浓度升高与QT间期延长的风险增加	禁止达沙替尼和泊沙康唑、氟康唑等强效CYP3A4抑制剂联合用药
强效CYP3A4诱导剂（苯妥英、卡马西平、圣约翰草制剂等）	严重	良好	可降低达沙替尼血药浓度	避免联合用药
抑酸药或抗酸药（如法莫替丁、奥美拉唑等）	严重	卓越	与达沙替尼联合用药可能会减少达沙替尼暴露和降低达沙替尼血药浓度	不推荐抑酸药和达沙替尼联合用药，如须使用，可选择抗酸药，建议在达沙替尼给药前/后2 h使用

⊗ 患者用药教育

1. 嘱患者片剂不得压碎或切割，必须整片吞服。本品可与食物同服或空腹服用。

2. 嘱患者在使用任何其他药物（包括非处方药物，维生素和草药产品）前，应咨询医生或药师。一些食物和药物可能会影响达沙替尼发挥作用。

3. 告知患者治疗期间避免使用 H_2 受体拮抗剂和质子泵抑制剂。

4. 建议患者避免食用葡萄柚或葡萄柚汁。

5. 告知患者在服用本药期间应采取有效的避孕措施，避免在治疗期间和最后一次给药后 30 天怀孕。

尼洛替尼
Nilotinib

尼洛替尼是抑制 BCR-ABL 激酶、PDGFR 和 c-Kit 激酶的抗肿瘤药。

> ① **黑框警告**
>
> **QT 间期延长和猝死**
>
> 已经有接受尼洛替尼治疗患者猝死的报告。尼洛替尼不可用于低血钾、低血镁或长 QT 综合征的患者。避免合用已知的可延长 QT 间期的药物和强效 CYP3A4 抑制剂。在给药前 2 h 和给药后 1 h 避免进食。有肝损伤的患者建议减量。在开始给药前、开始给药后 7 天以及之后时间定期进行心电图（electrocardiogram，ECG）检查以监测 QTc，并且在任何时候进行剂量调整也应如此。

◎ **剂型及规格** 胶囊剂：每粒 50 mg；150 mg；200 mg。

⊘ **适应证**

1. 新诊断的 Ph⁺ CML 慢性期成人患者。

2. 对既往治疗（包括伊马替尼）耐药或不耐受的 Ph⁺ CML 慢性期或加速期成人患者。

⊙ **用法用量**

1. 新诊断的 Ph⁺ CML 慢性期成人患者：每天 2 次，每次 300 mg，间隔约 12 h，饭前至少 1 h 或饭后至少 2 h 服用。

2. 对既往治疗耐药或不耐受的 Ph⁺ CML 慢性期或加速期成人患

者：每天 2 次，每次 400 mg，间隔约 12 h，饭前至少 1 h 或饭后至少 2 h 服用。

⭐ **特殊人群用药**

1. **肝功能不全患者：** 对转氨酶超过正常值 2.5 倍或胆红素水平升高超过正常值 1.5 倍的肝损伤患者，不推荐本品治疗。如必须使用，建议按表 1 调整用药剂量。

表 1 肝功能不全患者服用尼洛替尼的剂量调整

肝功能	新诊断的 Ph⁺ CML 慢性期剂量	对既往治疗耐药或不耐受的 Ph⁺ CML 慢性期或加速期剂量
轻、中度肝损伤（Child-Pugh A 级、B 级）	降低剂量为 200 mg，每天 2 次，根据耐受性，可再增大为 300 mg，每天 2 次	降低剂量为 300 mg，每天 2 次，根据耐受性，可再增大为 400 mg，每天 2 次
重度肝损伤（Child-Pugh C 级）	同上	降低剂量为 200 mg，每天 2 次，根据耐受性，可再增大为 300 mg 或 400 mg，每天 2 次

2. **肾功能不全患者：** 尚未在肾功能不全的患者中进行本品的研究。尼洛替尼及其代谢产物只有少部分经肾排泄，预计肾功能不全患者不会出现总体清除率的降低。对肾功能不全患者，不需要调整剂量。

3. **儿童：** 在 2～18 岁的儿童患者中已确立尼洛替尼的安全性和有效性。没有 2 岁以下儿童患者的用药经验。

4. **老年人：** 与 18～65 岁成年受试者相比，在 ≥65 岁的患者中没有观察到安全性及有效性方面的差异。对超过 65 岁的患者，不需要进行特殊的剂量调整。

5. **QTc 间期＞480 ms 的患者：** 停用尼洛替尼；血清钾和镁的水平如果低于正常范围，须纠正，并检查联合用药的药物；如果 QTcF 在 2 周内恢复至 450 ms 以下，并在基线 20 ms 以内，恢复尼洛替尼以前的剂量。如果 QTcF 在 2 周后升至 450～480 ms，将尼洛替尼剂量降低至每天 400 mg；儿童患者 230 mg/（$m^2·d$）；如果在剂量降低至每天 400 mg 后 QTcF>480 ms 的水平，应停用尼洛替尼；每次剂量调整后约 7 天复测 ECG。

6. ANC<$1×10^9$/L 和（或）血小板计数<$50×10^9$/L 的慢性期 CML 患者：停用尼洛替尼；2 周内，ANC>$1×10^9$/L 且血小板计数>$50×10^9$/L，则恢复先前药物剂量。如果 ANC 和血小板计数保持较低，时间超过 2 周，则将剂量减至每天 400 mg。

7. 对于耐药或不耐受的加速期 CML 患者，ANC<$0.5×10^9$/L 和（或）血小板计数<$10×10^9$/L 应停药。若 2 周内 ANC>$1×10^9$/L 和（或）血小板计数>$20×10^9$/L，则恢复之前剂量。若血细胞计数仍很低，可能需要将剂量减少至 400 mg 每日 1 次。

🔄 **妊娠期分级** D。

👶 **哺乳期分级** L4。可随乳汁排泄，治疗期间及最后 1 次给药 2 周内不应进行哺乳。

〰️ **药动学指标** t_{max}：3 h，血浆蛋白结合率：98%；主要经肝代谢，93%经粪便排泄；是CYP3A4、CYP2C8、CYP2D6、UGT1A1、P-gp 的抑制剂，同时也是 CYP3A4 及 CYP2C8 的底物；$t_{1/2}$（成人）：17 h。

➖ **禁忌证**

伴有低钾血症、低镁血症或长 QT 间期综合征的患者禁用。

❌ **不良反应（表 2）**

表 2 尼洛替尼的不良反应

常见不良反应	严重不良反应
瘙痒症（21%～32%） 皮疹（36%～38%） 便秘（20%～26%）	缺血性心脏病（5%～9%） 低钾血症（9%） 出血 3 或 4 级（1.1%～1.8%）

续表

常见不良反应	严重不良反应
恶心（22%～37%） 头痛（20%～35%） 外周水肿（9%～15%）	乙型肝炎病毒性肝炎再激活 脑缺血（1.4%～3.2%） QT 间期延长（成人 1%～10%；儿童 28%）

⊜ 药物相互作用（表3）

表3 尼洛替尼的药物相互作用

药物名称	严重程度	证据质量	相互作用表现	临床管理策略
泊沙康唑、氟康唑等 CYP3A4 抑制剂	禁忌	一般	尼洛替尼和泊沙康唑联合用药，可能会增加尼洛替尼血药浓度、QT 间期延长的风险	禁止尼洛替尼和泊沙康唑联合用药
CYP3A4 底物（西罗莫司、环孢素等）	严重	一般	可增加底物药物浓度	避免同时应用或密切监测，必要时调整剂量
利福平	严重	卓越	利福平和尼洛替尼联合用药可能减少尼洛替尼血药浓度	建议避免利福平和尼洛替尼联合用药

⊗ 患者用药教育

1. 告知患者用水完整吞服胶囊，不应咀嚼或吮吸，不应打开胶囊。手接触胶囊后应立即清洗。不要吸入胶囊中的任何药粉（比如胶囊损坏），也不要让药粉接触皮肤或黏膜。如果发生皮肤接触，用肥皂和水清洗局部皮肤。如果眼睛接触了药粉，用水冲洗。如果胶囊中的药粉撒出，用手套和可弃去的湿毛巾擦干净后，置于密封的容器中正确丢弃。

2. 告知患者如果不能吞咽胶囊，可以把胶囊的内容物与一茶匙的苹果酱混合，混匀后应立即服用（15 min 内）。苹果酱不能超过一茶匙，同时不能食用除了苹果酱以外的其他食物。

3. 告知患者服药期间避免食用葡萄柚或葡萄柚汁。

4. 告知患者在治疗期间及治疗结束后 2 周内避免怀孕。

5. 建议患者立即报告心血管事件的症状（QT 间期延长、缺血性心脏病或脑血管事件、外周动脉闭塞等）。

氟马替尼
Flumatinib

甲磺酸氟马替尼是第二代 BCR-ABL 酪氨酸激酶抑制剂。

◎ **剂型及规格**　片剂：0.1 g；0.2 g（以甲磺酸氟马替尼计）。

⊘ **适应证**　用于治疗费城染色体阳性的慢性髓性白血病（Ph$^+$ CML）慢性期成人患者。

◔ **用法用量**

1. **推荐剂量**：600 mg，每天 1 次，直至疾病进展或出现不可耐受的不良反应。应空腹给药（服药前 2 h 和服药后 1 h 期间不要饮食），建议每天大致同一时间服用药物，吞咽完整药片，并用一整杯水送服，不要咀嚼或压碎。

2. **剂量调整**：不良反应发生时，建议按表 1 调整剂量。

表 1　不良反应导致的停药和（或）药物减量

血液学毒性	
中性粒细胞计数＜1.0×10⁹/L 和（或）血小板＜50.0×10⁹/L，并且与疾病无关	• 暂停用药，直到中性粒细胞计数≥1.5×10⁹/L 和（或）血小板≥75×10⁹/L • 如果暂停用药时间≤14 天，可恢复原剂量继续治疗 • 如果暂停用药时间＞14 天且≤28 天或在该剂量上再次发生，则降低 1 级剂量水平继续治疗 * • 如果暂停用药时间＞28 天或以 300 mg qd 治疗时再次发生，则终止治疗
发热性中性粒细胞减少（发生 3/4 级中性粒细胞减少且体温≥38.5 ℃）	• 暂停用药，直至中性粒细胞计数≥1.0×10⁹/L 且体温＜38 ℃，然后以 400 mg qd 恢复治疗 • 如果在 400 mg qd 治疗期间再次发生，则暂停治疗直至恢复，之后 300 mg qd 恢复治疗 • 如果在 300 mg qd 治疗期间再次发生，则终止治疗
心脏毒性	
2/3 级	• 第 1 次发生，停药观察，在恢复到≤1 级后，降低 1 级剂量水平继续治疗 * • 第 2 次发生或恢复到≤1 级的时间超过 28 天，终止治疗
4 级	终止治疗
其他非血液学毒性	
2 级（肝功能异常、血清肌酐升高、胰腺炎和皮疹）	• 第 1 次发生，停药观察，在恢复到≤1 级后，以相同剂量继续治疗 • 第 2 次发生，停药观察，在恢复到≤1 级后，降低 1 级剂量水平继续治疗 * • 第 3 次发生或恢复到≤1 级的时间超过 28 天，终止治疗
≥3 级	• 第 1 次发生，停药观察，在恢复到≤1 级后，降低 1 级剂量水平继续治疗 * • 第 2 次发生或恢复到≤1 级的时间超过 28 天，终止治疗

　* 降低 1 级剂量水平，即停药前为 600 mg qd 降为 400 mg qd；停药前 400 mg qd 降至 300 mg qd。

★ **特殊人群用药**

1. 肝功能不全患者: 肝功能损害者慎用本品。目前尚无严重肝功能损害患者使用 600 mg/d 剂量的数据资料。轻、中度肝功能损害者推荐使用最大剂量 600 mg/d。严重肝功能损害者,在经医生评估获益大于风险后,才能谨慎使用甲磺酸氟马替尼。

2. 肾功能不全患者: 尚未在肾功能损害患者中进行临床研究。本品及其代谢产物只有少部分经肾排泄,预期肾功能损害患者并不会出现总体清除率的降低,建议在医生指导下使用。

3. 儿童: 目前尚缺乏 18 岁以下患者使用甲磺酸氟马替尼的安全性和有效性资料。

4. 老年人: 对老年患者无需因为年龄因素进行剂量调整。

◎ **妊娠期分级** 目前尚缺乏孕妇使用甲磺酸氟马替尼的临床资料,对胎儿可能的毒性目前不详。

ⓘ **哺乳期分级** 目前尚缺乏甲磺酸氟马替尼是否经人乳汁排泄的资料。

〰 **药动学指标** 血浆蛋白结合率 89.4%;氟马替尼 $t_{1/2}$: 16.01 ~ 17.21 h;N-去甲基代谢物 M1 $t_{1/2}$: 18.92 ~ 19.21 h;水解代谢产物 M3 $t_{1/2}$: 7.63 ~ 8.66 h。

⊖ **禁忌证**

对本品活性成份或任何一种辅料过敏者,禁用本品。

⊗ **不良反应(表2)**

表2 氟马替尼的不良反应

常见不良反应	严重不良反应
血小板减少(51.4%)	血小板减少(25.3%)
中性粒细胞减少(30.2%)	中性粒细胞减少(17.6%)
白细胞减少(30.2%)	白细胞减少(9.8%)
贫血(16.3%)	贫血(4.5%)

续表

常见不良反应	严重不良反应
淋巴细胞减少（2.0%） 腹泻（35.1%） 腹痛（14.3%） 呕吐（12.2%） ALT 升高（22.9%） AST 升高（13.9%）	淋巴细胞减少（1.2%） 腹泻（0.4%） ALT 升高（4.1%） AST（1.6%） γ- 谷氨酰转移酶升高（0.8%） 血胆红素升高（0.4%）

⮌ 药物相互作用

- 尚未在人体进行药物相互作用的研究。

- 非临床研究结果显示，CYP3A4 是氟马替尼的主要代谢酶，同时本品对 CYP3A4 酶的抑制具有时间依赖性。

- 临床治疗期间应慎用 CYP3A4 酶有强诱导作用（如利福平、卡马西平和苯妥英钠等）和强抑制作用（如克拉霉素等大环内酯类抗菌药物、伊曲康唑等三唑类抗真菌药物和抗 HIV 药洛匹那韦等蛋白酶抑制剂）的药物，请在医生指导下使用。

⮌ 患者用药教育

1. 使用甲磺酸氟马替尼需要空腹，即服药前 2 h 和服药后 1 h 内都不能进食。建议每天大致同一时间服用药物，而且一定要吞咽完整的药品，避免咀嚼或压碎后服用。

2. 用药期间可能出现一定副作用，如骨髓抑制、腹泻、恶心、乏力、肝功能异常等，因此在治疗期间建议规律监测血常规、生化指标、电解质水平等。

3. 建议在服药期间，尽量避免驾驶和操作机器等。

奥雷巴替尼
Olverembatinib

奥雷巴替尼是第三代 BCR-ABL 酪氨酸激酶抑制剂。

剂型及规格　片剂：每片 10 mg。

适应证　用于任何酪氨酸激酶抑制剂耐药，并采用经充分验证的检测方法诊断为伴有 T315I 突变的 CML 慢性期或加速期的成年患者。

用法用量

1. **推荐剂量：** 40 mg，每 2 天一次（隔天一次），整片吞服，随餐服用，持续至疾病进展或患者不再耐受该治疗。

2. **剂量调整：** 不良反应发生时，建议按表 1 调整用药剂量。

表 1　不良反应发生时奥雷巴替尼的剂量调整

不良反应	剂量调整
ANC<1×10^9/L 和（或）血红蛋白<8.0 g/dl 和（或）血小板计数<50×10^9/L	**首次发生时**，暂停治疗直至 ANC≥1.5×10^9/L、血红蛋白≥10 g/dl 和血小板计数≥75×10^9/L，以 40 mg 每 2 天 1 次重新开始治疗。暂停治疗时间最长 6 周（42 天） **第二次发生时**，暂停治疗并与首次发生时采用相同的恢复治疗标准，但重新开始治疗时须减量至 30 mg，每 2 天 1 次 **第三次发生时**，暂停治疗并与首次发生时采用相同的恢复治疗标准，但重新开始治疗时须减量至 20 mg，每 2 天 1 次 **第四次发生时**，应停止本品治疗 注：最多只允许做出 2 次剂量降低。剂量降低后不再允许剂量提升

续表

不良反应	剂量调整
3级及以上非血液学不良反应	**首次发生时**，暂停治疗直至恢复到 0～1 级或基线水平，以 30 mg 每 2 天 1 次重新开始治疗。暂停治疗时间最长 6 周（42 天） **相同 3 级及以上非血液学不良反应第二次发生时**，暂停治疗直至恢复到 0～1 级或基线水平，但重新开始治疗时需减量至 20 mg，每 2 天 1 次 **相同 3 级及以上非血液学不良反应第三次发生时**，应停止本品治疗 注：最多只允许做出 2 次剂量降低。剂量降低后不再允许剂量提升

★ 特殊人群用药

1. 肝功能不全患者：轻度肝损伤患者不建议进行剂量调整。中度肝损伤患者必须在医师指导下慎用本品并严密监测肝功能，重度肝损伤患者禁用。

2. 肾功能不全患者：轻度肾损伤患者不建议进行剂量调整。中、重度肾损伤患者必须在医师指导下慎用本品并严密监测肾功能。

3. 儿童：尚无本品用于 18 岁以下患者的临床研究资料。

4. 老年人：无需因为年龄因素进行剂量调整。

☺ 妊娠期分级

除非经医生评估获益大于风险，否则妊娠期间不应使用本品。

☺ 哺乳期分级

在接受本品治疗期间以及末次给药后至少 7 天内不进行母乳喂养。

☮ 药动学指标

t_{max}：4～8 h；血浆蛋白结合率＞99.93%，V_d：4580～23 100 L；主要经肝 CYP3A4 和 CYP2C9 代谢，是 P-gp 和 BCRP 的底物；主要经粪便排泄（93.9%）；$t_{1/2}$：25 h。

⊖ 禁忌证

对本品活性成分或任何辅料过敏者禁用。

⊗ 不良反应（表2）

表2 奥雷巴替尼的不良反应

常见不良反应	严重不良反应
血小板减少症（68.1%） 皮肤色素沉着（81.9%） 贫血（53.2%） 高甘油三酯血症（44.7%） 白细胞减少症（38.3%） 蛋白尿（40.4%） 低钙血症（36.2%） ALT 升高（34.0%） AST 升高（29.8%） 血胆红素升高（34%）	血小板减少症（8.5%） 贫血（3.1%） 感染性肺炎（1.6%） 急性心肌梗死（0.6%） 大脑梗死/腔隙性脑梗死（0.9%） 视网膜中央静脉阻塞或视网膜静脉闭塞事件（0.6%）

⊜ 药物相互作用（表3）

表3 奥雷巴替尼的药物相互作用

药物名称	相互作用表现	临床管理策略
中效和强效 CYP3A4 诱导剂	可降低奥雷巴替尼的暴露量	避免联用
中效和强效 CYP3A4 抑制剂	可升高奥雷巴替尼的暴露量，增加不良反应发生风险	避免联用
抑酸药	本药呈现 pH 依赖的溶解特性，因此与抑制胃酸药物联用可能影响本药的暴露量	避免联用

⊛ 患者用药教育

1. 嘱患者片剂不得压碎或切割，必须整片吞服。

2. 告知患者如果漏服本品一次，则应在 4 h 内补服本品；如超过 4 h，则不再补服。如给药后出现呕吐，不应补服本品。

3. 建议患者服用本品期间应尽量避免直接暴露在阳光下或

采取相应的防晒措施。无法避免长时间暴露于日晒或对阳光敏感的患者，应慎用本品。

4. 告知育龄女性患者在使用本品治疗期间以及末次给药后（4个月内），应采取有效的避孕措施。

5. 告知有生育能力的男性患者，在本品治疗期间以及末次给药后（4个月内）本人或性伴侣也应该采取有效的避孕措施。

伊布替尼
Ibrutinib

伊布替尼为小分子 BTK 抑制剂。伊布替尼与 BTK 活性位点的半胱氨酸残基形成共价键，从而抑制 BTK 的酶活性。

◎ **剂型及规格**　胶囊剂：每粒 140 mg。

⊘ **适应证**

1. 本品单药适用于既往至少接受过一种治疗的套细胞淋巴瘤（mantle cell lymphoma，MCL）患者的治疗。

2. 本品单药适用于慢性淋巴细胞白血病（chronic lymphocytic leukemia，CLL）/ 小淋巴细胞淋巴瘤（small lymphocytic lymphoma，SLL）患者的治疗。

3. 本品单药适用于既往至少接受过一种华氏巨球蛋白血症的治疗，或者不适合接受化学免疫治疗的华氏巨球蛋白血症（Waldenström macroglobulinemia，WM）患者的一线治疗。

4. 本品联合利妥昔单抗，适用于 WM 患者的治疗。

◔ **用法用量**　本品应口服给药，每天 1 次，每天的用药时间大致固定。用水送服整粒胶囊。勿打开、弄破或咀嚼胶囊。

1. MCL：本品治疗 MCL 的推荐剂量为 560 mg（4 粒 140 mg

的胶囊），每天 1 次，直至疾病进展或出现不可接受的毒性。

2. **CLL/SLL 和 WM**：本品单药治疗 CLL/SLL 和 WM，或与利妥昔单抗联合治疗 WM 的推荐剂量为 420 mg（3 粒 140 mg 的胶囊），每天 1 次，直至疾病进展或出现不可接受的毒性。

3. **出现不良反应时的剂量调整（表 1）**：出现任何新发或加重的 2 级心力衰竭、≥3 级非血液学毒性，≥3 级伴感染或发热的中性粒细胞减少症或者 4 级血液学毒性时，应中断本品治疗。待毒性症状消退至 1 级或基线水平（恢复）时，可以起始剂量重新开始本品治疗。如果该毒性再次发生，应将剂量降低 140 mg。如有需要，可以考虑再减 140 mg 剂量。如果在两次剂量降低后该毒性仍然存在或再次发生，应停用本品。对于心力衰竭或心律失常事件，恢复后的用药剂量整体下调 1 个剂量水平。

表 1　出现毒性反应时伊布替尼的剂量调整

毒性发生	恢复后的 MCL 剂量调整。起始剂量为 560 mg	恢复后的 CLL/SLL 和 WM 剂量调整。起始剂量为 420 mg
第 1 次	重新用药，每天 560 mg	重新用药，每天 420 mg
第 2 次	重新用药，每天 420 mg	重新用药，每天 280 mg
第 3 次	重新用药，每天 280 mg	重新用药，每天 140 mg
第 4 次	停药	停药

⊛ **特殊人群用药**

1. **肝功能不全患者**：轻度肝损伤患者（Child-Pugh A 级）的推荐剂量是每天 140 mg（1 粒胶囊）。中度肝损伤患者（Child-Pugh B 级）的推荐剂量是每天 70 mg（半粒胶囊）（标识外用法）。重度肝功能损伤应避免使用本品。

2. **肾功能不全患者：**尚无相关推荐。

3. **儿童：**尚未确立本品在儿童患者中的安全性和疗效。

4. **老年人：**老年患者和年轻患者的疗效总体上未观察到差异。接受本品治疗的老年患者更常发生贫血（所有级别）和≥3级感染性肺炎。

妊娠期分级 D。胎儿风险不能排除。妊娠期间不应使用本品。

哺乳期分级 婴儿风险不能排除。治疗期间应停止哺乳。

药动学指标 F: 2.9%（禁食状态），t_{max}: 1~2 h，标准餐时 C_{max} 增加2.8倍，AUC增加1.8倍，高脂和高热量餐时 C_{max} 增加2~4倍，AUC增加2倍。血浆蛋白结合率97.3%，V_d: 10 000 L。主要经肝代谢，主要通过CYP3A代谢，一小部分通过CYP2D6代谢。80%经粪便消除，<10%经肾消除。$t_{1/2}$: 4~6 h。

禁忌证

对伊布替尼或辅料过敏的患者禁用。

不良反应（表2）

表2 伊布替尼的不良反应

常见不良反应	严重不良反应
腹泻（28%~59%） 贫血（≥17%） 出血（17%~39%） 血小板减少症（20%~43%） 疲劳（18%~80%） 外周水肿（12%~35%） 皮疹（12%~49%）	心房颤动和扑动（6%~15%） 高血压（11%~42%） 出血 血尿 肺炎（12%~33%）

◎ 药物相互作用（表3）

表3 伊布替尼的药物相互作用

药物名称	严重程度	证据质量	相互作用表现	临床管理策略
伏立康唑	严重	良好	增加伊布替尼的暴露	对于每天2次接受伏立康唑200 mg合并B细胞恶性肿瘤的患者，将伊布替尼减至每天140 mg，并根据需要中断剂量以避免增加毒性。伏立康唑停用后，恢复先前剂量的伊布替尼
强效CYP3A4抑制剂（伊曲康唑，酮康唑，克拉霉素，利托那韦，达芦那韦）	严重	一般	增加伊布替尼的暴露	避免在伊布替尼治疗期间长期给予强效CYP3A抑制剂。对于短期（7天或更短）使用强效CYP3A抑制剂，考虑在用强效CYP3A抑制剂治疗期间中断伊布替尼的治疗，并密切监测患者的伊布替尼毒性体征和症状。不建议在伊曲康唑治疗期间和终止后2周内使用伊布替尼
强效CYP3A4诱导剂（卡马西平，利福平，苯妥英钠，圣约翰草，米托坦，恩扎鲁胺）	严重	一般	降低伊布替尼的暴露	避免联合用药
中效CYP3A4抑制剂（红霉素，维拉帕米，地尔硫卓，环孢素，环丙沙星，氟康唑，伊马替尼，尼洛替尼，克唑替尼，氟伏沙明，阿瑞匹坦，决奈达隆等）	严重	一般	增加伊布替尼的暴露	伊布替尼与中度CYP3A4抑制剂联合用药，需要密切监测并调整伊布替尼的剂量。对于患有B细胞恶性肿瘤的患者，应将伊布替尼降低至每天280 mg

药物名称	严重程度	证据质量	相互作用表现	临床管理策略
泊沙康唑	严重	一般	增加伊布替尼的暴露	伊布替尼与泊沙康唑联合用药需要密切监测并根据伊布替尼的适应证和泊沙康唑的剂量调整伊布替尼的剂量 1. 对于接受泊沙康唑混悬剂每天 100～400 mg 的患者，将伊布替尼减至每天 140 mg；对于接受泊沙康唑混悬剂每天 600～800 mg，静脉或缓释制剂每天 300 mg 的 B 细胞恶性肿瘤患者，将伊布替尼减至每天 70 mg（标识外用法，国内说明书建议中断伊布替尼治疗） 2. 伊布替尼减量后，监测毒性并在必要时中断或停药。泊沙康唑停药后，恢复先前剂量的伊布替尼

患者用药教育

1. 建议患者报告感染或出血的症状。

2. 提示患者报告心房颤动或心房扑动的症状。

3. 建议女性患者在治疗期间以及停药后至少 1 个月内严格避孕，建议男性患者在治疗期间及治疗结束后 3 个月避免生育（自身及伴侣）。

4. 不良反应可能包括腹泻、恶心、高血压、上呼吸道感染、疲劳、皮疹和肌肉骨骼疼痛。

5. 建议患者报告肿瘤溶解综合征的症状。

6. 建议患者报告任何新的皮肤病变。

7. 告诫患者避免服用葡萄柚。

8. 建议患者若漏服本药，在当天尽快服药，并恢复正常的给药方案。

泽布替尼
Zanubrutinib

泽布替尼是选择性抑制 BTK 酪氨酸激酶的抗肿瘤药。

◎ **剂型及规格**　胶囊剂：每粒 80 mg。

⊘ **适应证**

1. 既往至少接受过一种治疗的成人 MCL 患者。

2. 既往至少接受过一种治疗的成人 CLL/SLL 患者。

3. 既往至少接受过一种治疗的成人 WM 患者。

◐ **用法用量**　本品应口服给药，每天的用药时间大致固定。应用水送服整粒胶囊，可在饭前和饭后服用。请勿打开、弄破或咀嚼胶囊。

推荐剂量为 160 mg（2 粒 80 mg 胶囊），口服，每天 2 次，直到发生疾病进展或出现不耐受的毒性。

★ **特殊人群用药**

1. **肝功能不全患者：**轻、中度肝损伤患者无需调量，重度肝损伤患者 80 mg，每天 2 次，口服。

2. **肾功能不全患者：**无需调整剂量。透析患者注意监测不良反应。

3. **儿童：**尚未建立在儿童中的安全性和有效性。

4. **老年人：**无需进行剂量调整。

5. **手术患者：**手术患者应依据手术类型和出血风险，权衡利弊后可酌情在术前及术后停药 3～7 天。

😣 **妊娠期分级**　D。胎儿风险不能排除。

🤱 **哺乳期分级**　婴儿风险不能排除。建议哺乳期妇女在用药期间及末次给药后至少 2 周内不要进行母乳喂养。

〰️ **药动学指标**　t_{max}：2 h，血浆蛋白结合率：94%，V_d：881 L；主要经肝 CYP3A 代谢，是 CYP3A 及 P-gp 的底物；87% 经粪便排泄；$t_{1/2}$：2～4 h。

⊗ **不良反应（表 1）**

表 1　泽布替尼的不良反应

常见不良反应	严重不良反应
皮疹（20%～36%） 腹泻（14%～25%） 血小板减少症（22%～40%） 上呼吸道感染（27%～47%）	心房颤动 皮肤癌 脑出血 肺炎（10%～20%） 中性粒细胞减少症（37%～50%） 出血（11%～42%）

⊜ **药物相互作用（表 2）**

表 2　泽布替尼的药物相互作用

药物名称	严重程度	证据质量	相互作用表现	临床管理策略
强效 CYP3A4 抑制剂（酮康唑，克拉霉素，利托那韦，达芦那韦）	严重	一般	增加泽布替尼的暴露及发生毒性的风险	联合用药时将泽布替尼的剂量调整为 80 mg，每天 1 次或出现不良反应时停用。当强效 CYP3A4 抑制剂停药后，可考虑重启泽布替尼治疗

续表

药物名称	严重程度	证据质量	相互作用表现	临床管理策略
中效 CYP3A4 抑制剂（红霉素，维拉帕米，地尔硫卓，环孢素，环丙星，氟康唑，克唑替尼）	严重	一般	增加泽布替尼的暴露及发生毒性的风险	联合用药时将泽布替尼的剂量调整为 80 mg，每天 2 次或出现不良反应时调整剂量。当中效 CYP3A4 抑制剂停药后，可考虑按原剂量重启泽布替尼治疗
中、强效 CYP3A4 诱导剂（卡马西平，利福平，苯妥英钠，圣约翰草，米托坦）	严重	一般	减少泽布替尼的暴露及疗效降低风险	避免联合用药，如必须合用，泽布替尼剂量增加至每次 320 mg，每日 2 次

患者用药教育

1. 告知患者该药可能引起严重出血，应注意监测，及时报告。

2. 告知患者用药期间注意防晒，避免皮肤暴露于日光下。

3. 建议有生育能力的女性和男性在用药期间及用药结束后至少 1 周内，应注意严格避孕。

4. 应注意监测心律失常、感染、皮疹等不良反应。

5. 如果未按计划时间服用本品，患者应在当天尽快服用，并在后续恢复正常用药计划。请勿额外服用本品以弥补漏服剂量。

芦可替尼
Ruxolitinib

芦可替尼是一种 Janus 相关激酶 1 和 2 的选择性抑制剂。

◎ **剂型及规格** 片剂：每片 5 mg；15 mg；20 mg。

✓ **适应证** 用于中危或高危的原发性骨髓纤维化（亦称为慢性特发性骨髓纤维化）、真性红细胞增多症继发的骨髓纤维化或原发性血小板增多症继发的骨髓纤维化的成年患者，治疗疾病相关脾大或疾病相关症状。

◔ **用法用量** 本品为口服给药，可与食物同服或不与食物同服。

1. 起始剂量

（1）对于血小板计数 $>200 \times 10^9$/L 的患者，则推荐起始剂量为每天 2 次，每次 20 mg。

（2）对于血小板计数在（$100 \sim 200$）$\times 10^9$/L 的患者，推荐起始剂量为每天 2 次，每次 15 mg。

（3）对于血小板计数在（$75 \sim 100$）$\times 10^9$/L 的患者，推荐起始剂量为每天 2 次，每次 10 mg。

（4）对于血小板计数在（$50 \sim 75$）$\times 10^9$/L 的患者，推荐起始剂量为每天 2 次，每次 5 mg。

2. 剂量调整

（1）针对开始治疗时血小板计数 $\geqslant 100 \times 10^9$/L 的骨髓纤维化患者的血液学毒性的剂量调整：

1）中断治疗和重新给药：当血小板计数 $<50 \times 10^9$/L 或 ANC $<0.5 \times 10^9$/L 时，中断治疗。当血小板计数恢复至 50×10^9/L 以上且 ANC 恢复至 0.75×10^9/L 以上时，可重新给药。表 1 列出重新开始芦可替尼治疗时可以给予的最大剂量。

表 1 骨髓纤维化: 开始治疗时血小板计数 ≥ 100×10^9/L 的患者经因血小板减少而中断治疗之后重新开始芦可替尼治疗的最大起始剂量

当前的血小板计数(× 10^9/L)	重新开始芦可替尼治疗的最大剂量 *
≥ 125	20 mg, 每天 2 次
100 ~ 125	15 mg, 每天 2 次
75 ~ 100	10 mg, 每天 2 次, 持续至少 2 周; 如果可耐受, 可以升高剂量至 15 mg, 每天 2 次
50 ~ 75	5 mg, 每天 2 次, 持续至少 2 周; 如果可耐受, 可以升高剂量至 10 mg, 每天 2 次
< 50	继续暂停

*显示的是最大剂量, 重新开始治疗时, 从至少低于停药时剂量 5 mg 每天 2 次的剂量开始。在因 ANC < 0.5×10^9/L 中断治疗之后, 当 ANC 恢复至 0.75×10^9/L 以上时, 从比治疗中断的前一周给药最大剂量低 5 mg 每天 2 次的剂量, 或从 5 mg 每天 1 次的剂量开始重新给药, 以剂量高者为准。

2）减量: 出现血小板计数降低时, 应当考虑按表 2 中所述进行减量, 其目的在于避免因为血小板减少而中断治疗。

表 2 骨髓纤维化: 开始治疗时血小板计数 ≥ 100×10^9/L 的患者血小板减少时芦可替尼的给药剂量推荐

血小板计数 (× 10^9/L)	血小板计数降低时芦可替尼的剂量				
用药后血小板水平	25 mg 每天 2 次 新剂量	20 mg 每天 2 次 新剂量	15 mg 每天 2 次 新剂量	10 mg 每天 2 次 新剂量	5 mg 每天 2 次 新剂量
100 ~ 125	20 mg 每天 2 次	15 mg 每天 2 次	无变化	无变化	无变化
75 ~ 100	10 mg 每天 2 次	10 mg 每天 2 次	10 mg 每天 2 次	无变化	无变化
50 ~ 75	5 mg 每天 2 次	5 mg 每天 2 次	5 mg 每天 2 次	5 mg 每天 2 次	无变化
< 50	暂停治疗	暂停治疗	暂停治疗	暂停治疗	暂停治疗

（2）针对开始治疗时血小板计数≥100×10^9/L 的骨髓纤维化患者疗效不足时的剂量调整：如果疗效不足并且血小板和 ANC 都不低，可以 5 mg 每天 2 次的增量逐渐增加剂量，直至最大剂量 25 mg 每天 2 次。在治疗最初 4 周之内不应增加剂量，增加频率不得高于每 2 周 1 次。对满足下列所有条件的患者可以考虑增加剂量：与治疗前基线相比未能达到触诊的脾长度缩小 50% 或经计算机断层扫描或磁共振成像测量的脾体积缩小 35%；第 4 周时血小板计数超过 125×10^9/L 并且血小板计数从未低于 100×10^9/L；ANC 水平超过 0.75×10^9/L。

（3）针对开始治疗时血小板计数为（50～100）×10^9/L 的骨髓纤维化患者的血液学毒性的剂量调整：

1）治疗中断和重新给药：当血小板计数<25×10^9/L 或 ANC<0.5×10^9/L 时，中断治疗。当血小板计数恢复至 35×10^9/L 以上或 ANC 恢复至 0.75×10^9/L 以上时，可重新给药。从比血小板计数<25×10^9/L 或者 ANC<0.5×10^9/L 导致中断药的前一周给药最大剂量低 5 mg 每天 2 次的剂量，或从 5 mg 每天 1 次的剂量开始重新给药，以剂量高者为准。

2）减量：当血小板计数<35×10^9/L 时，按表 3 所述进行减量。

表3 骨髓纤维化：针对开始治疗时血小板计数为（50～100）×10^9/L 的患者的血小板减少时芦可替尼的剂量调整

血小板计数（×10^9/L）	芦可替尼给药剂量推荐
<25	中断给药
25～35，且在之前的 4 周内，血小板计数下降低于 20%	· 每日 2 次剂量中的 1 次剂量减少 5 mg · 若患者剂量为 5 mg 每天 1 次，则将剂量维持在 5 mg 每天 1 次
25～35，且在之前的 4 周内，血小板计数下降不低于 20%	· 每日 2 次剂量均减少 5 mg · 若患者剂量为 5 mg 每天 2 次，则将剂量减为 5 mg 每天 1 次 · 若患者剂量为 5 mg 每天 1 次，则将剂量维持在 5 mg 每天 1 次

（4）针对起始血小板计数为（50～100）×10^9/L 的骨髓纤维化患者疗效不足的剂量调整：在治疗最初 4 周之内不得增加剂量，剂量增加频率不得高于每 2 周 1 次。

如果出现了骨髓纤维化患者的疗效不足，若满足以下所有条件，则可以 5 mg 每天 1 次的增量将剂量逐渐增加，直至最大剂量 10 mg 每天 2 次：血小板计数仍维持在不低于 $40×10^9$/L，且在之前的 4 周内，血小板计数下降不超过 20%；ANC>$1×10^9$/L，且在之前的 4 周内，未因不良事件或血液学毒性导致减量或中断治疗。

（5）针对出血的剂量调整：若出血，则须中断治疗，无论目前的血小板计数如何。一旦出血事件缓解，如果导致出血的原因已被控制，可考虑以原剂量重新开始治疗。若出血事件缓解，但导致出血的原因仍存在，可考虑以略低的剂量重新开始治疗。

（6）治疗中止：只要患者的获益仍然超过本品带来的风险，则可继续治疗。但是，如果自开始治疗至 6 个月后，脾体积没有缩小且症状没有改善，应该中止治疗。

⭐ **特殊人群用药**

1. 肝功能不全患者：轻、中或重度肝损伤（Child-Pugh A、B 和 C 级）患者，应该根据血小板计数将推荐的起始剂量减少大约 50%，每天给药 2 次。

2. 肾功能不全患者

（1）轻度或者中度肾损伤患者，无需调整剂量。

（2）重度肾损伤（CrCl<30 ml/min），应该根据血小板计数，将推荐起始剂量降低大约 50%，每天给药 2 次。

（3）接受血液透析的终末期肾病患者，起始剂量是单次给药 15～20 mg，仅在血液透析当天完成后给药。如果患者的血小板计数在（100～200）×10^9/L，则单次给药剂量为 15 mg；如果患者的血小板计数>$200×10^9$/L，则推荐单次给药剂量为 20 mg 或每隔 12 h

给药 10 mg（共给药 2 次）。后续给药（单次给药或每隔 12 h 给药 10 mg，共给药 2 次）是在每次透析周期内血液透析当天给药，每天 1 次。

3. **老年人：** 无需调整剂量。

4. **儿童：** 18 岁以下的安全性和疗效尚未明确。

😊 **妊娠期分级**　C。出于谨慎，说明书建议妊娠期禁用。

💧 **哺乳期分级**　婴儿风险不能排除。当治疗开始时，应该停止母乳喂养。

〰 **药动学指标**　t_{max}：1~2 h，F：95%，血浆蛋白结合率约为 97%，V_d：72~75 L；主要经 CYP3A4 代谢，其他代谢途径来自 CYP2C9；平均 $t_{1/2}$：约 3 h。

⊖ **禁忌证**

1. 对活性成分或任何辅料过敏者。

2. 妊娠期和哺乳期女性。

⊗ **不良反应（表 4）**

表 4　芦可替尼的不良反应

常见不良反应	严重不良反应
贫血（72%~96.1%）	血小板减少症
血小板减少症（27%~69.7%）	贫血
中性粒细胞减少症（3%~27%）	中性粒细胞减少症
挫伤（23.2%）	感染（45%~55%）
头晕（15%~18.1%）	进行性多灶性脑白质病
头痛（14.8%~21%）	心血管事件
	肝炎
	血栓（25%）

⇒ **药物相互作用（表5）**

表5 芦可替尼的药物相互作用

药物名称	严重程度	证据质量	相互作用表现	临床管理策略
强效 CYP3A4 抑制剂（克拉霉素、伊曲康唑、利托那韦等）	严重	卓越	增加芦可替尼暴露及不良反应发生	当与强效 CYP3A4 抑制剂合并给药时，本品的每天总剂量应该减少大约 50%，每天给药 2 次，或在无法达到每天 2 次给药时，将给药频率减少为对应的每天 1 次剂量。应密切监测患者（例如每周 2 次）是否存在血细胞减少，并根据安全性和疗效进行剂量调整
CYP2C9 和 CYP3A4 双重抑制剂（氟康唑）	严重	良好	增加芦可替尼暴露及不良反应发生	当使用 CYP2C9 和 CYP3A4 双重抑制剂时，应考虑将药物剂量降低 50%。避免本品与每天超过 200 mg 剂量的氟康唑联合用药

👤 **患者用药教育**

1. 引导患者报告出血或带状疱疹、进行性多灶性白质脑病或感染的症状。

2. 告知患者不良反应可能包括贫血、挫伤、头晕、头痛、腹泻或水肿。

3. 建议患者报告任何提示非黑色素瘤皮肤癌的新发或皮肤组织改变。

4. 警告患者不要使用葡萄柚汁送服药物。

5. 告知患者若漏服某次药物，不应补服，而应该按照原定给药方案，按时服用下次药物。

吉瑞替尼
Gilteritinib

吉瑞替尼是多种酪氨酸激酶受体（包括FLT3）的小分子抑制剂。

> ⚠ **黑框警告**
>
> 接受本品治疗的患者曾出现分化综合征症状，如果不进行治疗可能会致死或危及生命。其症状可能包括发热、呼吸困难、缺氧、肺浸润、胸膜或心包积液、快速体重升高或外周水肿、低血压或肾功能不全。如果怀疑出现分化综合征，应开始糖皮质激素治疗并进行血流动力学监测，直至症状消退。

◎ **剂型及规格** 片剂：40 mg。

✓ **适应证** 用于治疗经充分验证的检测方法检测到携带 *FLT3* 突变的复发性或难治性 AML 成人患者。

▷ **用法用量**

1. 推荐起始剂量为 120 mg，每天一次，口服，每 28 天为 1 个治疗周期，直至患者不再有临床获益或出现不可接受的毒性。每天尽量同一时间服用，伴餐或不伴餐均可。应整片用水送服，不得掰开或碾碎。

2. 由于临床缓解可能会延迟，因此，应考虑以处方剂量持续治疗长达至 6 个治疗周期，确保有充分时间达到临床缓解。如果治疗 4 周后未实现以下几种情形之一，则应在患者耐受或临床有保证的情况下，将剂量增至 200 mg，每天一次：

（1）完全缓解（complete response，CR）。

（2）除血小板恢复不完全（血小板计数 $< 100 \times 10^9/L$），其他标准达到完全缓解（CRp）。

（3）除仍有中性粒细胞减少症（中性粒细胞计数 $< 1 \times 10^9/L$），伴或不伴血小板完全恢复，其他标准达到完全缓解（CRi）。

3. 本品在复发性或难治性 AML 患者中的给药暂停、剂量下调和停药建议见表 1。

表 1 吉瑞替尼在复发性或难治性 AML 患者中的给药暂停、剂量下调和停药建议

依据	给药建议
分化综合征	如果怀疑出现分化综合征，则给予糖皮质激素并开始监测血流动力学 如果在开始糖皮质激素治疗后重度体征和（或）症状持续超过 48 h，则暂停吉瑞替尼治疗 体征和症状改善至 2 级 [a] 或更低时，以相同的剂量重新开始吉瑞替尼治疗
可逆性后部脑病综合征	停用吉瑞替尼
QTc 间期＞500 ms	暂停吉瑞替尼治疗。QTc 间期恢复至基线值 ± 30 ms 或≤480 ms 时，以降低后的剂量（ 80 mg 或 120 mg[b] ）重新开始吉瑞替尼治疗
第 1 周期第 8 天 ECG 显示 QT_c 间期延长＞30 ms	第 9 天进行 ECG 确认；如确认，考虑将剂量降至 80 mg
胰腺炎症状	中断吉瑞替尼的治疗，直至胰腺炎症状消失。以吉瑞替尼降低后的剂量（ 80 mg 或 120 mg[b] ）重新开始治疗
认为与治疗相关的其他 3 级 [a] 或更高毒性	中断吉瑞替尼治疗，直至毒性消失或改善至 1 级 [a]。以吉瑞替尼降低后的剂量（ 80 mg 或 120 mg[b] ）重新开始治疗
计划的造血干细胞移植	造血干细胞移植预处理方案进行前 1 周暂停吉瑞替尼治疗。如果移植成功，患者没有≥2 级急性移植物抗宿主病，并且达到复合完全缓解（CRc）[c]，则可在造血干细胞移植后 30 天重新开始治疗

a. 1 级轻度，2 级中度，3 级严重，4 级危及生命。

b. 日剂量可由 120 mg 降至 80 mg，或者由 200 mg 降至 120 mg。

c. 复合完全缓解（CRc）的定义是全部 CR、CRp［达到 CR，但血小板恢复不完全（＜$100×10^9$/L）］和 CRi（达到 CR 的所有标准，但血液学恢复不完全，伴残留中性粒细胞减少症＜$1×10^9$/L，伴或不伴血小板完全恢复）的缓解率。

★ **特殊人群用药**

1. **肝功能不全患者**：轻度（Child-Pugh A 级）或中度（Child-Pugh B 级）肝损伤患者无需调整剂量。不建议在重度（Child-Pugh C 级）肝损伤患者中使用本品，因为尚未在该人群中进行安全性和有效性评价。

2. **肾功能不全患者**：轻度、中度或重度肾损伤患者无需调整剂量。尚无重度肾损伤患者的临床经验。

3. **儿童**：尚无数据支持本品在儿童患者中使用的安全性和有效性。因此，不建议在儿童患者中使用本品。

4. **老年人**：≥65 岁的患者无需调整剂量。

☺ **妊娠期分级**　妊娠期妇女服用本品可对胎儿造成伤害。没有关于妊娠期妇女使用本品治疗的数据或数据有限。

🍼 **哺乳期分级**　无法排除本品治疗对母乳喂养婴儿的风险。建议哺乳期妇女在本品治疗期间及末次给药后至少 2 个月内停止哺乳。

〰 **药动学指标**　t_{max}：4～6 h，伴高脂餐时 C_{max} 降低约 26%，AUC 降低小于 10%，t_{max} 延迟 2 h。血浆蛋白结合率约为 94%，V_d（中央室）：1092 L，V_d（外周室）：1100 L。主要经 CYP3A4 代谢，是 P-gp 和 BCRP 底物。主要经粪便（64.5%）排泄，16.4% 以原型药和代谢物形式经尿液排泄。$t_{1/2}$：113 h。

⊖ **禁忌证**

对本品活性成分或任何辅料过敏者禁用。

⊗ 不良反应（表2）

表2 吉瑞替尼的不良反应

常见不良反应	严重不良反应
水肿（13%～40%）	心力衰竭（4%）
皮疹（10%～36%）	QT间期延长（7%～9%）
便秘（13%～28%）	肠穿孔（1%）
黏膜炎症性疾病（12%～41%）	胰腺炎（4%～5%）
恶心（10%～30%）	分化综合征（3%）
非感染性腹泻（35%）	严重过敏反应（8%）
中性粒细胞减少性发热（17%～27%）	可逆性后部脑病综合征（1%）
呼吸困难（11%～35%）	
疲劳（21%～44%）	
发热（11%～41%）	

⇒ 药物相互作用（表3）

表3 吉瑞替尼的药物相互作用

药物名称	严重程度	证据质量	相互作用表现	临床管理策略
强效CYP3A抑制剂（如伏立康唑、伊曲康唑、泊沙康唑、克拉霉素、红霉素）	严重	一般	增加吉瑞替尼的暴露	考虑不含强效CYP3A抑制剂的替代疗法。如必须同时使用，请更频繁地监测患者吉瑞替尼相关不良事件，并在发生严重或危及生命的毒性时，停药或减少吉瑞替尼剂量
CYP3A或P-gp诱导剂（苯妥英、利福平和圣约翰草）	严重	一般	降低吉瑞替尼的暴露	避免同时使用

续表

药物名称	严重程度	证据质量	相互作用表现	临床管理策略
P-gp、BCRP 或 OCT1 底物（如地高辛、达比加群酯、瑞舒伐他汀等）	严重	一般	可能会增加底物的暴露，增加不良反应发生率和严重程度	对于浓度变化很小就会引起严重不良反应的底物，应减少底物剂量或给药频次，监测不良反应
靶向 $5HT_{2B}$ 受体或 σ 非特异性受体的药物（如司西酞普兰、氟西汀、舍曲林）	严重	一般	可能会降低靶向 $5HT_{2B}$ 受体或 σ 非特异性受体药物的疗效	除非确认患者获益大于风险，否则应避免联用

患者用药教育

1. 建议患者每天尽量同一时间服药，整片用水送服，不得掰开或碾碎。

2. 告知患者如漏服或未在原计划时间服药，可以在当日尽快服用，但应在下一次按计划服药的 12 h 前补服。次日应恢复按原计划时间服药。如果在服药后发生呕吐，患者不应重复用药，但应在次日继续在原计划时间服药。两次服药间隔时间不得短于 12 h。

3. 建议有生育能力的女性在本品治疗开始前 7 天内进行妊娠试验，并在本品治疗期间以及停止治疗后至少 6 个月内采取有效避孕措施。建议男性患者在治疗期间以及本品末次给药后至少 4 个月内采取有效避孕措施。

4. 告知患者若出现分化综合征相关的症状（如发热、咳嗽或呼吸困难、皮疹、低血压、体重快速增加、手臂或腿部肿胀或尿量减少），应及时就诊。

维奈克拉
Venetoclax

维奈克拉是选择性的、口服可吸收的 B 淋巴细胞瘤 –2（BCL–2）基因小分子抑制剂。

◉ **剂型及规格**　片剂：每片 10 mg；50 mg；100 mg。

◎ **适应证**　与阿扎胞苷联合用于治疗因合并症不适合接受强诱导化疗，或者年龄 75 岁及以上的新诊断的成人 AML 患者。

◕ **用法用量**

1. 每天 1 次，口服，餐后 30 min 内服用，尽可能每天同一时间服用。应整片吞服，不得咀嚼、碾碎或在吞服前掰碎。第 1 个疗程的第 1～3 天为剂量爬坡期（第 1 天：100 mg；第 2 天：200 mg；第 3 天：400 mg；第 4 天及以后：每天 400 mg），28 天为 1 个疗程，直至疾病进展或发生不可耐受的毒性反应。在每个疗程的第 1～7 天，本品需与阿扎胞苷联合治疗，阿扎胞苷为皮下注射，剂量为 75 mg/m^2。

2. 基于不良反应的剂量调整见表 1。

表 1　不良反应发生时维奈克拉的剂量调整

不良反应	发生阶段	剂量调整
血液学不良反应： 4 级中性粒细胞减少症伴或不伴发热或感染；或 4 级血小板减少症	达到缓解前 [a]	大多数情况下，在获得缓解前，血细胞减少不应导致本品和阿扎胞苷治疗的中断
	达到缓解后首次发生且持续至少 7 天	推迟本品和阿扎胞苷的后续疗程，并监测血细胞计数。一旦恢复至 1 级或 2 级，则以相同剂量恢复本品与阿扎胞苷的联合治疗

不良反应	发生阶段	剂量调整
血液学不良反应： 4 级中性粒细胞减少症伴或不伴发热或感染；或 4 级血小板减少症	达到缓解后的后续疗程中再次发生且持续至少 7 天	推迟本品和阿扎胞苷的后续疗程，并监测血细胞计数。一旦恢复至 1 级或 2 级，则以相同剂量恢复本品与阿扎胞苷的联合治疗。并在后续疗程中本品给药时间减少 7 天，即用 21 天代替 28 天
非血液学不良反应： 3 级或 4 级非血液学毒性	任何时间	如果接受支持治疗后未缓解，则中断本品给药。一旦恢复至 1 级或基线水平，则以相同剂量恢复本品的治疗

a 建议进行骨髓评价。

⭐ **特殊人群用药**

1. **肝功能不全患者：** 不建议轻度（Child-Pugh A 级）或中度（Child-Pugh B 级）肝损伤患者调整给药剂量。重度肝损伤（Child-Pugh C 级）患者接受本品治疗时，本品的给药剂量（1 日 1 次）降低 50%；需要更加密切监测患者的不良反应。

2. **肾功能不全患者：** 由于可能导致肿瘤溶解综合征风险增加，肾功能不全（CrCl<80 ml/min，通过 Cockcroft-Gault 公式计算）的患者在开始本品治疗时，需要加强预防和监测，以减少发生肿瘤溶解综合征的风险。轻度、中度和重度肾损伤（CrCl≥15 ml/min）患者无需剂量调整。

3. **儿童：** 尚未确立本品在儿童患者中的安全性和有效性。

4. **老年人：** 在临床试验中，接受本品与阿扎胞苷联合治疗的 67 例患者中，96% 的患者年龄≥65 岁，63% 的患者年龄≥75 岁。在 AML 患者中进行的本品临床研究中，未入组足够数量的年轻成年人，无法确定 65 岁及以上的患者与年轻患者在应答方面是否存在差异。

🔵 **妊娠期分级**　根据在动物试验中观察到的结果及其作用机制，

妊娠期女性服用本品可能会造成胚胎 - 胎儿毒性。尚无可用的数据表明妊娠期女性服用本品会出现药物相关风险。应告知妊娠期女性本品对胎儿的潜在风险。

哺乳期分级 由于接受母乳喂养的婴儿有发生潜在的严重不良反应的可能性，因此建议女性在本品治疗期间以及末次给药后 1 周内停止母乳喂养。

药动学指标 t_{max}：5～8 h，伴低脂餐时暴露量增加 3.4 倍，伴高脂餐时暴露量增加 5.1～5.3 倍。与血浆蛋白高度结合，V_d：256～321 L。主要经 CYP3A 代谢，是 P-gp 和 BCRP 底物。主要经粪便（99.9%）排泄。$t_{1/2}$：26 h。

禁忌证

禁止维奈克拉与强 CYP3A 抑制剂同时使用，因为可能增加肿瘤溶解综合征的风险。

不良反应（表 2）

表 2　维奈克拉的不良反应

常见不良反应	严重不良反应
腹痛（15%～46%）	贫血（8%～30%）
便秘（13%～62%）	中性粒细胞减少性发热（4%～69%）
腹泻（28%～54%）	出血（3 级或 4 级，8%）
恶心（19%～58%）	中性粒细胞减少症（3 级或 4 级，38%～62%）
出血（所有级别，27%～46%）	血小板减少症（3 级或 4 级，20%～54%）
中性粒细胞减少症（所有级别，38%～65%）	自身免疫性溶血性贫血
血小板减少症（所有级别，29%～54%）	肺炎（27%～46%）
肌肉骨骼疼痛（23%～36%）	脓毒症（15%～46%）
头晕（9%～46%）	肿瘤溶解综合征（1%～6%）
疲劳（21%～62%）	

（二）药物相互作用（表3）

表3 维奈克拉的药物相互作用

药物名称	严重程度	证据质量	相互作用表现	临床管理策略
泊沙康唑	禁忌	良好	增加维奈克拉的暴露	对于 AML 患者，如必须联用，则应调整本药剂量：第1天：10 mg；第2天：20 mg；第3天：50 mg；第4天及以后：每天 70 mg。在泊沙康唑停止给药后 2~3 天，恢复与泊沙康唑伴随使用前的本品剂量
其他强效 CYP3A 抑制剂	禁忌	一般	增加维奈克拉的暴露	对于 AML 患者，如必须联用，则应调整本药剂量：第1天：10 mg；第2天：20 mg；第3天：50 mg；第4天及以后：每天 100 mg。在强效 CYP3A 抑制剂停止给药后 2~3 天，恢复与抑制剂伴随使用前的本品剂量
中效 CYP3A 抑制剂或 P-gp 抑制剂	严重	一般	增加维奈克拉的暴露	避免联用。如必须联用，则应将本品剂量降低至 50%。在中效 CYP3A 抑制剂或 P-gp 抑制剂停止给药后 2~3 天，恢复与抑制剂伴随使用前的本品剂量
CYP3A 诱导剂	严重	一般	降低维奈克拉的暴露	避免同时使用
P-gp 底物	严重	一般	可能会增加底物的暴露	避免联用。如必须联用，须在本品给药前至少 6 h 进行 P-gp 底物单独给药

患者用药教育

1. 建议患者每天尽量在同一时间服药，整片用水送服，不能咀嚼、碾碎或在吞服前掰碎。

2. 告知患者如果在常规服药时间的 8 h 内漏服一次本品，应指导患者尽快补服，并恢复每天常规给药。若患者漏服已超过 8 h，则不需要补服，只需在第二天恢复常规给药；若患者在正常用药后发生呕吐，在呕吐当天不需要再次服用本品，在常规服药时间进行下次给药。

3. 建议育龄女性患者在治疗期间和最后一次给药后至少30 天内严格避孕。

4. 建议患者在用药期间避免食用葡萄柚产品、塞维利亚橙或杨桃。

5. 建议用药的患者每天补充水分，首次用药前 2 天及用药期间需补充充足的水分，以减少肿瘤溶解综合征风险。

6. 告知患者用药期间存在潜在肿瘤溶解综合征风险，尤其是在治疗开始和剂量爬坡阶段，应立即报告与此事件相关的任何体征和症状。

艾伏尼布
Ivosidenib

艾伏尼布是一种靶向异柠檬酸脱氢酶 –1 突变的小分子抑制剂。

⚠ **黑框警告**

　　服用本品治疗的患者可能发生分化综合征，如果不进行治疗，可导致死亡。当考虑发生分化综合征时，应给予患者糖皮质激素，并监测血流动力学，直到患者症状消退。

◎ **剂型及规格**　片剂：每片 0.25 g。

✓ **适应证**　AML（FDA 适应证）。

◐ 用法用量

1. 常规用量： 口服 500 mg，每天一次口服，直至疾病进展或出现不可耐受的毒性。对未出现疾病进展或不可接受毒性的患者，须至少接受 6 个月治疗，以充分观察临床反应。

2. 针对毒性的剂量调整： 应根据毒性反应暂停服药或降低剂量（表 1）。

表 1　不良反应发生时艾伏尼布的剂量调整推荐方案

不良反应	艾伏尼布剂量调整方案
分化综合征	如果怀疑出现分化综合征，则给予全身性糖皮质激素（静脉地塞米松 10 mg q12 h，或剂量相当的其他口服或静脉用糖皮质激素）治疗进行血流动力学监测，至少持续 3 天直至症状恢复。如果给予全身性糖皮质激素治疗后，重度症状和（或）体征持续超过 48 h，应暂停服用本品。在体征和症状改善至 2 级或更低级别时，可恢复本品治疗
非感染性白细胞增多症（白细胞计数 >25 × 10^9/L，或较用药前升高 > 15 × 10^9/L）	根据医院的诊疗常规，给予羟基脲治疗，如果有临床指征，可行白细胞去除术。如果羟基脲治疗未能改善白细胞增多症，应暂停服用本品。白细胞增多症恢复后，方可恢复本品每日 500 mg 治疗。在白细胞增多症改善或恢复后，方可逐渐降低羟基脲剂量
QT 间期 480 ~ 500 ms	暂停服用本品。根据临床指征，监测并补充电解质。检查并调整已知具有可延长 QT 间期效应的合并用药。在 QT 间期恢复至小于或等于 480 ms 后，恢复本品每日 500 mg 治疗。QT 间期延长恢复后，至少每周 1 次监测 ECG，持续 2 周
QT 间期 >500 ms	暂停服用本品。根据临床指征，监测并补充电解质。检查并调整已知具有可延长 QT 间期效应的合并用药。当 QT 间期恢复至基线值 ± 30 ms 以内或 ≤480 ms 时，以减量至每日 250 mg 恢复本品的治疗。在 QT 间期延长恢复后，至少每周 1 次监测 ECG，持续 2 周。如果可以确定 QT 间期延长的其他病因，可以考虑将本品剂量重新恢复至每日 500 mg

续表

不良反应	艾伏尼布剂量调整方案
伴有危及生命的心律失常症状/体征的 QT 间期延长	永久停用本品
格林巴利综合征	永久停用本品
与治疗相关的其他 3 级 * 或更高级别毒性反应	暂停服用本品，直到毒性恢复至 2 级或更低。以每日 250 mg 剂量恢复服用本品，如果毒性恢复至 1 级或更低，剂量可恢复至每日 500 mg。如果再次出现 3 级或更高毒性，应永久停用本品

*1 级为轻度，2 级为中度，3 级为重度，4 级为危及生命。

⭐ **特殊人群用药**

　　1. **肝功能不全患者：** 对于轻度或中度肝损伤（Child-Pugh A 级或 B 级）患者，无需调整起始剂量。本品在重度肝损伤（Child-Pugh C 级）患者中的药代动力学和安全性尚不明确。对于基础存在重度肝损伤患者，在开始使用本品治疗之前，应考虑其风险和潜在获益。

　　2. **肾功能不全患者：** 对于轻度或中度肾损伤［估算肾小球滤过率≥30 ml/（min·1.73 m²），MDRD 公式］的患者，无需调整起始剂量。本品在患有重度肾损伤［估算肾小球滤过率<30 ml/（min·1.73 m²），MDRD 公式］或需要透析的肾损伤患者中的药代动力学和安全性尚不明确。对于基础存在重度肾损伤或需要透析的患者，在开始使用本品治疗之前，应考虑其风险和潜在获益。

　　3. **儿童：** 尚无本品用于 18 岁以下患者的临床研究资料。

　　4. **老年人：** 老年患者无需进行剂量调整。

🕐 **妊娠期分级** 　妊娠期女性接受本品治疗可能对胎儿造成伤害。如果在妊娠期间服用本品，或者患者在服药期间怀孕，应告知患者其对胎儿的潜在风险。

ℹ️ **哺乳期分级** 　建议在本品治疗期间和最后一次给药后至少 1 个

月停止哺乳。

〰 **药动学指标** 血浆蛋白结合率：92% ~ 96%；V_d：234 L；主要经肝 CYP3A4 代谢，是 CYP3A4 及 P-gp 的底物；主要经粪便排泄（77%），$t_{1/2}$：93 h。

⊖ **禁忌证**

对本品活性成分或任何辅料过敏者禁用。

⊗ **不良反应**（表2）

表2 艾伏尼布的不良反应

常见不良反应	严重不良反应
皮疹（14% ~ 26%） 腹痛（16% ~ 35%） 便秘（20% ~ 21%） 食欲减退（18% ~ 39%） 腹泻（34% ~ 61%） 恶心（31% ~ 42%） 腹水（23%） 关节痛（30% ~ 36%） 疲劳（39% ~ 50%） 发热（23%）	QT 间期延长（10% ~ 26%） 室性心律失常 肠梗阻 肝性脑病 格林 – 巴利综合征（低于 1%） 肺炎 肺栓塞 分化综合征（15% ~ 25%） 脓毒症

⇨ **药物相互作用**（表3）

表3 艾伏尼布的药物相互作用

药物名称	严重程度	证据质量	相互作用表现	临床管理策略
QT 间期延长药物（特非那定、司帕沙星、美沙拉嗪、西沙必利、氯喹、索他洛尔、伊布利特、决奈达隆等）	禁忌	良好	增加 QT 间期延长的风险	避免与延长 QT 间期的药物合用或者使用替代治疗。如果与可延长 QT 间期的药物合用不可避免，应监测患者 QT 间期

续表

药物名称	严重程度	证据质量	相互作用表现	临床管理策略
强效或中效CYP3A4抑制剂（氟康唑、酮康唑、泊沙康唑、伊曲康唑等）	禁忌	良好	血药浓度升高可增加 QT 间期延长的风险	在治疗期间考虑选用不是 CYP3A4 抑制剂的替代药物。如果给药不可避免时，则将剂量降至250 mg。每日一次。应监测患者 QT 间期延长风险的增加。停用强效 CYP3A4抑制剂至少 5 个半衰期后，将本品用量恢复至 500 mg，每日一次
强效 CYP3A 诱导剂（洛拉替尼、利福平、托吡酯等）	禁忌	良好	降低艾伏尼布的血药浓度	避免与强效 CYP3A的诱导剂合用
葡萄柚	中等	一般	增加艾伏尼布浓度，增加 QT 间期延长风险	患者应避免进食葡萄柚或含有葡萄柚的饮料

患者用药教育

1. 告知患者服药时，不要掰开或碾碎本品服用，也不要进食高脂肪餐。

2. 告知患者每天应在固定时间服用本品。如果服药后出现呕吐，不需补服；按照预定时间进行下一次服药。如果漏服或未在既定时间服药，应尽快补服；但如果距下一次预定服药时间小于 12 h，则无需补服，第二天恢复原计划时间服药即可。12 h 内不得服药 2 次。

3. 告知患者用药期间定期检查血细胞计数、血生化、血肌酸磷酸激酶、ECG 等。

4. 告知患者用药期间如出现发热、咳嗽、呼吸困难、皮疹、四肢肿胀、心悸、眩晕或晕倒等症状，请尽快报告医生，不要自行停用或减量。

5. 告知患者在怀孕期间服用本品或者在服药期间怀孕都是不安全的，应告知患者本品对胎儿的潜在风险。

利妥昔单抗
Rituximab

利妥昔单抗是能特异性地与跨膜抗原 CD20 结合的抗肿瘤药，目前已有多家利妥昔单抗生物类似物上市。

⚠ 黑框警告

1. **输液相关反应**：注射利妥昔单抗可能导致严重的输液相关反应，包括致命性反应。注射后 24 h 内曾发生死亡事件。大约 80% 的致命性输液相关反应与首次输注有关。应对患者进行密切监测。发生严重反应者应停止输液并对 3 级或 4 级的输液相关反应提供药物治疗。

2. **严重的皮肤反应**：接受治疗的患者可能发生严重，甚至致命性皮肤反应。

3. **乙型肝炎病毒再激活**：接受治疗的患者可能发生乙型肝炎病毒再激活，在某些情况下导致暴发性肝炎、肝衰竭和死亡。治疗开始前应对患者进行乙肝病毒的筛选，治疗期间和治疗后进行监测。当出现乙型肝炎病毒再激活时应停止本药及伴随药物的治疗。

4. **进行性多灶性白质脑病**：在接受本药治疗的患者中可能发生致命性进行性多灶性白质脑病。

◉ **剂型及规格** 注射剂：每支 10 ml∶100 mg；50 ml∶500 mg。

✓ **适应证**

1. NHL

（1）先前未经治疗的 CD20 阳性Ⅲ～Ⅳ期滤泡性非霍奇金淋巴瘤患者，应与化疗联合使用。

（2）初治滤泡性淋巴瘤患者经本药联合化疗后达完全或部分缓解后的单药维持治疗。复发或化疗耐药的滤泡性淋巴瘤。

（3）CD20 阳性弥漫大 B 细胞性非霍奇金淋巴瘤（diffuse large B cell lymphoma，DLBCL）应与标准 CHOP 化疗（环磷酰胺、阿霉素、长春新碱、泼尼松）8 个周期联合治疗。

2. CLL： 与氟达拉滨和环磷酰胺 FC 方案联合治疗先前未经治疗或复发性/难治性 CLL 患者。

◉ **用法用量**

1. 滤泡性非霍奇金淋巴瘤

（1）初始治疗

1）成年患者初始单药治疗：375 mg/m²，静脉给药，每周 1 次，22 天的疗程内共给药 4 次。

2）联合化疗用于初治滤泡性淋巴瘤患者：每个疗程 375 mg/m²，使用 8 个疗程。

3）每次先静脉注射化疗方案中的糖皮质激素，然后在每个疗程的第 1 天给药。

（2）维持治疗：初治患者经联合化疗完全或部分缓解后，可接受利妥昔单抗单药维持治疗，推荐剂量为 375 mg/m²，每 8 周给药一次，共输注 12 次。

（3）复发后的再治疗：推荐剂量为 375 mg/m²，静脉滴注 4 周，每周 1 次，连续 4 周。

2. DLBCL： 本药与 CHOP 化疗联合使用：375 mg/m²，每个化

疗周期的第一天使用。化疗的其他组分应在利妥昔单抗应用后使用。

3. CLL

（1）与 FC 方案联合使用时，建议在治疗开始前 48 h 即开始充分水化，同时给予抑制尿酸药，以降低肿瘤溶解综合征风险。对淋巴细胞计数 $>25 \times 10^9$/L 患者，建议在给药前先静脉给予泼尼松 / 泼尼松龙 100 mg，以降低急性输液相关反应和（或）细胞因子释放综合征的发生率和严重程度。

（2）与 FC 方案联合用药时，28 天为 1 个周期，共治疗 6 个周期。在开始 FC 的前一天静脉输注 375 mg/m²；后续疗程每次 500 mg/m²，于 FC 化疗第 1 天给药，化疗药物应在本药应用后使用。

⭐ **特殊人群用药**

1. **肝、肾功能不全患者：** 尚无相关数据。

2. **儿童：** FDA 推荐本药联合化疗应用于 6 个月以上成熟 B 细胞 NHL 儿童。

3. **老年人：** 国外和国内临床研究中均纳入了老年患者，结果提示本品可用于老年患者，无特殊禁忌。

🔘 **妊娠期分级**　C。

🔘 **哺乳期分级**　L4。

🔘 **药动学指标**　V_d: 3.1～3.49 L；$t_{1/2}$（CLL 患者）: 32 天（14～62 天）；$t_{1/2}$（NHL 患者）: 22 天（6.1～52 天）。

⊖ **禁忌证**

已知对本药的任何组分（如枸橼酸钠、聚山梨酯 80）和鼠类蛋白质过敏的患者禁用。

⊗ 不良反应（表1）

表1 利妥昔单抗的不良反应

常见不良反应	严重不良反应
恶心（23%） 淋巴细胞减少症（所有级别，48%） 虚弱无力（26%） 发热（53%~56%） 颤抖（13%~33%） 头痛（5%~17%）	心脏并发症（DLBCL，29%） TEN 胃肠穿孔 乙肝再激活 输注反应（NHL，≥25%；CLL，59%）

⊖ 药物相互作用（表2）

表2 利妥昔单抗的药物相互作用

药物名称	严重程度	证据质量	相互作用表现	临床管理策略
顺铂	严重	良好	可能导致肾衰竭风险增加	密切监测患者肾衰竭的迹象。患者 Scr 上升或出现少尿时，停止使用利妥昔单抗

🖉 溶媒选择与配伍禁忌（表3）

表3 利妥昔单抗的溶媒选择与配伍禁忌

溶媒选择	0.9% 氯化钠注射液	推荐使用
	5% 葡萄糖注射液	推荐使用
配制及使用方法	· 在无菌条件下抽取所需剂量的本品，置于无菌无致热原的含 0.9% 氯化钠注射液或 5% 葡萄糖注射液的输液袋中，稀释到终浓度为 1~4 mg/ml。轻柔地颠倒注射袋使溶液混合并避免产生泡沫 · 每次滴注本品前应预先使用解热镇痛药（例如对乙酰氨基酚）和抗组胺药（例如苯海拉明）。还应该预先使用糖皮质激素，尤其如果所使用的治疗方案不包括皮质激素 **初次用药滴注速度：**推荐起始速度为 50 mg/h；如无输液相关反应，可每 30 min 增加 50 mg/h，直至最大速度 400 mg/h **以后用药滴注速度：**开始速度可为 100 mg/h，每 30 min 增加 100 mg/h，直至最大速度 400 mg/h	

配伍禁忌	两性霉素 B、环丙沙星、环孢素、多柔比星、呋塞米、左氧氟沙星、氧氟沙星、昂丹司琼、柔红霉素脂质体、碳酸氢钠、万古霉素

患者用药教育

1. 如果对本品或其他鼠类（小鼠或大鼠）蛋白质有过敏反应，不应该接受本品。

2. 告知患者本品可能引起称为输液相关反应的严重不良反应，这可能会危及生命。如果出现皮疹，瘙痒，面部、舌头和喉咙肿胀，呼吸困难或胸痛，应立即就医。

3. 告知患者本品可能引起称为肿瘤溶解综合征的严重反应。如果出现少尿、无尿以及体重增加，脚肿胀，心律不齐等症状，应立即就医。

4. 告知患者如果发生严重的皮肤反应，症状可能包括皮肤起泡、剥落或松动，红色皮肤损伤，严重的痤疮或皮疹，皮肤溃疡或溃疡，或发热、寒战等，应立即就医。

5. 告知患者本品可能增加治疗期间和治疗后 1 年内感染的风险。这些感染可能很严重并可危及生命。

6. 建议患者治疗期间避免接种活疫苗。灭活疫苗虽可接种，但应答率会下降。

奥妥珠单抗
Obinutuzumab

奥妥珠单抗为单克隆抗体，靶向于前 B 淋巴细胞和成熟 B 淋巴细胞表面表达的 CD20 抗原。

> ⚠ **黑框警告**
>
> 1. 接受 CD20 抗体的细胞溶解抗体（包括奥妥珠单抗）治疗的患者，可能会发生乙型肝炎病毒的再激活，在某些情况下可导致暴发性肝炎、肝衰竭和死亡。在开始奥妥珠单抗治疗之前，应该对所有患者进行乙型肝炎病毒感染的筛查。乙型肝炎病毒阳性患者在用奥妥珠单抗治疗期间及治疗后均应监测。一旦发现乙型肝炎病毒再激活，立即停用奥妥珠单抗及其相应药物。
>
> 2. 在接受奥妥珠单抗治疗的患者中可能会发生进行性多灶性脑白质病，包括致死性多灶性脑白质病。

◎ **剂型及规格**　注射剂：每瓶 1000 mg（40 ml）。

✓ **适应证**　联合化疗，用于初治的 Ⅱ 期伴有巨大肿块、Ⅲ 期或Ⅳ期滤泡性淋巴瘤成人患者，达到至少部分缓解的患者随后用奥妥珠单抗维持治疗。

◔ **用法用量**

1. **一般信息**：本品应通过专用输液管静脉输注给药，并应在配备完善的急救复苏设施的情况下由至少一名经验丰富的医生密切监督使用。本品输注不应以静脉推注的方式给药，应使用 0.9% 氯化钠注射液作为输注溶媒。

2. **肿瘤溶解综合征的预防及用药**：肿瘤负荷高和（或）肾损伤（CrCl＜70 ml/min）的患者存在肿瘤溶解综合征风险，应接受预防性治疗。依据标准操作指南，开始本品输注前的预防性治疗应包括充分水化和给予抑制尿酸的药物（例如别嘌醇）或尿酸氧化酶（例如拉布立酶）等适用的替代药物。如果医生认为有必要，患者应在后续每次输注前继续接受预防性治疗。

3. **输液相关反应（infusion-related reaction，IRR）的预防及给药方法**：在本品静脉输注过程中，IRR 的可能症状包括低血压。

因此，在每次本品输注前 12 h 以及输注期间和输注后 1 h 内，应考虑暂停使用降压药。表 1 列出了降低 IRR 风险的预防及给药方法。针对 IRR，本品的输注速率调整方案见表 2。

表 1 为降低 IRR 风险，奥妥珠单抗输注前的预防及给药方法

治疗周期天数	需要预防用药的患者	预防用药	给药方法
第一周期：第 1 天	所有患者	静脉注射糖皮质激素 [1,2]	在奥妥珠单抗输注前至少 1 h 完成
		口服镇痛 / 解热剂 [3]	在奥妥珠单抗输注前至少 30 min
		抗组胺药物 [4]	
所有后续输注	在先前输注期间未出现 IRR 的患者	口服镇痛 / 解热剂 [3]	在奥妥珠单抗输注前至少 30 min
	在先前输注期间出现 IRR（1 级或 2 级）的患者	口服镇痛 / 解热剂 [3]	在奥妥珠单抗输注前至少 30 min
		抗组胺药物 [4]	
	在先前输注期间出现 3 级 IRR 的患者	静脉注射糖皮质激素 [1,2]	在奥妥珠单抗输注前至少 1 h 完成
		口服镇痛 / 解热剂 [3]	在奥妥珠单抗输注前至少 30 min
		抗组胺药物 [4]	

注：

1. 100 mg 泼尼松 / 泼尼松龙、20 mg 地塞米松或 80 mg 甲泼尼龙。不应使用氢化可的松，因为该药物不能有效降低 IRR 的发生率。

2. 如果在与本品输注的同一天给予含糖皮质激素的化疗方案，则可以在奥妥珠单抗输注前至少 60 min 时，口服给予糖皮质激素，在该情况下不需要再额外静脉注射糖皮质激素作为预防用药。

3. 例如 650～1000 mg 对乙酰氨基酚（扑热息痛）。

4. 例如 50 mg 苯海拉明。

表2 针对 IRR 的奥妥珠单抗输注速率调整方案

IRR 严重程度	输注速率调整方案
4级（危及生命）	停止输注并永久性终止治疗
3级（重度）	· 暂时中断输注，并对症治疗 · 症状消退之后，以不超过之前（IRR 发生时使用的速率）一半的速率重新开始输注 · 如果患者没有再出现任何 IRR 症状，可以按照治疗剂量增幅和时间间隔重新开始递增输注速率 · 如果患者再次发生 3 级 IRR，则停止输注并永久性终止治疗
1～2级（轻度和中度）	· 降低输注速率或暂时中断输注，并对症治疗 · 症状消退之后，继续进行输注 · 如果患者未再出现任何 IRR 症状，可以按照治疗剂量增幅和时间间隔重新开始递增输注速率

4. **标准剂量：** 奥妥珠单抗的推荐剂量为静脉给予 1000 mg。对于初治的滤泡性淋巴瘤患者，本品应按如下方式与化疗联合治疗：

（1）6 个周期，每个周期 28 天，与苯达莫司汀联合给药。

（2）6 个周期，每个周期 21 天，与 CHOP 联合给药，然后增加 2 个周期的本品单药治疗。

（3）8 个周期，每个周期 21 天，与 CVP 联合给药。

经过最初 6 个或 8 个周期本品与化疗的联合治疗，达到完全或部分缓解的患者应继续接受本品（1000 mg）单药维持治疗，每 2 个月 1 次，直至疾病进展或最长达 2 年。单药维持治疗在诱导治疗期最后一次奥妥珠单抗给药后大约 2 个月开始。本品用于滤泡性淋巴瘤患者的剂量和输注速率见表 3。

表3 奥妥珠单抗用于滤泡性淋巴瘤患者的剂量和输注速率

治疗周期天数		奥妥珠单抗的剂量	奥妥珠单抗的输注速率
第1周期	第1天	1000 mg	以50 mg/h的速率给药，输注速率可每30 min提高一次，每次提高50 mg/h，最大速率为400 mg/h
	第8天	1000 mg	· 若先前输注的最终速率≥100 mg/h，未出现IRR或出现1级IRR，则可以100 mg/h的速率开始输注，每30 min提高100 mg/h，最大速率为400 mg/h
	第15天	1000 mg	
第2~6或2~8周期	第1天	1000 mg	
滤泡患者的维持治疗	每2个月一次。直至疾病进展或最长达2年	1000 mg	· 若先前输注期间出现2级或更高级别的IRR，则以50 mg/h的速率开始输注，输注速率可每30 min提高一次，每次提高50 mg/h，最大速率为400 mg/h

5. 延迟或遗漏给药

（1）如果计划的用药出现遗漏，应尽快给药；不要跳过该次给药或等到下一次计划的给药时间。

（2）如果在第1周期的第8天或第1周期的第15天之前发生了毒性反应，则需要延迟给药，应在毒性反应恢复后给予这些剂量。在这种情况下，所有后续访视和第2周期的开始均将根据第1周期中的延迟情况进行调整。在本品和化疗联合治疗期间，调整给药计划时应保持化疗周期之间的时间间隔。

（3）在维持治疗期间，后续依照原定方案给药。

6. 治疗期间的剂量调整：不建议降低本品的剂量。

⭐ **特殊人群用药**

1. 肝功能不全患者：尚未确立奥妥珠单抗在肝功能受损患者中的安全性和有效性。

2. 肾功能不全患者：轻度或中度肾损伤患者中（CrCl 30~

89 ml/min），无需进行剂量调整。尚未在 CrCl＜30 ml/min 的患者中对本品的安全性及有效性进行研究。

　　3. 老年人：年龄≥65 岁的患者中不建议进行剂量调整。

　　4. 儿童：尚未确立本品在 18 岁以下患者中的安全性和有效性。

🕲 **妊娠期分级**　TGA 分级：C 级。应避免在妊娠期间使用本品，除非对母亲的潜在获益超过对胎儿的潜在风险。

🕲 **哺乳期分级**　IgG 能分泌至母乳中，建议哺乳期女性在本品治疗期间和在本品末次给药之后 18 个月内停止哺乳。

〰 **药动学指标**　V_d：4.1～4.3 L。$t_{1/2}$（CLL）：25.5 天，$t_{1/2}$（NHL）：35.3 天。

⊖ **禁忌证**

禁止用于已知对奥妥珠单抗或本品任何辅料过敏的患者。

⊗ **不良反应（表 4）**

表 4　奥妥珠单抗的不良反应

常见不良反应	严重不良反应
中性粒细胞减少症（35%～53%） 便秘（8%） 咳嗽（10%～35%） 腹泻（10%） 上呼吸道感染（36%～50%） 发热（9%～19%） 疲乏（40%）	IRR（63%～72%） 肿瘤溶解综合征（2%） 血小板减少症（10%） 出血（4%～5%） 中性粒细胞减少症（33%～49%） 感染（38%）

🖈 **溶媒选择与配伍禁忌（表 5）**

表 5　奥妥珠单抗的溶媒选择与配伍禁忌

溶媒选择	0.9% 氯化钠注射液	推荐使用
配制及使用方法	本品应通过专用输液管静脉输注给药，并应在配备完善的急救复苏设施的情况下，由至少一名经验丰富的医生密切监督	

| 配制及使用方法 | 使用。本品输注不应以静脉推注的方式给药，应使用 0.9% 氯化钠注射液作为输注溶媒
1. 稀释和配制说明：
（1）本品应由医护人员使用无菌针头和注射器按照无菌操作规范进行制备
（2）应在给药前目视检查是否存在颗粒物和变色
（3）从药瓶中抽取 40 ml 本品浓缩液，在含有无菌、无致热原的 0.9% 氯化钠注射液的体积为 250 ml 的聚氯乙烯（polyvinyl chloride，PVC）或非 PVC 聚烯烃输液袋中进行稀释。本品稀释后的最终浓度应该在 0.4 ~ 4 mg/ml
（4）应缓慢地倒转输液袋以混合溶液，避免产生过多的泡沫
2. 输注液的使用与保存： 在 2 ~ 8 ℃下存放 24 h，然后在室温下（≤30 ℃）存放 24 h，最后在不超过 24 h 内进行输注 |
| 配伍禁忌 | 请勿使用葡萄糖溶液（5%）等其他稀释剂对本品进行稀释，因为尚未对此类应用进行检测
请勿将本品与其他药物混合 |

⚛ 患者用药教育

1. 告知患者立即报告 IRR 的症状。

2. 告知患者立即报告肿瘤溶解综合征和感染的症状。

3. 建议有生育能力的女性在治疗期间和在治疗之后 18 个月内应使用有效的避孕措施。

4. 告知患者该药不良反应可能包括疲劳、咳嗽、上呼吸道感染、肌肉骨骼疼痛、便秘和腹泻等。

5. 告知患者治疗期间避免使用活疫苗。

6. 本品输注过程中的 IRR 可能症状包括低血压。因此，每次输注本品前 12 h 以及输注期间和输注后 1 h 内，应考虑暂停使用降压药。

卡瑞利珠单抗
Camrelizumab

卡瑞利珠单抗是一种人类免疫球蛋白 G4（IgG4）单克隆抗体（HuMAb），可与 PD-1 受体结合，阻断其与 PD-L1 和 PD-L2 之间的相互作用，释放 PD-1 通路介导的免疫抑制反应，包括抗肿瘤免疫反应。

◎ **剂型及规格**　粉针剂：每支 200 mg。

✓ **适应证**　本品用于至少经过二线系统化疗的复发或难治性经典型霍奇金淋巴瘤（classical Hodgkin lymphoma，cHL）患者的治疗。

◐ **用法用量**　cHL：每次 200 mg，静脉注射每 2 周 1 次，直至疾病进展或出现不可耐受的毒性。

有关免疫治疗不良反应的治疗调整方案参见附录 1。

★ **特殊人群用药**

1. **肝功能不全患者**：对于非肝细胞癌患者、轻度肝损伤患者，无需进行剂量调整；对于中度或重度肝损伤患者，不推荐使用。

2. **肾功能不全患者**：目前尚无针对中重度肾损伤患者使用本品的研究数据，中度或重度损伤者不推荐使用。轻度肾损伤患者应在医生指导下使用本品，不需调整剂量。

3. **儿童**：尚无本品在 18 岁以下儿童及青少年中的安全性和有效性数据。

4. **老年人**：年龄≥65 岁患者无需调整剂量。

◔ **妊娠期分级**　IgG4 会透过胎盘，胎儿风险不能排除。除非临床获益大于风险，否则不建议在妊娠期间使用本品治疗。

◑ **哺乳期分级**　IgG4 会分泌到母乳中。本品对母乳喂养的婴幼儿可能存在潜在的风险，故建议哺乳期妇女在接受本品治疗期间及末次给药后至少 2 个月内停止哺乳。

〰 **药动学指标**　在稳态下的 V_d 约 7.2 L。$t_{1/2}$：6 天。

⊖ **禁忌证**

对本品活性成分或辅料过敏者禁用。

⊗ **不良反应（表 1）**

表 1　卡瑞利珠单抗的不良反应

常见不良反应	严重不良反应	
反应性毛细血管增生症（78.3%） AST 升高（20.3%） ALT 升高（18.5%） 甲状腺功能减退（17.8%） 乏力（15.6%） 贫血（15.0%） 蛋白尿（11.9%）	免疫相关性肺炎（2.1%） 免疫相关性腹泻及结肠炎（0.8%） 免疫相关性心肌炎（<0.1%） 免疫相关性肝炎（5.4%） 免疫相关性肾炎（0.4%）	贫血（4.1%） 低钠血症（3.0%） GGT 升高（3.0%） AST 升高（2.8%）

⊜ **药物相互作用**

考虑其干扰本品药效学活性可能性，应避免在开始本品治疗前使用全身性糖皮质激素及其他免疫抑制剂。如果为了治疗免疫相关性不良反应，可在开始本品治疗后使用全身性糖皮质激素及其他免疫抑制剂。

⊛ **溶媒选择与配伍禁忌（表 2）**

表 2　卡瑞利珠单抗的溶媒选择与配伍禁忌

溶媒选择	0.9% 氯化钠注射液	推荐使用
	5% 葡萄糖注射液	推荐使用
配制及使用方法	1. 本品应由专业卫生人员进行给药操作，采用无菌技术进行复溶和稀释。输注宜在 30～60 min 内完成。本品不得采用静脉内推注或快速静脉注射给药 2. 本品不含防腐剂，配制时应注意采用无菌操作 3. 每瓶注射用本品应采用 5 ml 灭菌注射用水复溶，复溶时应避免直接将灭菌注射用水滴撒于药粉表面，而应将其沿瓶壁缓慢加入，并缓慢涡旋使其溶解，静置至泡沫消退，切	

| 配制及使用方法 | 勿剧烈振荡西林瓶。复溶后药液应为无色或微黄色液体。如观察到可见颗粒，应丢弃药瓶。抽取 5 ml 复溶后药液转移到含有 100 ml 葡萄糖注射液（5%）或氯化钠注射液（0.9%）的输液袋中，并经由内置或外加一个无菌、无热原、低蛋白结合的 0.2 μm 过滤器的输液管进行静脉输注
4. 本品从冰箱取出后应立即复溶和稀释。稀释后药液在室温条件下，贮存不超过 6 h（包含输注时间）；在冷藏（2~8 ℃）条件下，贮存不超过 24 h。如稀释后药液在冷藏条件下贮存，使用前应恢复至室温。本品不得由同一输液器与其他药物同时给药
5. 本品仅供一次性使用，单次使用后剩余的药物必须丢弃 |

👤 患者用药教育

1. 告知育龄妇女在用药期间及停药后至少 2 个月内，采取有效的避孕措施。

2. 告知患者用药后可能出现疲劳、乏力等症状，尽量避免开车及做其他危险工作。

3. 告知患者用药后可能出现免疫相关性肝炎、肾炎、内分泌疾病（如甲状腺功能异常、垂体炎、肾上腺功能不全、高血糖）等。建议定期监测肝肾功能、甲状腺功能、肾上腺功能、皮质激素、血糖，并及时报告不适症状。

4. 70% 以上患者在临床试验中出现了反应性毛细血管增生症，告知患者当出现该不良反应时，应避免抓挠或摩擦，用纱布保护避免出血，并及时就医。

替雷利珠单抗
Tislelizumab

替雷利珠单抗是一种人源化单克隆抗体，可与 PD-1 受体结合，阻断其与 PD-L1 和 PD-L2 之间的相互作用，释放 PD-1 通路介导的免疫抑制反应，包括抗肿瘤免疫反应。

◎ **剂型及规格**　注射液：每瓶 10 ml：100 mg。

✓ **适应证**　本品适用于至少经过二线系统化疗的复发或难治性 cHL 的治疗。

◷ **用法用量**　本品推荐剂量 200 mg，静脉输注，每 3 周 1 次，直至出现疾病进展或产生不可耐受的毒性。

推荐的本品治疗调整方案参见附录 1。

★ **特殊人群用药**

1. **肝功能不全患者：**对于非肝细胞癌患者、轻度肝损伤患者，无需进行剂量调整；对于中度或重度肝损伤患者，不推荐使用。

2. **肾功能不全患者：**目前本品尚无针对重度肾损伤患者的研究数据。对于重度肾损伤患者，不推荐使用。轻度或中度肾损伤患者应在医生指导下慎用本品，如需使用，无需进行剂量调整。

3. **儿童：**尚无本品在 18 岁以下儿童及青少年中的安全性和有效性数据。

4. **老年人：**年龄≥65 岁患者无需调整剂量。

↻ **妊娠期分级**　IgG4 会透过胎盘，除非临床获益大于潜在风险，不建议在妊娠期间使用本品治疗。

🖐 **哺乳期分级**　IgG 会分泌到母乳中，本品对母乳喂养的婴幼儿可能存在潜在的风险，故建议哺乳期妇女在接受本品治疗期间及末次给药后至少 5 个月内停止哺乳。

⊘ **药动学指标**　在稳态下，V_d：约 6.42 L。终末半衰期约为 23.8 天。

⊝ **禁忌证**

对本品活性成分或辅料过敏者禁用。

⊗ 不良反应（表1）

表1 替雷利珠单抗的不良反应

常见不良反应	严重不良反应
甲状腺功能减退 疲乏 ALT 升高 贫血 皮疹	免疫相关性肺炎（1.9%） 免疫相关性腹泻及结肠炎（0.4%） 免疫相关性心肌炎（0.2%） 免疫相关性肝炎（1.9%） 免疫相关性肾炎（0.3%） 贫血 肺炎（非感染性）

⇒ 药物相互作用

1. 考虑其干扰本品药效学活性可能性，应避免在开始本品治疗前使用全身性糖皮质激素及其他免疫抑制剂。如果为了治疗免疫相关性不良反应，可在开始本品治疗后使用全身性糖皮质激素及其他免疫抑制剂。

2. 当本品与化疗联合用药时，若为同日给药，则先输注本品。适当时，可根据该联合用药的化疗药品说明书给予糖皮质激素进行预防用药，以预防化疗相关不良反应。

✎ 溶媒选择与配伍禁忌（表2）

表2 替雷利珠单抗的溶媒选择与配伍禁忌

溶媒选择	0.9% 氯化钠注射液	推荐使用
配制及 使用方法	· 本品仅供静脉输注使用。第一次输注时间应不短于 60 min；如果耐受良好，则后续每一次输注时间应不短于 30 min。输注时所采用的输液管须配有一个无菌、无热原、低蛋白结合的输液管过滤器（孔径 0.2 µm 或 0.22 µm） · 本品不得采用静脉推注或单次快速静脉注射给药。将本品用 0.9% 氯化钠注射液稀释至 1 ~ 5 mg/ml 后进行静脉输注 **溶液制备和输液** 1. 请勿摇晃药瓶	

配制及 使用方法	2. 药品从冰箱中取出后，稀释前可在室温下（25 ℃及以下）最长放置 2 h 3. 应目视检查注射用药是否存在悬浮颗粒和变色的情况。本品是一种澄清至微乳光、无色至淡黄色液体。如观察到可见颗粒或异常颜色，应弃用药物 4. 抽取两瓶本品注射液（共 20 ml，含本品 200 mg），转移到含有 0.9% 氯化钠注射液的静脉输液袋中，制备终浓度范围为 1～5 mg/ml。将稀释液缓慢翻转混匀 5. 本品不含任何防腐剂。建议从冰箱取出后立即进行溶液制备，稀释后溶液建议立即使用。如不能立即使用，稀释液可保存不超过 24 h，该 24 h 包括冷藏条件下（2～8 ℃）储存不超过 20 h，以及恢复至室温（25 ℃及以下）且完成输液不超过 4 h 6. 本品不得冷冻
配伍禁忌	请勿使用同一输液管与其他药物同时给药

👤 患者用药教育

1. 告知患者本品可能通过胎盘，孕妇用药须权衡利弊。如果患者已经怀孕或者计划怀孕，必须提前告知医生。

2. 告知患者用药后乳汁中可能含有本品，对乳儿可能有潜在风险。哺乳期妇女如果用药，在用药期间及末次给药后至少 5 个月内须停止哺乳。如果患者处于哺乳期，必须告知医生以便做出更好的治疗选择。

3. 告知育龄女性及其男性伴侣在用药期间及末次给药后至少 5 个月内必须采取有效的避孕措施。

4. 用药后可能出现疲乏等不良反应，用药期间尽量避免驾驶或操作机器。

5. 告知患者用药后可能出现肝肾功能异常、内分泌疾病、胰腺炎等，用药期间须定期监测肝功能、肾功能、甲状腺功能、垂体功能、肾上腺功能、血淀粉酶和脂肪酶水平等，并及时报告不适症状。

信迪利单抗
Sintilimab

信迪利单抗是一种人类免疫球蛋白 G4（IgG4）单克隆抗体（HuMAb），可与 PD-1 受体结合，阻断其与 PD-L1 和 PD-L2 之间的相互作用，释放 PD-1 通路介导的免疫抑制反应，包括抗肿瘤免疫反应。

◈ **剂型及规格**　注射剂：每瓶 10 ml∶100 mg。

◈ **适应证**　本品适用于至少经过二线系统化疗的复发或难治性 cHL 的治疗。

◈ **用法用量**

1. 本品推荐剂量 200 mg，静脉输注，每 3 周 1 次，直至出现疾病进展或产生不可耐受的毒性。

2. 有可能观察到非典型反应（例如最初几个月内肿瘤暂时增大或出现新的病灶，随后肿瘤缩小）。如果患者临床症状稳定或持续减轻，即使有疾病进展的初步证据，基于总体临床获益的判断，可考虑继续应用本品治疗，直至证实疾病进展。

3. 根据个体患者的安全性和耐受性，可能需要暂停给药或永久停药。不建议增加或降低剂量。有关免疫治疗不良反应的治疗调整方案参见附录 1。

◈ **特殊人群用药**

1. **肝功能不全患者：** 轻度或中度肝损伤患者无需调整剂量，无重度肝损伤患者独立研究数据。重度肝损伤患者慎用，如需使用，无需调整剂量。

2. **肾功能不全患者：** 轻度或中度肾损伤患者无需调整剂量，无重度肾损伤患者独立研究数据。重度肾损伤患者慎用，如需使用，无需调整剂量。

3. **儿童：** 尚无本品在 18 岁以下儿童及青少年中的安全性和有

效性数据。

4. 老年人： 本品目前在＞65 岁的老年患者与非老年患者（≤65 岁）中的安全性未显示显著差异，建议在医生指导下慎用。如需使用，无需进行剂量调整。

🔹 **妊娠期分级**　除非临床获益大于潜在风险，否则不建议在妊娠期间使用本品治疗。

🔹 **哺乳期分级**　本品对母乳喂养的婴幼儿可能存在潜在的风险，故建议哺乳期妇女在接受本品治疗期间及末次给药后至少 5 个月内停止哺乳。

🔹 **药动学指标**　稳态分布容积 4.70 L；$t_{1/2}$：20.9 天。

🔹 **禁忌证**

对本品活性成分或辅料过敏者禁用。

🔹 **不良反应（表 1）**

表 1　信迪利单抗的不良反应

常见不良反应	严重不良反应
贫血（34.5%） 发热（26.8%） 甲状腺功能检查异常（20.6%） ALT 升高（19.0%） AST 升高（19.0%） 蛋白尿（17.4%） 疲劳（16.5%）	肺部感染（6.9%） 贫血（5.1%） 脂肪酶升高（3.0%） 淋巴细胞计数降低（2.6%） 低钾血症（2.6%） 高血压（2.3%）

🔹 **溶媒选择与配伍禁忌（表 2）**

表 2　信迪利单抗的溶媒选择与配伍禁忌

溶媒选择	0.9% 氯化钠注射液	推荐使用
配制及使用方法	1. 本品静脉输注时间应在 30～60 min。本品不得通过静脉推注或单次快速静脉注射给药 2. 给药前药品的稀释指导如下：	

配制及使用方法	（1）请勿摇晃药瓶 （2）使用前将药瓶恢复至室温（25 ℃或以下） （3）药瓶从冰箱取出后，稀释前可在室温下（25 ℃或以下）最长放置 24 h （4）先将稀释用的 100 ml 0.9% 氯化钠注射液抽出 20 ml 并弃去，再抽取 2 瓶本品注射液（200 mg），一次性转移至上述氯化钠注射液的静脉输液袋中。将稀释液轻轻翻转混匀 （5）从微生物学的角度，本品一经稀释必须立即使用，不得冷冻。本品稳定性研究表明，2~8 ℃避光可保存 24 h，该 24 h 包括 20~25 ℃室内光照下最多保存 6 h（6 h 包括给药时间）。冷藏后，药瓶和（或）静脉输液袋必须在使用前恢复至室温。输注时所采用的输液管必须配有一个无菌、无热原、低蛋白结合的输液管过滤器（孔径 0.2~5 μm） （6）本品仅供一次性使用。必须丢弃药瓶中剩余的任何未使用药物
配伍禁忌	1. 请勿使用同一输液管与其他药物同时给药 2. 给药前应目测注射用药是否存在悬浮颗粒和变色的情况。本品是一种澄明至微乳光、无色至淡黄色液体，无异物。如观察到可见颗粒或变色，应丢弃药瓶

患者用药教育

1. 告知患者经静脉滴注给药，滴注时间为 30~60 min。如果出现输液相关反应，及时告知护士，可能需要降低滴速或暂停给药。

2. 告知患者用药后可能出现乏力等不良反应，用药期间尽量避免驾驶和操作机器。

3. 告知育龄女性及其男性伴侣在用药期间及末次给药后至少 5 个月内必须采取有效的避孕措施。

4. 告知患者用药后可能出现肝肾功能异常、内分泌疾病、胰腺炎、贫血，用药期间须定期监测肝功能、肾功能、甲状腺功能、垂体或肾上腺功能、血淀粉酶、脂肪酶水平、血常规，并及时报告不适症状。

达雷妥尤单抗
Daratumumab

达雷妥尤单抗是一种能与 CD38 结合的 IgG1κ 人源化单克隆抗体，可直接通过 Fc 介导的交联诱导的细胞凋亡作用，也可通过补体依赖的细胞毒作用、抗体依赖的细胞毒作用、抗体依赖的细胞吞噬作用等免疫介导的肿瘤细胞溶解作用，抑制表达 CD38 的肿瘤细胞的生长。

⊚ 剂型及规格 静脉注射剂：每瓶 100 mg/5 ml；400 mg/20 ml。皮下注射剂：每瓶 1.8 g/15 ml。

⊘ 适应证

1. 静脉注射剂

（1）与来那度胺和地塞米松联合用药或与硼替佐米、美法仑和泼尼松联合用药治疗不适合自体干细胞移植的新诊断的 MM 成年患者。

（2）与来那度胺和地塞米松联合用药或与硼替佐米和地塞米松联合用药治疗既往至少接受过一线治疗的 MM 成年患者。

（3）单药治疗复发和难治性 MM 成年患者，患者既往接受过包括蛋白酶体抑制剂和免疫调节剂的治疗且最后一次治疗时出现疾病进展。

2. 皮下注射剂

（1）MM。

（2）联合硼替佐米、环磷酰胺和地塞米松适用于新诊断的原发性轻链型淀粉样变患者。

⏺ 用法用量

1. 静脉注射剂

（1）用法：应在用药前后给予预防药物（具体见第 7 项"推荐的合并用药"），以降低本品的 IRR 风险。

（2）用量

1）与来那度胺联合治疗（4 周为 1 个周期的给药方案）以及单药治疗时本品的标准给药方案：推荐剂量为 16 mg/kg，静脉输注，给药时间安排见表 1。

表 1　达雷妥尤单抗与来那度胺联合治疗以及单药治疗时的标准给药方案（4 周为 1 个周期）

治疗时间	给药方案（推荐剂量：16 mg/kg）
第 1~8 周	每周 1 次（共给药 8 次）
第 9~24 周	每 2 周 1 次（共给药 8 次）
从第 25 周起直到疾病进展	每 4 周 1 次

2）与硼替佐米、美法仑和泼尼松联合治疗时的给药方案（6 周为 1 个周期的给药方案）：推荐剂量为 16 mg/kg，静脉输注，给药时间安排见表 2。

表 2　达雷妥尤单抗与硼替佐米、美法仑和泼尼松（VMP）联合治疗时的给药方案（6 周为 1 个周期）

治疗时间	给药方案（推荐剂量：16 mg/kg）
第 1~6 周	每周 1 次（共给药 6 次）
第 7~54 周 [a]	每 3 周 1 次（共给药 16 次）
从第 55 周起直到疾病进展 [b]	每 4 周 1 次

a. 每 3 周给药一次方案的首次给药时间为第 7 周。

b. 每 4 周给药一次方案的首次给药时间为第 55 周。

3）与硼替佐米和地塞米松（Vd）联合治疗时的给药方案（3周为1个周期的给药方案）：推荐剂量为16 mg/kg，静脉输注，给药时间安排见表3。

表3　达雷妥尤单抗与硼替佐米和地塞米松（Vd）联合治疗时的给药方案（3周为1个周期）

治疗时间	给药方案（推荐剂量：16 mg/kg）
第1~9周	每周1次（共给药9次）
第10~24周	每3周1次（共给药5次）
从第25周起直到疾病进展	每4周1次

（3）输注速率：稀释后，应按照表4列出的初始输注速率静脉内输注本品。仅在没有输液相关反应（IRR）的情况下，才应考虑递增输注速率。

为了便于给药，第1周的首次剂量（剂量16 mg/kg）可以分成连续2天给药，即第1天和第2天分别给予8 mg/kg（表4）。

表4　达雷妥尤单抗（16 mg/kg）给药的输注速率

	稀释体积	初始速率（第1小时）	速率增量[a]	最大速率
第1周输注 方案1（单次输注）				
第1周第1天（16 mg/kg）	1000 ml	50 ml/h	每小时增加50 ml	200 ml/h
方案2（分次输注）				
第1周第1天（8 mg/kg）	500 ml	50 ml/h	每小时增加50 ml	200 ml/h
第1周第2天（8 mg/kg）	500 ml	50 ml/h	每小时增加50 ml	200 ml/h

	稀释体积	初始速率 （第1小时）	速率增量 [a]	最大速率
第2周输注 （16 mg/kg）[b]	500 ml	50 ml/h	每小时 增加 50 ml	200 ml/h
后续输注（第3周 开始 16 mg/kg）[c]	500 ml	50 ml/h	每小时 增加 50 ml	200 ml/h

a. 仅在没有输液相关反应（IRR）的情况下才可考虑递增输注速率。

b. 仅在前一周 16 mg/kg 给药后没有发生 IRR 的情况下，才可使用 500 ml 稀释体积。否则，使用 1000 ml 稀释体积。

c. 仅在之前输注期间没有发生 IRR 的情况下，才可使用调整后的初始速率（100 ml/h）进行后续输注（即，从第3周开始）。否则，继续按表中所示第2周输注速率进行后续输注。

（4）IRR 的管理：本品治疗前，应给予**预防用药**以降低发生 IRR 的风险。对于任何等级/严重程度的 IRR，应立即中断本品输注并对症治疗。治疗 IRR 可能还需要降低输注速率，或者停用本品。

1）1~2 级（轻度至中度）：输液相关反应的症状消退后，可以考虑重新开始输注，但是速率不得大于发生 IRR 时输注速率的一半。如果患者未发生任何进一步的 IRR 症状，可以继续递增输注速率，增量和间隔视临床情况而定，直至最大速率 200 ml/h。

2）3 级（重度）：输液相关反应的症状消退后，可以考虑重新开始输注，但是速率不得大于发生 IRR 时输注速率的一半。如果患者没有出现其他症状，可以重新开始递增输注速率，增量和间隔视临床情况而定。如果再次发生 3 级 IRR，应重复上述步骤。第三次发生 ≥3 级 IRR 时，应永久终止本品治疗。

3）4 级（危及生命）：永久终止本品治疗。

（5）漏用剂量：如果未按计划输注本品，应尽快补充给药并对给药方案做相应调整，以维持治疗的给药间隔。

（6）剂量调整：不建议减少本品剂量。如果发生血液学毒性，可能需要延迟给药，以便血细胞计数恢复。

（7）推荐的合并用药：

1）输注前预防用药：每次输注本品前 1～3 h，给予所有患者以下预防用药，以降低 IRR 风险。

a. 糖皮质激素（长效或中效）

·单药治疗：静脉输注 100 mg 甲泼尼松龙或等效药物。在第二次输注后，可以减少糖皮质激素（口服或静脉给予甲泼尼松龙 60 mg）。

·联合用药治疗：每次输注本品前，给予 20 mg 地塞米松或等效药物。当地塞米松为背景治疗方案规定的糖皮质激素时，将其作为本品在注射日的预防用药。

首次输注本品前静脉给予地塞米松，在后续可以考虑口服给药。若患者接受地塞米松作为预防用药，不应在本品输注日给予其他额外的背景治疗方案规定的糖皮质激素（如泼尼松）。

b. 退热药：口服对乙酰氨基酚 650～1000 mg。

c. 抗组胺药：口服或静脉内给予苯海拉明 25～50 mg 或等效药物。

2）输注后用药：应给予如下输注后药物，以降低迟发性 IRR 的风险。

·单药治疗：每次输注本品后 2 天（从输注后次日开始）每天给予口服糖皮质激素（20 mg 甲泼尼龙或等效剂量的中效 / 长效糖皮质激素，视当地标准而定）。

·联合用药治疗：在本品输注后次日，考虑给予低剂量口服甲泼尼龙（≤20 mg）或等效药物。然而，如果在本品输注后次日使用了背景治疗方案规定的糖皮质激素（例如地塞米松和泼尼松），可能不需要再额外给予。

对于患有慢性阻塞性肺疾病病史的患者，应考虑使用包括短效和长效支气管扩张剂以及吸入性糖皮质激素在内的输注后用药。在前 4 次输注之后，如果患者没有发生重大 IRR，则可以由医师自行决定停用这些吸入性药物。

3）带状疱疹病毒再激活的预防：应考虑使用抗病毒预防性治疗来预防带状疱疹病毒再激活。

2. 皮下注射剂：本品不用于静脉给药，应仅使用规定剂量进行皮下注射给药。

应在注射前药物和注射后给予相应预防用药物，以降低与本品输注相关的全身或局部反应的风险。

（1）用法用量：推荐剂量为 1800 mg，注射时间约 3 ~ 5 min。用于 MM 时，给药方案同静脉用药。与硼替佐米、环磷酰胺和地塞米松联合治疗原发性轻链型淀粉样变的给药方案（4 周为 1 个周期）见表 5。

表 5　达雷妥尤单抗与硼替佐米、环磷酰胺和地塞米松联合治疗原发性轻链型淀粉样变的给药方案（4 周为 1 个周期）

治疗时间	给药方案 （推荐剂量1800 mg，注射时间3 ~ 5 min）
第 1 ~ 8 周	每周 1 次（共给药 8 次）
第 9 ~ 24 周	每 2 周 1 次（共给药 8 次）
从第 25 周起直到疾病进展或最多 2 年	每 4 周 1 次

（2）漏用剂量：如果未按计划给予本品，应尽快补充给药并对给药方案做相应调整，以维持治疗的给药间隔。

（3）剂量调整：不建议减少本品剂量。如果发生血液学毒性，可能需要延迟给药，待血细胞计数恢复。如果符合以下任何情况，则必须暂停所有研究治疗以从毒性反应中恢复。暂停本品联合用药方案的标准是：

1）4 级血液学毒性（贫血、中性粒细胞减少症或血小板减少症）。

2）3级或以上血小板减少症伴出血。

3）任何等级的发热性中性粒细胞减少症。

4）出现感染的中性粒细胞减少症，任何等级。

5）对于其他根据研究者的医学意见，会对患者造成更多风险的3级或4级毒性。

（4）建议的合并用药

1）预防用药：应在本品每次给药前1～3 h给予所有患者预防用药（口服或静脉注射），以降低注射相关的全身或局部反应，具体如下。

a. 糖皮质激素（长效或中效）：单药治疗时，甲泼尼龙100 mg或等效药物。第二次注射后可减为60 mg。联合治疗时，地塞米松20 mg（或等效药物），在每次皮下注射本品溶液前给药。当地塞米松是本品联合用药方案规定的糖皮质激素时，在本品给药日地塞米松将作为预防药物进行给药。若患者在本品给药日接受地塞米松（或等效药物）作为预防药物，则不需要额外使用其他糖皮质激素（如泼尼松）。

b. 退热药：口服对乙酰氨基酚650～1000 mg。

c. 抗组胺药：口服或静脉给予苯海拉明25～50 mg，或等效药物。

2）注射后预防用药：注射后使用相应预防药物，以降低迟发性输注相关的全身或局部反应的风险，具体如下。

a. 单药治疗时，每次注射本品后2天（从注射后次日开始）每天给予口服甲泼尼龙20 mg或等效剂量的中效／长效糖皮质激素联合治疗时，在本品注射后次日，考虑口服低剂量甲泼尼龙（≤20 mg）或等效药物。然而，如果在本品注射后次日使用了本品联合用药规定的糖皮质激素（例如地塞米松），可能不需要再额外给予注射后药物。

b. 在前三次给药之后，如果患者没有出现重度 IRR，则可以停用注射后糖皮质激素（除外任何本品联合用药方案中的糖皮质激素）。

c. 对于有慢性阻塞性肺病病史的患者，应考虑使用包括短效和长效支气管扩张剂以及吸入性糖皮质激素在内的药物。

d. 在前四次注射之后，如果患者没有发生重大 IRR，则可以由医师自行决定停用这些吸入性药物。

3）带状疱疹病毒再激活的预防：应考虑使用抗病毒预防性治疗以预防带状疱疹病毒再激活。

⭐ **特殊人群用药**

1. **肝功能不全患者：** 根据群体药代动力学分析，肝损伤患者无需调整剂量。

2. **肾功能不全患者：** 根据群体药代动力学分析，肾损伤患者无需调整剂量。

3. **儿童：** 尚无本品用于 18 岁以下患者的临床研究资料。

4. **老年人：** 无需进行剂量调整。

☺ **妊娠期分级**　TGA 分级：C 级。妊娠期间不得使用本品，除非认为对母亲的治疗获益超过对胎儿的潜在风险。

☺ **哺乳期分级**　尚不明确。应在权衡母乳喂养对婴儿的获益以及治疗对母亲的获益后，再决定停止哺乳或终止本品治疗。

〜 **药动学指标**　静脉给药，单药治疗 V_d：4.7 L，联合治疗 V_d：4.4 L，$t_{1/2}$：18 天。

⊖ **禁忌证**

1. 静脉注射剂：对本品活性成分或任何辅料成分有严重过敏反应的患者禁用本品。

2. 皮下注射剂：对达雷妥尤单抗、重组人透明质酸酶或制剂中的任何成分有严重过敏反应史的患者禁用。

⊗ **不良反应**（表6）

表6　达雷妥尤单抗的不良反应

常见不良反应	严重不良反应
静脉注射剂最常见的不良反应（≥ 20%）： 　上呼吸道感染（20%~65%） 　腹泻（单药16%，联合治疗32%~57%） 　外周感觉神经病变（24%~47%） 　咳嗽（16%~43%） 　外周水肿（41%） 　恶心（18%~42%） **皮下注射剂最常见的不良反应（≥ 20%）：** 　上呼吸道感染 　中性粒细胞减少症 　贫血 　血小板减少症 　腹泻 　发热	**静脉注射剂：** 　感染性肺炎（11%~26%） 　IRR（11%~53%） 　胰腺炎（15%） 　心房颤动（15%） 　菌血症（15%） **皮下注射剂：** 　感染性肺炎 　败血症 　中性粒细胞减少症 　血小板减少症 　发热

⇨ **药物相互作用**

本品联合来那度胺、硼替佐米和地塞米松的临床药代动力学评估表明，产品与这些小分子药物之间没有临床相关的药物相互作用。

➧ **溶媒选择与配伍禁忌**（表7）

表7　达雷妥尤单抗的溶媒选择与配伍禁忌

静脉注射剂		
溶媒选择	0.9% 氯化钠注射液	推荐使用
配制及 使用方法	1. 静脉内用药。使用 0.9% 氯化钠注射液稀释后静脉内输注 2. 仅供一次性使用。根据患者的体重，计算所需的本品溶液剂量（mg）和总体积（ml），以及需要使用的本品支数 3. 检查确认本品溶液是无色至淡黄色。如果出现不透明颗粒、变色或其他异物颗粒，不得使用	

配制及 使用方法	4. 使用无菌操作方法，从输液袋/容器中抽除一定体积的0.9%氯化钠注射液，抽除的体积与所需的本品溶液体积相等 5. 抽取所需体积的本品溶液，并且将其加入含0.9%氯化钠注射液的输液袋/容器中稀释至适当体积。输液袋/容器必须用PVC、聚丙烯（PP）、聚乙烯或聚烯烃混合物制成。在恰当的无菌条件下进行稀释。应弃置瓶中剩余的任何未使用的部分 6. 轻轻地倒置输液袋/容器，使溶液混合均匀。请勿振摇 7. 在使用前，肉眼观察注射用药物是否有悬浮微粒或变色。由于本品是一种蛋白质，所以稀释后的溶液可能会产生极微小的半透明至白色蛋白质颗粒 8. 如果观察到不透明的颗粒、变色或者异物颗粒，请勿使用 9. 由于本品中不含防腐剂，所以在室温（15～25℃）和室内照明条件下保存的稀释后溶液应在15h内（包括输注时间）输注 10. 如果不能立即使用，可以在给药前将稀释后的溶液在冷藏条件（2～8℃）下避光保存不超过24h。禁止冷冻 11. 应使用配备流量调节器和管内无菌、无热原、低蛋白结合的聚醚砜过滤器（孔径为0.22μm或0.2μm）的输液器静脉内输注稀释后的溶液。必须使用聚氨酯、聚丁二烯、PVC、聚丙烯或聚乙烯输液装置 12. 请勿将本品与其他药物在同一静脉通路中同时输注
	皮下注射剂
配制及 使用方法	本品不用于静脉给药，应仅使用规定剂量进行皮下注射给药，给药前的特殊注意事项如下： 1. 本品必须由医务人员进行注射 2. 本品仅供一次性使用，且应在药瓶开封后立即使用 3. 本品应为澄清至乳白色和无色至黄色溶液。如果发现不透明颗粒物、变色或者其他异物颗粒，请勿使用 4. 从冷藏储存（2～8℃）条件下取出本品药瓶，并平衡至环境温度（≤30℃）。在环境温度和环境光照条件下，未开封药瓶可在原装纸板箱中避光储存最多24h。请避免阳光直射。不要摇晃 5. 在受控和经过验证的无菌条件下准备给药注射器。一旦从药瓶转移至注射器中，本品在冷藏条件下可储存24h，之后在15～25℃和环境光照中储存不超过12h 6. 为避免针头堵塞，临注射前再将皮下注射针或皮下输注器连接到注射器上

续表

配制及 使用方法	7. 在大约 3～5 min 内，将 15 ml 本品皮下注射至肚脐右侧或 左侧约 7.5 cm 的腹部皮下组织中。请勿在身体其他部位皮 下注射本品溶液，因为暂无可用数据 8. 连续注射时应轮换注射部位 9. 本品不得在皮肤发红、青肿、触痛、发硬或有瘢痕的部位注射 10. 如果患者出现疼痛，应暂停注射或者放缓注射速率。如 果放缓注射速率后疼痛未缓解，可在腹部的另一侧选择 另一个注射部位给予剩余剂量 11. 在本品治疗期间，请勿在相同的部位皮下注射其他药品

患者用药教育

1. 建议患者报告 IRR 的症状，包括眼部毒性。

2. 告诉患者报告淤伤、出血或感染症状。

3. 建议有生育能力的女性患者在治疗期间和末次给药后
   3 个月内避免怀孕并采取有效的避孕措施。

4. 告知患者不良反应可能包括疲劳、恶心、腹泻、肌肉痉
   挛、背痛、外周水肿、外周神经病变、咳嗽、呼吸困
   难、发热或上呼吸道感染等。

5. 告知患者用药后可能出现疲乏，驾驶或操作机器时须考
   虑这一点。

6. 告知患者用药前需进行乙肝病毒筛查。筛查结果呈阳性
   者，用药期间及用药结束后至少 6 个月内监测乙肝病毒
   再激活的临床和实验室指征。

贝林妥欧单抗
Blinatumomab

贝林妥欧单抗是一种双特异性 CD19 导向的 CD3 T 细胞衔接分
子，与 B 系细胞表面表达的 CD19 和 T 细胞表面表达的 CD3 结合。

通过将 T 细胞受体（TCR）复合体中的 CD3 与良性和恶性 B 细胞中的 CD19 连接激活内源性 T 细胞。贝林妥欧单抗介导 T 细胞与肿瘤细胞间突触的形成、上调细胞黏附分子、产生细胞水解蛋白、释放炎性细胞因子和 T 细胞增殖，定向裂解 CD19$^+$ 细胞。

> ⚠ **黑框警告**
>
> **细胞因子释放综合征和神经系统毒性**
>
> 在接受贝林妥欧单抗治疗的患者中发生的细胞因子释放综合征可能危及生命或导致死亡，应根据建议暂停或终止使用贝林妥欧单抗，并使用糖皮质激素进行治疗。
>
> 在接受贝林妥欧单抗治疗的患者中可能发生严重、危及生命或导致死亡的神经系统毒性，应根据建议暂停或终止贝林妥欧单抗治疗。

◎ **剂型及规格**　注射剂：每瓶 35 μg，每盒含有 1 瓶冻干粉和 1 瓶静脉输注溶液稳定剂。

✓ **适应证**　治疗成人和儿童复发或难治性 CD19 阳性的前体 B 细胞 ALL。

🕐 **用法用量**

1. **治疗周期：** 1 个疗程包括最多 2 个周期的诱导治疗、3 个周期的巩固治疗及最多 4 个周期的维持治疗。

（1）1 个诱导或巩固治疗周期由 28 天的连续静脉输注期以及随后 14 天的无治疗间歇期组成（共 42 天）。

（2）1 个维持治疗周期由 28 天的连续静脉输注期以及随后 56 天的无治疗间歇期组成（共 84 天）。

有关基于患者体重的推荐剂量和方案的信息，请参见表 1。体重≥45 kg 的患者，接受固定剂量给药。体重<45 kg 的患者，按患者的 BSA 计算剂量。

表1　贝林妥欧单抗治疗复发或难治性前体 B 细胞 ALL 时的推荐剂量和用药方案

治疗周期	患者体重≥45 kg（固定剂量）	患者体重<45 kg（基于 BSA 的剂量）
第 1 诱导周期 第 1~7 天 第 8~28 天 第 29~42 天	9 μg/d 28 μg/d 停药 14 天	5 μg/（m²·d）（不超过 9 μg/d） 15 μg/（m²·d）（不超过 28 μg/d） 停药 14 天
第 2 诱导周期 第 1~28 天 第 29~42 天	28 μg/d 停药 14 天	15 μg/（m²·d）（不超过 28 μg/d） 停药 14 天
第 3~5 巩固周期 第 1~28 天 第 29~42 天	28 μg/d 停药 14 天	15 μg/（m²·d）（不超过 28 μg/d） 停药 14 天
第 6~9 维持治疗周期 第 1~28 天 第 29~84 天	28 μg/d 停药 56 天	15 μg/（m²·d）（不超过 28 μg/d） 停药 56 天

注：建议至少第 1 周期的前 9 日以及第 2 周期的前 2 日住院治疗。所有后续周期的启动和重启治疗（例如治疗中断 4 h 或以上），建议在医疗专业人员监督下或住院进行。本品输液袋应混合后用于 24 h 输注给药。

2. **地塞米松预处理：** 在本品每个周期第 1 次给药前 1 h，升高剂量前（例如第 1 周期第 8 日），以及在中断治疗 4 h 或以上后重启输注时，用药前预先给予地塞米松（儿童 5 mg/m²，最大 20 mg；成人 20 mg）。

3. **高肿瘤负荷患者的前期治疗：** 对于骨髓中白血病原始细胞比例≥50% 或外周血白血病原始细胞计数>15×10⁹/L 的患者，使用地塞米松治疗（不超过 24 mg/d）。

4. **剂量调整：** 如果不良事件发生后中断给药未超过 7 天，继续该周期治疗直至共输注 28 天，总输注天数包括该周期内中断前的输注天数和中断后的输注天数。如果因不良事件而中断给药 7 天以上，则开始新的治疗周期。详见表 2。

表2 针对不良反应贝林妥欧单抗的剂量调整

不良反应	分级	体重≥45 kg 的患者	体重<45 kg 的患者
细胞因子释放综合征	3级	中断本品输注； 1. 每8 h 通过静脉或口服给予地塞米松8 mg，共3天，然后在4天内逐步减量 2. 细胞因子释放综合征消退后，使用9 μg/d 的剂量重启本品治疗，如果细胞因子释放综合征未复发，则在7 d 后升高剂量至28 μg/d	中断本品输注； 1. 每8 h 通过静脉或口服给予地塞米松5 mg/m²（最高8 mg），共3天，然后在4天内逐步减量 2. 细胞因子释放综合征消退后，使用5 μg/（m²·d）的剂量重启本品治疗，如果细胞因子释放综合征未复发，则在7天后升高剂量至15 μg/（m²·d）
	4级	永久终止本品治疗。根据发生3级细胞因子释放综合征时的说明给予地塞米松	
神经系统毒性	惊厥	如果发生超过1次惊厥发作，则永久终止本品治疗	
	3级	暂停本品治疗直至神经系统毒性事件不超过1级（轻度）且持续至少3天，然后以9 μg/d 的剂量重启治疗。如果神经系统毒性事件未复发，则在7天后升高剂量至28 μg/d。如果在9 μg/d 剂量下发生不良事件，或者神经系统毒性在超过7天后才消退事件，则永久终止本品治疗	暂停本品治疗直至神经系统不超过1级（轻度）且持续至少3天，然后使用5 μg/（m²·d）的剂量重启治疗，如果神经系统毒性事件未复发，则在7天后升高剂量至15 μg/（m²·d）。如果在5 μg/（m²·d）剂量下发生神经系统毒性，或者神经系统毒性事件在超过7天后才消退，则永久终止本品治疗
	4级	永久终止本品治疗	

不良反应	分级	体重≥45 kg 的患者	体重<45 kg 的患者
其他临床相关不良反应	3级（感染除外）	暂停本品治疗直至不良事件不超过1级（轻度），然后使用 9 µg/d 的剂量重启治疗。如果不良事件未复发，则在 7 天后升高剂量至 28 µg/d，如果不良事件在超过 14 天后消退，则永久终止本品治疗	暂停本品治疗直至不良事件不超过1级（轻度），然后使用 5 µg/（m^2·d）的剂量重启治疗，如果不良事件未复发，则在 7 天后升高剂量至 15 µg/（m^2·d）。如果不良事件在超过 14 天后才消退，则永久终止本品治疗
	4级	考虑永久终止本品治疗	

⭐ **特殊人群用药**

1. **肝功能不全患者**：无需调整起始剂量。

2. **肾功能不全患者**：轻度至中度肾功能不全的患者中无需调整剂量。尚未在重度肾功能不全患者中开展本品的有效性和安全性研究。

3. **儿童**：尚未在中国儿童患者中确定本品的有效性和安全性。国外临床研究数据表明，接受本品治疗的儿童患者中的不良反应类型与复发或难治性前体 B 细胞 ALL 成人患者中观察到的相似。

4. **老年人**：在≥65 岁的老年患者中使用本品时，无需进行剂量调整。在≥75 岁患者中的用药经验有限。

🕐 **妊娠期分级** TGA 分级：C 级。应告知孕妇本品对胎儿的潜在风险。

🍼 **哺乳期分级** 尚未明确。建议患者在接受本品治疗期间和治疗后至少 48 h 内不要进行母乳喂养。

〰️ **药动学指标** V_d：5.27 L（成人），4.14 L（儿童）；$t_{1/2}$：2.2 h（成人），2.14 h（儿童）。

⊖ 禁忌证

禁止用于已知对本品或制剂中所含任何成分过敏的患者。

⊗ 不良反应（表3）

表3　贝林妥欧单抗的不良反应

常见不良反应	严重不良反应
感染（28%～39%） 发热（55%～91%） 头痛（23%～39%） IRR（30%～77%） 贫血（10%～25%） 血小板减少症（10%～21%） 中性粒细胞减少症（15%～31%）	贫血（5%～19%） 胰腺炎 淋巴细胞减少症（7%～9%） 中性粒细胞减少症（15%～28%） 血小板减少症（6%～18%） 过敏反应（<10%） 脑病（10%） 神经毒性（65%） 抑郁（<10%）

⊜ 药物相互作用

本品开始治疗时导致的细胞因子短暂释放可能会抑制 CYP450 酶。在合并使用 CYP450 底物（尤其是具有窄治疗窗的 CYP450 底物）的患者中，第 1 周期前 9 日和第 2 周期前 2 日发生药物 – 药物相互作用的风险最高。应当监测这些患者中的药物毒性（例如华法林）或药物浓度（例如环孢素）。如有需要，应调整合并用药的剂量。

◉ 溶媒选择与配伍禁忌（表4～表7）

表4　贝林妥欧单抗的溶媒选择与配伍禁忌

溶媒选择	0.9% 氯化钠注射液	推荐使用
配制及 使用方法	**1. 本品 24 h 静脉输注的输液袋配制** 仔细核对每个输液袋的处方剂量和输注持续时间。为尽量减少用药错误，使用表 5～表 7 中所述的特定体积来配制本品输液袋 （1）在无菌条件下，将 270 ml 0.9% 氯化钠注射液添加到静脉输液袋中	

配制及使用方法	（2）在无菌条件下，将 5.5 ml 静脉输注溶液稳定剂转移到含 0.9% 氯化钠注射液的静脉输注输液袋中。轻轻混合输液袋中的内容物，以避免泡沫形成。丢弃含剩余静脉输注溶液稳定剂的西林瓶 （3）在无菌条件下，将所需体积的本品复溶后的溶液转移到含 0.9% 氯化钠注射液和静脉输注溶液稳定剂的输液袋中。轻轻混合输液袋中的内容物，以避免泡沫形成 （4）在无菌条件下，将配有无菌的 0.2 μm 串联过滤器的静脉输液管道连接至输液袋 （5）去除输液袋中的空气。只能使用配制好的输注用溶液进行输液管道排气 （6）如果不立即使用，应储存在 2~8 ℃环境下 （7）储存时间：复溶后的西林瓶：室温（23~27 ℃）4 h，冷藏（2~8 ℃）24 h；配制好的本品输液袋：室温 24 h，冷藏 10 天 **2. 复溶** （1）加入 3 ml 不含防腐剂的无菌注射用水，通过沿西林瓶壁注入无菌注射用水，而不是直接注入冻干粉末上（获得的最终本品浓度为 12.5 μg/ml） （2）轻轻旋转内容物，避免产生过多泡沫。请勿摇晃 （3）在复溶过程中以及输注前，目视检查复溶液，观察是否出现颗粒物质和变色。得到的溶液应为澄清至稍微乳白色，无色至浅黄色。如果溶液浑浊或出现沉淀，请勿使用 **3. 给药** （1）使用输液泵，以恒定流速，通过连续静脉输注给药。应使用可编程、可锁定、非弹性并带有警报功能的输液泵 （2）根据配制好的输液袋上输液签的说明，以 10 ml/h 的恒定输注速率在 24 h 内完成输注 （3）本品溶液必须使用配有无菌、无热原、低蛋白结合的 0.2 μm 串联过滤器的静脉输液管给药 **重要提示：** 请勿冲洗输液管或静脉导管，尤其是更换输液袋时。在更换输液袋或输注完成时冲洗会导致用药过量及其并发症。当通过多腔静脉导管给药时，本品溶液应通过专用管腔输注
配伍禁忌	本品与邻苯二甲酸二乙酯不相容，因为可能形成颗粒，导致溶液浑浊

表5 体重≥45 kg 的患者：贝林妥欧单抗加入到静脉输液袋的体积

0.9% 氯化钠注射液（起始体积）			270 ml
静脉输注溶液稳定剂			5.5 ml
剂量	输注持续时间	输注速率	本品复溶后的溶液
9 μg/d	24 h	10 ml/h	0.83 ml
28 μg/d	24 h	10 ml/h	2.6 ml

表6 体重<45 kg 的患者：对于 5 μg/（m²·d）剂量，贝林妥欧单抗加入到静脉输液袋的体积

0.9% 氯化钠注射液（起始体积）				270 ml
静脉输注溶液稳定剂				5.5 ml
剂量	输注持续时间	输注速率	BSA（m²）	本品复溶后的溶液
5 μg/（m²·d）	24 h	10 ml/h	1.5 ~ 1.59	0.7 ml
			1.4 ~ 1.49	0.66 ml
			1.3 ~ 1.39	0.61 ml
			1.2 ~ 1.29	0.56 ml
			1.1 ~ 1.19	0.52 ml
			1 ~ 1.09	0.47 ml
			0.9 ~ 0.99	0.43 ml
			0.8 ~ 0.89	0.38 ml
			0.7 ~ 0.79	0.33 ml
			0.6 ~ 0.69	0.29 ml
			0.5 ~ 0.59	0.24 ml
			0.4 ~ 0.49	0.2 ml

表7 体重<45 kg 的患者：对于 $15 \, \mu g/ (m^2 \cdot d)$ 剂量，贝林妥欧单抗加入到静脉输液袋的体积

0.9% 氯化钠注射液（起始体积）				270 ml
静脉输注溶液稳定剂				5.5 ml
剂量	输注持续时间	输注速率	BSA（m^2）	本品复溶后的溶液
$15 \, \mu g/$ （$m^2 \cdot d$）	24 h	10 ml/h	1.5 ~ 1.59	2.1 ml
			1.4 ~ 1.49	2 ml
			1.3 ~ 1.39	1.8 ml
			1.2 ~ 1.29	1.7 ml
			1.1 ~ 1.19	1.6 ml
			1 ~ 1.09	1.4 ml
			0.9 ~ 0.99	1.3 ml
			0.8 ~ 0.89	1.1 ml
			0.7 ~ 0.79	1 ml
			0.6 ~ 0.69	0.86 ml
			0.5 ~ 0.59	0.72 ml
			0.4 ~ 0.49	0.59 ml

患者用药教育

1. 建议患者避免需要精神警觉或协调的活动。

2. 指导患者报告细胞因子释放综合征或输液相关反应的症状。

3. 指导患者报告神经毒性症状（即抽搐、言语障碍、意识模糊）等。

4. 不良反应可能包括发热、头痛、水肿、恶心、低钾血症、震颤、皮疹、便秘或腹泻等。

5. 警告患者不应更改输液泵设置，因为这可能导致给药错误。

6. 建议育龄女性在本品治疗期间和最后一次本品给药后至少 48 h 内采取有效的避孕措施。

7. 由于新生儿在子宫内暴露于本品后可能出现 B 淋巴细胞减少症，应在接种病毒疫苗之前对婴儿的 B 淋巴细胞进行监测。

维布妥昔单抗
Brentuximab Vedotin

维布妥昔单抗是一种抗体 – 药物偶联物（antibody-drug conjugate，ADC），是由靶向 CD30 的单克隆抗体与小分子细胞毒性药物甲基澳瑞他汀（MMAE）通过连接子链接而成，是兼具小分子化疗的强大杀伤效应及抗体药物的肿瘤靶向性的抗肿瘤药。

⊙ **黑框警告**
接受注射用维布妥昔单抗治疗的患者可能发生可导致进行性多灶性白质脑病和死亡的 JC 病毒感染。

◎ **剂型及规格** 注射液：每支 1 ml：50 mg。

⊘ **适应证** 本品为靶向 CD30 的 ADC，适用于治疗以下 CD30 阳性淋巴瘤成人患者。

1. 复发或难治性系统性间变性大细胞淋巴瘤（systemic anaplastic large cell lymphoma，sALCL）。

2. 复发或难治性 cHL。

3. 既往接受过系统性治疗的原发性皮肤间变性大细胞淋巴瘤（primary cutaneous anaplastic large-cell lymphoma，pcALCL）或蕈样真菌病。

⏺ **用法用量**　本品推荐剂量为 1.8 mg/kg，30 min 以上静脉输注给药，每 3 周 1 次。若患者体重大于 100 kg，按 100 kg 计算。

患有复发或难治性 cHL 或 sALCL 且疾病稳定或改善的患者应至少接受 8 个周期和至多 16 个周期的治疗。

既往接受过系统治疗的 pcALCL 或蕈样真菌病患者应接受至多 16 个周期的治疗。

⭐ **特殊人群用药**

1. **肝功能不全患者**：降低剂量为 1.2 mg/kg（最大 120 mg），每 3 周一次。密切监测是否发生不良反应。

2. **肾功能不全患者**：轻、中度肾损伤（CrCl 30~80 ml/min）无需进行剂量调整；重度肾损伤（CrCl<30 ml/min）推荐起始剂量 1.2 mg/kg，密切监测是否发生不良反应。

3. **儿童**：尚无本品在 18 岁以下儿童及青少年中的安全性和有效性数据。

4. **老年人**：本品在>65 岁的老年患者的安全性特征与成年患者一致。

🌀 **妊娠期分级**　TGA 分级：D 级。不得使用，除非对母亲的益处远大于对胎儿的潜在风险。如果妊娠期妇女需要治疗，应明确告知其对胎儿的潜在风险。

🤱 **哺乳期分级**　婴儿风险不能排除。

〰 **药动学指标**　MMAE 的 t_{max}：1~3 天；V_d：6~10 L，血浆蛋白结合率：68%~82%；MMAE 主要经肝 CYP3A4/5 代谢，是 CYP3A4/5 及 P-gp 的底物；MMAE 主要经粪便排泄（72%），ADC 的 $t_{1/2}$：4~6 天，MMAE 的 $t_{1/2}$：3~4 天。

⊖ **禁忌证**

对本品活性成分或辅料过敏者禁用。

由于肺毒性，本品不与博来霉素联合用药。

⊗ 不良反应（表1）

表1　维布妥昔单抗的不良反应

常见不良反应	严重不良反应
皮疹（27%~31%） 贫血（27%~98%） 感觉性神经病变（45%~81%） 咳嗽（17%~25%） 乏力（24%~49%） 上呼吸道感染（12%~47%） 恶心（22%~42%）	室上性心律失常（3%） TEN 肝毒性 脓毒性休克（3%） 肺栓塞（2%） IRR（9%~15%）

⇒ 药物相互作用（表2）

表2　维布妥昔单抗的药物相互作用

药物名称	严重程度	证据质量	相互作用表现	临床管理策略
强效CYP3A抑制剂（伏立康唑、泊沙康唑、塞瑞替尼）	严重	一般	强效CYP3A抑制剂与维布妥昔单抗联合用药时，会增加MMAE的暴露量	注意监测维布妥昔单抗的不良反应，如果出现中性粒细胞减少症，可根据中性粒细胞水平调整剂量

✎ 溶媒选择与配伍禁忌（表3）

表3　维布妥昔单抗的溶媒选择与配伍禁忌

溶媒选择	0.9%氯化钠注射液	推荐使用
	5%葡萄糖注射液	推荐使用
配制及使用方法	**1. 复溶** 在处理该药物的全过程中，应遵守正确的无菌技术。每瓶单次必须使用10.5 ml灭菌注射用水复溶，终浓度为5 mg/ml。每瓶过量灌装10%，每瓶维布妥昔单抗含量为55 mg，总复溶体积为11 ml （1）沿瓶壁加入液体，不得直接加注于药品块状物或粉末上	

配制及使用方法	（2）轻轻旋转药瓶直至复溶。不得振摇 （3）药瓶中的复溶液体应为澄清至微乳光的无色溶液，pH 终值为 6.6 （4）应视觉检查复溶后的溶液中是否存在外来颗粒物质和（或）变色。如果观察到任何变色或颗粒物质，应丢弃药品 （5）复溶后，应立即稀释至输液袋中。如未立即稀释，则将溶液储存于 2～8 ℃下，并于复溶后 24 h 内使用。不可冷冻 **2. 输注溶液配制** （1）从药瓶中抽取适当体积的复溶的维布妥昔单抗，并加入含 0.9% 氯化钠注射液的输注袋中，使本品的终浓度达到 0.4～1.2 mg/ml。推荐的稀释体积为 150 ml。也可以使用 5% 葡萄糖注射液或乳酸钠林格注射液稀释复溶的本品 （2）轻轻翻转输注袋以混合含本品的溶液。不得振摇。在抽出所需稀释的体积后，药瓶中任何残留的部分必须根据当地法律法规进行丢弃 （3）不得向配制后的本品输注溶液或静脉输注器中加入其他药物。在给药后，应使用 0.9% 氯化钠注射液、5% 葡萄糖注射液或乳酸钠林格注射液冲洗输注管路 （4）在稀释后，应立即以推荐的输注速率输注本品溶液，自复溶至输注的总保存时间不得超过 24 h

患者用药教育

1. 告知患者报告周围神经病变或进行性多灶性白质脑病的症状。

2. 建议患者报告输液相关反应或感染的症状。

3. 指导患者报告胃肠道并发症、肾毒性、肝毒性或急性胰腺炎的症状。

4. 告知患者用药期间及末次给药后至少 6 个月内应采取有效的避孕措施。

5. 告知患者用药后可能出现疲乏、腹泻、恶心、呕吐、贫血、血小板减少、上呼吸道感染、咳嗽、发热或皮疹等不良反应。

维泊妥珠单抗
Polatuzumab Vedotin

维泊妥珠单抗是靶向 CD79b 的抗体 – 药物偶联物（ADC）。

⊚ **剂型及规格**　冻干剂：每瓶 30 mg；140 mg。

⊘ **适应证**

1. 联合利妥昔单抗、环磷酰胺、多柔比星和泼尼松适用于治疗既往未经治疗的 DLBCL 成人患者。

2. 联合苯达莫司汀和利妥昔单抗适用于不适合接受造血干细胞移植的复发或难治性 DLBCL 成人患者。

🕐 **用法用量**　本品为静脉输注给药。

1. **既往未经治疗的 DLBCL 患者**：推荐剂量为 1.8 mg/kg。每21 天（1 个周期）给药一次，与利妥昔单抗、环磷酰胺、多柔比星和泼尼松（R-CHP）联合给药 6 个周期。在每个周期的第 1 天，先给予泼尼松，之后可以任意顺序给予维泊妥珠单抗、利妥昔单抗、环磷酰胺和多柔比星，泼尼松在每个周期的第 1~5 日给药。第 7 和 8 周期进行利妥昔单抗单药治疗。

2. **复发或难治性 DLBCL 患者**：本品的推荐剂量为 1.8 mg/kg。静脉输注给药，每 21 天（1 个周期）给药一次，与苯达莫司汀和利妥昔单抗联合给药 6 个周期。在每个周期的第 1 天，可按任意顺序输注本品、苯达莫司汀和利妥昔单抗。联合方案中，苯达莫司汀的推荐剂量为每个周期的第 1 天和第 2 天 90 mg/（$m^2 \cdot d$），利妥昔单抗的推荐剂量为每个周期的第 1 天 375 mg/m^2。

3. **既往未经治疗和复发或难治性 DLBCL 患者**：如果未给预防用药，应在输注本品至少 30 min 之前，先给予患者抗组胺药和退热药。本品首次给药时采用 90 min 静脉输注给药。应在输注期间和完成首次给药后至少 90 min 期间监测患者是否发生 IRR。如果之前输注时对本品的耐受良好，在后续给药时可以采用 30 min 输注给药，并且在输注期间和输注完成后至少 30 min 期间对患者进行监测。

4. **出现 IRR 时的剂量调整**：如果患者出现 IRR，应下调输注速率或中断输注。如果患者出现危及生命的反应，立即并永久停用本品。本品用于治疗既往未经治疗和复发或难治性的 DLBCL 患者时可能需要做不同的剂量调整（表 1 和表 2）。

出现周围神经病时的剂量调整方案见表 1，出现骨髓抑制时的剂量调整方案见表 2。

表 1　出现周围神经病时，维泊妥珠单抗的剂量调整方案

适应证	任何周期第 1 天的严重程度	维泊妥珠单抗的剂量调整
既往未经治疗的 DLBCL	2 级 [a]	**感觉神经病：** · 将剂量下调至 1.4 mg/kg · 如果 2 级持续存在或在随后治疗周期的第 1 天复发，则将剂量下调至 1.0 mg/kg · 如果已经达到 1.0 mg/kg 并且在随后治疗周期的第 1 天出现 2 级，则停药 **运动神经病：** · 暂停给药，直至不良反应改善至 ≤1 级 · 在下一个周期以 1.4 mg/kg 重新开始给药 · 如果已达到 1.4 mg/kg 并且在随后治疗周期的第 1 天出现 2 级，则暂停给药，直至改善至 ≤1 级。以 1.0 mg/kg 重新开始给药 · 如果已达到 1.0 mg/kg 并且在随后治疗周期的第 1 天出现 2 级，则停药 如果同时发生感觉和运动神经病，请遵守上述最严格的限制建议
	3 级 [a]	**感觉神经病：** · 暂停给药，直至改善至 ≤2 级 · 将剂量下调至 1.4 mg/kg · 如果已达到 1.4 mg/kg，则将剂量下调至 1.0 mg/kg。如果已达到 1.0 mg/kg，则停药

续表

适应证	任何周期第 1 天的严重程度	维泊妥珠单抗的剂量调整
既往未经治疗的 DLBCL	3 级 [a]	**运动神经病：** · 暂停给药，直至改善≤1 级 · 在下一个周期以 1.4 mg/kg 重新开始给药 · 如果已达到 1.4 mg/kg 并且出现 2~3 级，则暂停给药，直至改善至≤1 级。以 1.0 mg/kg 重新开始给药 · 如果已达到 1.0 mg/kg 并且出现 2~3 级，则停药 如果同时发生感觉和运动神经病，请遵守上述最严格的限制建议
	4 级	停药
复发或难治性 DLBCL	2~3 级	· 暂停给药，直至不良反应改善至≤1 级 · 如果在下一个周期计划日期的第 14 天或之前恢复至≤1 级，永久下调剂量至 1.4 mg/kg 并重新开始治疗 · 如果之前已将剂量下调至 1.4 mg/kg，则停药 · 如果在下一个周期计划日期的第 14 天或之前未恢复至≤1 级，则停药
	4 级	停药

a. 可继续给予 R-CHP。

表 2　出现骨髓抑制时，维泊妥珠单抗联合治疗方案的剂量调整推荐

适应证	任何周期第 1 天的严重程度	剂量调整
既往未经治疗的 DLBCL	3~4 级 中性粒细胞减少症	1. 暂停所有治疗，直至中性粒细胞计数恢复至 $>1 \times 10^9/L$ 2. 如果中性粒细胞计数在下一个周期计划日期的第 7 天或之前恢复至 $>1 \times 10^9/L$，则重新开始所有治疗，无需额外下调剂量

适应证	任何周期第 1 天的严重程度	剂量调整
既往未经治疗的 DLBCL	3 ~ 4 级中性粒细胞减少症	3. 如果在下一个周期计划日期的第 7 天后中性粒细胞计数恢复至 1×10^9/L： · 重新开始所有治疗，环磷酰胺和（或）多柔比星剂量下调 25% ~ 50% · 如果环磷酰胺和（或）多柔比星已经下调了 25%，考虑将一种或两种药物下调至 50%
	3 ~ 4 级血小板减少症	1. 暂停所有治疗，直至血小板计数恢复至 $>75 \times 10^9$/L 2. 如果血小板计数在下一周期计划日期的第 7 天或之前恢复至 $>75 \times 10^9$/L，则重新开始所有治疗，无需额外下调剂量 3. 如果血小板计数在下一周期计划日期的第 7 天之后恢复至 $>75 \times 10^9$/L，则： · 重新开始所有治疗，环磷酰胺和（或）多柔比星剂量下调 25% ~ 50% · 如果环磷酰胺和（或）多柔比星已经下调了 25%，考虑将一种或两种药物下调至 50%
复发或难治性 DLBCL	3 ~ 4 级中性粒细胞减少症 [a]	1. 暂停所有治疗，直至中性粒细胞计数恢复至 $>1 \times 10^9$/L 2. 如果中性粒细胞计数在下一个周期计划日期的第 7 天或之前恢复至 $>1 \times 10^9$/L，则重新开始所有治疗，无需额外下调剂量 3. 如果在下一个周期计划日期的第 7 天后中性粒细胞计数恢复至 $>1 \times 10^9$/L，则： · 重新开始所有治疗，苯达莫司汀剂量从 90 mg/m^2 下调至 70 mg/m^2 或从 70 mg/m^2 下调至 50 mg/m^2 · 如果苯达莫司汀的剂量已下调至 50 mg/m^2，则终止所有治疗

适应证	任何周期第1天的严重程度	剂量调整
复发或难治性 DLBCL	3~4级血小板减少症 a	1. 暂停所有治疗，直至血小板计数恢复至 >75×10⁹/L 2. 如果血小板计数在下一个周期计划日期的第7天或之前恢复至 >75×10⁹/L，则重新开始所有治疗，无需额外下调剂量 3. 如果血小板计数在下一个周期计划日期的第7天之后恢复至 >75×10⁹/L，则： · 重新开始所有治疗，苯达莫司汀剂量从 90 mg/m² 下调至 70 mg/m² 或从 70 mg/m² 下调至 50 mg/m² · 如果苯达莫司汀的剂量已下调至 50 mg/m²，则终止所有治疗

a. 如果主要原因是由于淋巴瘤，可无需下调苯达莫司汀的剂量。

★ 特殊人群用药

1. 肝功能不全患者：轻度肝损伤［TBil 为（1~1.5）×ULN 或 AST>1×ULN］患者无需调整剂量。尚未对本品在 AST>2.5×ULN、ALT>2.5×ULN 或 TBil>1.5×ULN 的患者中的安全性和有效性进行专门的研究，这些患者的 MMAE 暴露量很可能增加。中度或重度肝损伤（TBil>1.5×ULN）患者不宜使用本品。

2. 肾功能不全患者：CrCl≥30 ml/min 的患者无需调整剂量。尚未对本品在 CrCl<30 ml/min 患者中的安全性和有效性进行专门研究。

3. 儿童：尚未确定本品在 18 岁以下患者中的安全性和有效性。

4. 老年人：在≥65 岁患者与较年轻患者之间未观察到安全性或有效性存在差异。

☺ 妊娠期分级　TGA 分级：D 级。尚无妊娠女性使用本品的数据。除非孕妇的潜在获益大于胎儿面临的潜在风险，否则不建议在妊娠期间使用本品。

ⓘ **哺乳期分级** 尚不清楚本品是否经人乳汁排泄。建议应在接受本品治疗期间以及末次给药后至少 3 个月内停止母乳喂养。

ⓝ **药动学指标** V_d: 3.15 L；血浆蛋白结合率：71%～77%；MMAE 主要经肝 CYP3A4 代谢，是 CYP3A4 和 P-gp 底物，MMAE 主要经粪便排泄；$t_{1/2}$: 12.2 天（acMMAE），3.74 天（MMAE）。

⊖ **禁忌证**

已知对本品或任何辅料过敏的患者禁用。

◉ **溶媒选择与配伍禁忌（表3）**

表3 维泊妥珠单抗的溶媒选择与配伍禁忌

溶媒选择	0.9% 氯化钠注射液	推荐使用，保存时限：2～8 ℃ 36 h，9～25 ℃ 4 h
	5% 葡萄糖注射液	推荐使用，保存时限：2～8 ℃ 36 h，9～25 ℃ 6 h
	0.45% 氯化钠注射液	推荐使用，保存时限：2～8 ℃ 18 h，9～25 ℃ 4 h
配制及使用方法	给药前，必须由专业医疗人员使用灭菌注射用水复溶本品，并注入含有 0.9% 氯化钠注射液、0.45% 氯化钠注射液或 5% 葡萄糖注射液的输液袋中稀释。复溶和稀释本品时采用无菌操作技术。应按照适当的操作程序配制抗肿瘤药。复溶及稀释后溶液不含防腐剂，仅供单次使用。应丢弃剩余部分。必须使用配备无菌、无热原、低蛋白结合力的管内或附加过滤器（0.2 μm 或 0.22 μm 孔径）和导管的专用输液管进行静脉输注 **1. 复溶** （1）使用无菌注射器，将 1.8 ml 灭菌注射用水缓慢注入本品 30 mg 规格瓶中，或将 7.2 ml 灭菌注射用水缓慢注入本品 140 mg 规格瓶中，制得含本品 20 mg/ml 的单次使用溶液 （2）注入灭菌注射用水时，将其引向瓶壁，并沿瓶壁流下，避免无菌用水直接落在冻干块状物上 （3）轻轻旋动小瓶，直至完全溶解。请勿振摇。观察复溶溶液是否变色和存在微粒物

	（4）复溶溶液应呈无色至浅棕色、澄清至略带乳光且无可见 　颗粒物。如果复溶溶液变色、浑浊或存在可见颗粒物， 　请勿使用 （5）请勿冷冻或直接暴露于阳光下。 **2. 稀释** （1）必须在含有 0.9% 氯化钠注射液、0.45% 氯化钠注射液 　或 5% 葡萄糖注射液的输液袋中稀释本品至最终浓度 　0.72～2.7 mg/ml，输液袋的最小体积为 50 ml （2）根据所需剂量确定 20 mg/ml 复溶溶液的体积：体积＝ 　［维泊妥珠单抗的剂量（1.8 mg/kg 或 1.4 mg/kg）× 患者体 　重（kg）］/ 复溶后的小瓶浓度（20 mg/ml）；使用无菌注 　射器从本品药瓶中抽取所需体积的复溶溶液，并在输液 　袋中稀释 （3）丢弃瓶中剩余未使用液体。轻轻上下反转输液袋混匀药 　液。请勿振摇 （4）检查输液袋中是否存在颗粒物，如有则丢弃。如果不立 　即使用，请按照说明书规定保存稀释后的输注溶液 （5）如果保存时间超过规定的时限，则应丢弃 （6）请勿冷冻或直接暴露于阳光下 （7）避免运输配制完毕的输注溶液，因为搅拌应力可能导致 　药物聚集。如果计划运输配制完毕的输注溶液，需排 　出输液袋中的空气，并将运输时间限制在 9～25 ℃下 　30 min 或在 2～8 ℃下 24 h。如果排出空气，则需要配备 　带排气针的输液器，以确保输注期间准确给药 **3. 注意** （1）请勿将本品与其他药品混合或通过同一输液管给药 （2）未观察到本品与输液袋之间存在不相容性，输液袋的药 　液接触材料为 PVC 或聚烯烃，例如聚乙烯和聚丙烯 （3）亦未观察到本品与输液器或输注辅助装置间的不相容 　性，输液器或输注辅助装置的药液接触材料有 PVC、聚 　乙烯、聚氨酯、聚丁二烯、丙烯腈丁二烯苯乙烯、聚碳 　酸酯、聚醚氨酯、氟化乙烯丙烯或聚四氟乙烯，也未见 　本品与聚醚砜或聚砜滤膜的不相容性
配制及 使用方法	

⊗ 不良反应（表4）

表4　维泊妥珠单抗的不良反应

常见不良反应（1%~10%，含1%）	严重不良反应
便秘（29%）	贫血（3级或更高，14%~24%）
腹泻（31%~45%）	白细胞减少症（3级或更高，8%）
黏膜炎症性疾病（22%）	淋巴细胞减少症（3级或更高，
恶心（42%）	12%~44%）
贫血（所有级别28%~68%）	中性粒细胞减少症（3级或更高，
淋巴细胞减少症（所有级别12%~	39%~42%）
80%）	血小板减少症（8%~40%）
中性粒细胞减少症（所有级别44%~	周围神经疾病（40%~53%）
60%）	进行性多灶性白质脑病（0.6%）
血小板减少症（所有级别31%~	肺炎（22%）
49%）	IRR（7%~18%）
疲劳（37%~40%）	败血症（10%）
发热（16%~33%）	肿瘤溶解综合征（10%）

⊗ 患者用药教育

1. 建议患者报告骨髓抑制症状，包括感染。

2. 告知患者报告IRR和肿瘤溶解综合征的症状。

3. 建议有生育能力的女性患者在治疗期间和末次给药后至少9个月内使用有效的避孕措施。

4. 建议男性患者在治疗期间和最后一次给药后至少6个月内使用有效的避孕措施。

5. 建议患者报告周围神经病变和进行性多灶性脑白质病的症状。

6. 建议患者报告肝毒性症状。

7. 告知患者可能的不良反应包括疲劳、腹泻、发热、食欲减退和肺炎等。

⑥ 其他抗肿瘤药与治疗肿瘤辅助药

硼替佐米
Bortezomib

硼替佐米是哺乳动物细胞中 26S 蛋白酶体糜蛋白酶样活性的可逆抑制剂，对多种类型的癌细胞具有细胞毒性。

◎ **剂型及规格** 注射剂：每支 3.5 mg；1.0 mg；2.5 mg。

⊘ **适应证**

1. **MM**：本品可联合美法仑和泼尼松（MP 方案）用于既往未经治疗的且不适合大剂量化疗和骨髓移植的 MM 患者的治疗；或单药用于至少接受过一种或一种以上治疗后复发的 MM 患者的治疗。

2. **MCL**：本品可联合利妥昔单抗、环磷酰胺、多柔比星和泼尼松，用于既往未经治疗的并且不适合接受造血干细胞移植的 MCL 成人患者；或用于复发或难治性 MCL 患者的治疗，患者在使用本品前至少接受过一种治疗。

⊕ **用法用量**

1. **未经治疗的 MM 患者（联合治疗）**：本品在联合口服美法仑和口服泼尼松进行治疗时，每个疗程 6 周，共 9 个疗程。在第 1～4 个疗程内，每周给予本品 2 次（第 1、4、8、11、22、25、29 和 32 天）。在第 5～9 个疗程内，每周给予本品 1 次（第 1、8、22 和 29 天）。两次给药至少间隔 72 h。给药剂量 1.3 mg/m^2。

注：本品与美法仑、泼尼松联合治疗的任一疗程开始之前，患者应符合以下条件：血小板计数应≥70×10^9/L，ANC 应≥1.0×10^9/L；非血液学毒性应降至 1 级或基线水平。

本品与美法仑和泼尼松联合治疗的剂量调整：

（1）如果在前一个疗程内观察到持续的 4 级中性粒细胞减少症或血小板减少症，或血小板减少症伴出血，考虑在后一个疗程减少美法仑剂量的 25%。

（2）如果给予本品当日（除第 1 天外）的血小板计数≤30×10^9/L 或 ANC≤0.75×10^9/L），应停用本品。

（3）如果在一个疗程内数次停用本品（每周 2 次给药治疗期间停药≥3 次，或每周 1 次给药治疗期间停药≥2 次），应在后一个疗程降低一个剂量水平（1.3 mg/m² 降至 1 mg/m²，或从 1 mg/m² 降至 0.7 mg/m²）。

（4）3 级及以上的非血液学毒性，停用本品直至毒性症状减轻至 1 级或基线水平。然后，以降低一个剂量水平（1.3 mg/m² 降至 1 mg/m²，或从 1 mg/m² 降至 0.7 mg/m²）重新开始本品治疗。

2. 复发的 MM 患者和复发的 MCL 患者（单药治疗）： 本品的推荐剂量为单次注射 1.3 mg/m²，每周注射 2 次，连续注射 2 周（即在第 1、4、8 和 11 天注射）后停药 10 天（即从第 12～21 天）。3 周为 1 个疗程，两次给药至少间隔 72 h。对于超过 8 个疗程的延续性治疗，可按标准方案给药。对于复发的 MM 患者，也可以按每周 1 次给药、连续给药 4 周的维持方案（第 1、8、15 和 22 天），随后是 13 天的休息期（第 23～35 天）。

注意：当发生任何 3 级非血液学毒性或任何 4 级血液学毒性（除神经病变）时，应暂停本品治疗。一旦毒性症状得到缓解，可以重新开始本品的治疗，剂量减少 25%（例如，1.3 mg/m² 降低至 1.0 mg/m²；1.0 mg/m² 降低至 0.7 mg/m²）。

主治医生应根据患者实际病情选择合适的剂量调整方案。有因严重自主神经病变导致中断或停止治疗的报告。如果患者本身患有严重的神经病变，则应权衡利弊后方可使用本品。

如果患者发生与本品治疗有关的神经性疼痛、周围感觉神经病变或运动神经病变，推荐剂量调整：

（1）1级（无症状：感觉异常或深肌腱反射丧失），不伴有疼痛或者功能丧失：不改变剂量。

（2）1级伴有疼痛或者2级（中度症状：工具性日常活动受限＊）：剂量降低至 1.0 mg/m² 或将本品的治疗方案改为 1.3 mg/m² 每周 1 次。

（3）2级伴有疼痛或者3级（重度症状：自理性日常活动受限＊＊）：应暂停本品治疗。直至毒性症状得到缓解后恢复本品治疗，剂量降低至 0.7 mg/m²，每周 1 次。

（4）4级（危及生命；出现需紧急干预的指征）：停用本品治疗。

＊工具性日常活动受限：做饭、购买杂物或衣物、打电话、理财等。

＊＊自理性日常活动受限：洗澡、穿衣和脱衣、自己吃饭、如厕、服药且不需卧床。

3. 未经治疗的 MCL： 本品与利妥昔单抗、环磷酰胺、多柔比星和泼尼松联合用药。本品剂量参见单药治疗部分。需治疗6个疗程。

⭐ **特殊人群用药**

1. 肝功能不全患者： 轻度肝损伤患者不需要调整起始剂量并应按推荐剂量治疗。中、重度肝损伤患者使用本品的起始剂量应降为 0.7 mg/m²，根据患者第一个周期的耐受性，随后的治疗剂量增加至 1.0 mg/m² 或进一步降至 0.5 mg/m²（表 1）。

表 1　肝功能不全患者使用硼替佐米的推荐起始剂量调整表

	胆红素水平	AST 水平	起始剂量调整（单次 1.3 mg/m²，每周 2 次）
轻度	≤1.0 × ULN	>ULN	不变
	（1.0 ~ 1.5）× ULN	任何值	不变
中度	（1.5 ~ 3）× ULN	任何值	第一个治疗周期的剂量降至 0.7 mg/m²。根据患者的耐受性，随后的治疗剂量增加至 1.0 mg/m² 或进一步降至 0.5 mg/m²
重度	>3 × ULN	任何值	

2. **肾功能不全患者**：本品的药代动力学不受患者肾损伤程度的影响，故肾损伤患者无需调整本品的剂量。由于透析会降低本品的浓度，故应该在透析结束后再给予本品。

3. **儿童**：在 MM 和 MCL 治疗方面，尚未确定本品在儿童患者中的安全性和疗效。

4. **老年人**：在接受硼替佐米治疗的患者中，≥65 岁的老年患者与年轻患者在安全性和疗效上没有总体差异；但不排除一些 MM 和 MCL 老年患者对硼替佐米的敏感性更高。

◎ **妊娠期分级**　D。

◉ **哺乳期分级**　婴儿风险不能排除。建议在接受本品治疗期间不要哺乳。

◈ **药动学指标**　血浆蛋白结合率：83%，V_d：498～1884 L，主要经肝代谢，是 CYP2C19 抑制剂；是 CYP3A4、CYP2C19 和 CYP1A2 的底物（主要），CYP2D6 和 CYP2C9 的底物（较少）。$t_{1/2}$：40～193 h（1 mg/m^2）；76～108 h（1.3 mg/m^2）。

⊖ **禁忌证**

1. 禁止通过鞘内途径给药；已发生鞘内给药致命事件。

2. 对硼替佐米、硼或甘露醇过敏的患者禁用。

⊗ **不良反应**（表 2）

表 2　硼替佐米的不良反应

常见不良反应	严重不良反应
便秘（18%～34%）	心脏病（15%）
腹泻（19%～52%）	心力衰竭（5%）
恶心（16%～52%）	贫血（12%）
贫血（12%～44%）	发热性中性粒细胞减少症（5%～10%）
白细胞减少症（18%～48%）	白细胞减少症（2%～29%）
中性粒细胞减少症（5%～87%）	淋巴细胞减少症（5%～15%）
血小板减少症（16%～72%）	中性粒细胞减少症（2%～70%）

续表

常见不良反应	严重不良反应
神经痛（10%~34%） 周围神经病变（30%~54%） 疲劳（7%~52%）	血小板减少症（4%~32%） 肺炎（8%） 急性肝衰竭 TEN

⑤ 药物相互作用（表3）

表3 硼替佐米的药物相互作用

药物名称	严重程度	证据质量	相互作用表现	临床管理策略
强效 CYP3A4 诱导剂	严重	一般	减少硼替佐米的暴露	避免联合用药
强效 CYP3A4 抑制剂（如伊曲康唑）	严重	一般	增加硼替佐米的暴露	密切监测

溶媒选择与配伍禁忌（表4）

表4 硼替佐米的溶媒选择与配伍禁忌

溶媒选择	5% 葡萄糖注射液	未测试
	0.9% 氯化钠注射液	推荐使用
配制及使用方法	使用 0.9% 氯化钠注射液稀释，溶解后应为澄清无色的溶液。可采用的给药方法为： 1. 3~5 s 静脉推注（浓度 1 mg/ml），之后用生理盐水冲管 2. 皮下（浓度 2.5 mg/ml）：若皮下注射之后发生局部注射反应，可采用较低浓度（1 mg/ml 替代 2.5 mg/ml）的本品进行，或转为静脉注射	
配伍禁忌	无	

患者用药教育

1. 告知患者报告周围神经病的新症状或恶化症状。

2. 告知患者报告新的或恶化的心力衰竭症状或心肺症状。

3. 建议患者报告严重出血的症状。

4. 建议女性患者在治疗期间和最后一次给药后 7 个月内严格避孕。

5. 警告男性患者在治疗期间和最后一次给药后 4 个月内采用有效的避孕措施。

6. 告知患者由于可能出现头晕、晕厥或体位性低血压，应避免参与一些需要精神高度集中或协调的活动。

7. 告知患者不良反应可能包括厌食、发热、皮疹、呕吐、便秘、神经痛、疲劳、腹泻或恶心等。

8. 告知接受口服药物治疗的糖尿病患者规律监测血糖，若血糖控制困难应及时汇报。

9. 建议患者报告急性肝衰竭的症状。

10. 告知患者服用该药时避免服用圣约翰草。

伊沙佐米
Ixazomib

伊沙佐米是一种可逆性蛋白酶体抑制剂，可优先结合 20S 蛋白酶体的 β_5 亚基并抑制其糜蛋白样活性。在体外可诱导 MM 细胞系凋亡，对经硼替佐米、来那度胺和地塞米松等多种药物治疗后复发患者的骨髓瘤细胞具有细胞毒作用，和来那度胺联合用药对 MM 细胞系具有协同细胞毒作用。

⊚ **剂型及规格** 胶囊剂：每粒 2.3 mg；3 mg；4 mg。

⊘ **适应证** 与来那度胺和地塞米松联合用药，治疗已接受过至少一种既往治疗的 MM 成人患者。

◔ **用法用量**

本品的推荐起始剂量：在 28 天治疗周期的第 1、8 和 15 天，每周

1次，每次口服给药4 mg。来那度胺的推荐起始剂量：在28天治疗周期的第1~21天，每日1次，每次给药25 mg。地塞米松的推荐起始剂量：在28天治疗周期的第1、8、15和22天给药，每次40 mg。

本品的给药途径为口服。患者应该在每个治疗周期第1、8和15天大致相同的时间服药，在进餐前至少1 h或进餐后至少2 h服用本品。应用水送服整粒胶囊。请勿压碎、咀嚼或打开胶囊。

⭐ **特殊人群用药**

1. 肝功能不全患者： 对于轻度肝损伤患者［TBil≤ULN和AST水平>1×ULN，或TBil为（1~1.5）×ULN和AST水平任何水平］，无需调整本品的剂量。对于中度［TBil为（1.5~3）×ULN］或重度（TBil>3×ULN）肝损伤患者，建议减量至3 mg。

2. 肾功能不全患者： 对于轻度或中度肾损伤（CrCl≥30 ml/min）患者，无需调整本品的剂量。对于重度肾损伤（CrCl<30 ml/min）或需透析的终末期肾病患者，建议减量至3 mg。伊沙佐米不能通过透析清除，因此给药时可以无需考虑透析时间。

3. 儿童： 尚未确定年龄小于18岁的儿科患者使用本品的安全性和疗效。尚无数据支持。

4. 老年人： 对于年龄大于65岁的患者，无需调整本品的剂量。但是不能排除某些老年患者的敏感性更高。

🔄 **妊娠期分级** TGA分级：C级。女性患者在妊娠期不推荐使用，因其可能对胎儿造成伤害。

🧴 **哺乳期分级** 无法排除对新生儿和婴儿的风险，应停止哺乳。

〰 **药动学指标** F：58%，t_{max}：1 h；血浆蛋白结合率为99%，V_d：543 L；主要经肝代谢，是CYP3A的底物；62%经肾（原型3.5%）排泄；$t_{1/2}$：9.5天。

⊖ **禁忌证**

对本品活性成分或任何辅料过敏者禁用。

⊗ 不良反应（表 1）

表 1 伊沙佐米的不良反应

常见不良反应	严重不良反应
便秘（35%）	周围水肿（27%）
腹泻（52%）	皮疹（27%）
恶心（32%）	血小板减少症（30%）
呕吐（26%）	胆汁淤积性肝炎（小于 1%）
中性粒细胞减少症（74%）	肝毒性（10%）
血小板减少症（85%）	周围神经疾病（32%）
眼病（38%）	SJS
支气管炎（22%）	

⇒ 药物相互作用（表 2）

表 2 伊沙佐米的药物相互作用

药物名称	严重程度	证据质量	相互作用表现	临床管理策略
强效 CYP3A 诱导剂	严重	一般	减少伊沙佐米的暴露	避免联合用药

② 患者用药教育

1. 建议患者报告血小板减少或肝毒性症状。

2. 建议患者报告腹泻、便秘、恶心和呕吐等胃肠道症状。

3. 建议患者本人及伴侣在治疗期间以及停药后至少 90 天内避免怀孕。

4. 建议使用激素避孕药的女性患者也使用屏障避孕方法。因伊沙佐米与地塞米松联合用药时，口服避孕药疗效可能降低。

5. 告知患者不良反应可能包括上呼吸道感染、背痛、视物模糊、干眼症和结膜炎等。

6. 引导患者报告周围神经病变或周围水肿的症状。

7. 建议患者报告血栓性微血管病的症状。

8. 建议患者在每周的同一天及大约同一时刻服药，且在进食前至少 1 h 或进食后 2 h 服用胶囊。

9. 指导患者在治疗期间避免使用圣约翰草。

10. 告知患者若漏服一剂应尽快补服，但如果距离下一次服药少于 72 h，则不用补服。

11. 告知患者若服药后呕吐，不需补服，在下一个预定剂量时恢复给药。

12. 告知患者本品为细胞毒性药物，请勿直接接触胶囊内容物。如与皮肤发生接触，用肥皂和水彻底清洗。

卡非佐米
Carfilzomib

卡非佐米为四肽环氧酮结构的蛋白酶体抑制剂，能够不可逆地结合 20S 蛋白酶体（即 26S 蛋白酶体蛋白水解核心颗粒）的 N– 末端含苏氨酸活性位点。卡非佐米对实体瘤和血液肿瘤细胞具有体外抗增殖和促凋亡活性。

剂型及规格 注射剂：每支 60 mg。

适应证 与地塞米松联合适用于治疗复发或难治性 MM 成人患者，患者既往至少接受过 2 种治疗，包括蛋白酶体抑制剂和免疫调节剂。

用法用量

1. 推荐剂量： 卡非佐米与地塞米松联合治疗时，根据患者基线时的实际 BSA 计算卡非佐米的给药剂量。对于 BSA 超过 2.2 m^2 的患者，计算卡非佐米给药剂量时将 BSA 算作 2.2 m^2。

卡非佐米每周连续 2 天静脉给药，每次输液时间为 30 min，共 3 周，之后进入 12 天的休息期。每 28 天为 1 个治疗周期。第 1 周期的第 1 天和第 2 天按 20 mg/m^2 起始剂量进行卡非佐米给药。如果可以耐受，则在第 1 周期第 8 天将剂量升高至 27 mg/m^2。在每个周期（每 28 天为 1 个周期）的第 1、2、8、9、15、16、22 和 23 天口服或静脉给予 20 mg 地塞米松。在卡非佐米给药前 30 min 至 4 h 内给予地塞米松。持续治疗直到疾病进展或出现不可接受的毒性。

2. **基于不良反应的剂量调整：**对卡非佐米采取的推荐措施和剂量调整请参见表 1。如何降低剂量水平请参见表 2。

表 1　不良反应发生时卡非佐米的剂量调整

血液学毒性	建议采取的措施
ANC<0.5×10^9/L	1. **首次发生：**暂停用药，如果 ANC 恢复至≥0.5×10^9/L，则以相同剂量水平继续给药 2. **再次发生：**应采取上述相同的推荐措施，并且在重新开始卡非佐米给药时考虑降低一个剂量水平[a]
发热性中性粒细胞减少症 ANC<0.5×10^9/L，且口腔温度超过 38.5 ℃或 2 h 内连续 2 次口腔温度超过 38.0 ℃	1. 暂停用药 2. 如果 ANC 恢复至基线水平并且发热恢复，则以相同剂量水平继续给药
血小板计数<10×10^9/L 或有出血伴随血小板减少的证据	1. **首次发生：**暂停用药，如果恢复至≥10×10^9/L，并且出血得到控制，则以相同剂量水平继续给药 2. **再次发生：**应采取上述相同的推荐措施，并且在重新开始卡非佐米给药时考虑降低一个剂量水平[a]

续表

肾毒性	建议采取的措施
Scr≥2× 基线值或者 CrCl <15 ml/min，或 CrCl 降低至≤基线的 50%，或需要接受血液透析治疗	1. 暂停用药，并持续监测肾功能（Scr 或 CrCl） 2. 在肾功能恢复至基线的 25% 以内时恢复卡非佐米给药，再重新开始给药时降低一个剂量水平 [a] 3. 对于接受卡非佐米治疗的血液透析患者，需在完成透析治疗之后接受卡非佐米给药
其他非血液学毒性	建议采取的措施
其他所有重度或危及生命 [b] 的非血液学毒性	1. 暂停用药，直到毒性消失或恢复至基线水平 2. 重新开始卡非佐米给药时考虑降低一个剂量水平 [a]

a. 降低剂量水平参见表 2。

b. CTCAE 3 级或 4 级。

表 2　不良反应发生时卡非佐米降低剂量水平

给药方案	剂量水平	首次降低剂量	第二次降低剂量	第三次降低剂量
卡非佐米联合地塞米松（每周 2 次）	27 mg/m^{2a}	20 mg/m^2	15 mg/m^{2b}	—
	20 mg/m^2	15 mg/m^2	11 mg/m^{2b}	—

注：降低剂量水平之后输注时间保持不变。

a. 27 mg/m^2 是目标治疗剂量。

b. 如果毒性持续存在，则停止卡非佐米治疗。

★ 特殊人群用药

1. 肝功能不全患者： 轻度或中度肝损伤患者，暂不建议调整起始剂量。尚未通过临床研究评价重度肝损伤患者的卡非佐米用法用量问题。

2. 肾功能不全患者： 不需要剂量调整。对于接受透析的终末期肾病患者，在血液透析后使用卡非佐米。

3. 老年人： 无需进行剂量调整。

4. 儿童： 尚无本品用于 18 岁以下患者的临床研究资料。

☺ **妊娠期分级** TGA 分级：C 级。应当告知妊娠期女性有关胎儿潜在风险的信息。

☺ **哺乳期分级** 建议哺乳期妇女在接受卡非佐米治疗期间及治疗后 2 周内不进行哺乳喂养。

◈ **药动学指标** V_d：28 L；血浆蛋白结合率：97%；主要经肝代谢，为 CYP3A4 底物，25% 经肾排泄，$t_{1/2} \leqslant 1$ h。

⊖ **禁忌证**

1. 对本品活性成分或任何辅料过敏者禁用。

2. 哺乳期妇女禁用。

⊗ **不良反应（表 3）**

表 3 卡非佐米的不良反应

普通注射液	
常见不良反应	严重不良反应
贫血（26.9%～52%） 疲劳（20%～42%） 血小板减少症（17.4%～68%） 腹泻（18.5%～38%） 上呼吸道感染（14%～67%） 恶心（11.1%～42%） 发热（16.2%～37%） 咳嗽（13.2%～33%） 中性粒细胞减少症（11.5%～32%） 肺炎（8.3%～36%）	心力衰竭（联合治疗，小于 15%；单药，小于 20%） 心肌梗死（联合治疗，小于 15%；单药，小于 20%） 心脏骤停（联合治疗，小于 15%；单药，小于 20%） 心肌缺血（联合治疗，小于 15%；单药，小于 20%） 急性呼吸窘迫综合征（小于 10%） 急性呼吸衰竭（小于 15%） 肿瘤溶解综合征（小于 15%） 呼吸困难（11.1%～35%） 胃肠道出血（小于 15%） 肝衰竭（小于 10%）

⤳ **药物相互作用**

卡非佐米主要通过肽酶和环氧化物水解代谢，因此，其药动学特征不太可能受到 CYP3A4 抑制剂或诱导剂的影响。

⬢ **溶媒选择与配伍禁忌（表 4）**

表 4　卡非佐米的溶媒选择与配伍禁忌

溶媒选择	5% 葡萄糖注射液	推荐使用
配制及 使用方法	本品可通过 50 ml 或 100 ml 输液袋装的 5% 葡萄糖注射液进行静脉给药。输液持续时间 30 min 以上。应通过静脉输液方式进行给药。在本品给药前后即刻用 0.9% 氯化钠注射液或 5% 葡萄糖注射液冲洗输注管 **药物的复溶和配制** • 本品西林瓶中不含抗菌性防腐剂，仅可供单次给药 • 复溶溶液中本品浓度为 2 mg/ml • 在溶液和容器允许的情况下，注射制剂给药前需通过肉眼仔细检查其是否含有颗粒物以及是否变色 **复溶 / 配制步骤** 1. 仅在使用前将装药物的西林瓶从冰箱取出 2. 基于患者的 BSA 计算所需的卡非佐米剂量（mg/m^2）和多少瓶药物。如果患者的 BSA 超过 2.2 m^2，则按 BSA 为 2.2 m^2 计算。患者体重变化≤20% 时，无需调整给药剂量 3. 仅可使用灭菌注射用水复溶每支西林瓶中的药物（60 mg 西林瓶，复溶需要的灭菌注射用水体积为 29 ml）。在对每瓶药物进行复溶时，使用 21 号或外径更小的针头（针头外径不超过 0.8 mm），通过瓶塞将灭菌注射用水沿着西林瓶内壁慢慢注入，以尽量减少气泡 4. 轻轻旋转和（或）慢慢颠倒西林瓶 1 min 左右，或者直到完全溶解。为避免产生泡沫，请勿摇晃。若起泡，将溶液静置于瓶中，直至泡沫消退（5 min 左右）且溶液澄清 5. 给药前需肉眼观察溶液是否含有颗粒物，是否变色。复溶产品应为无色澄清溶液。若观察到复溶产品有任何变色或颗粒物，请勿使用 6. 丢弃含未用完药液的西林瓶 7. 本品可在复溶后直接静脉输注，也可在容量为 50 ml 或 100 ml 的静脉输液袋中经 5% 葡萄糖注射液稀释后给药。请勿静脉推注

配制及 使用方法	8. 当通过输液袋给药时，使用 21 号或外径更小的针头（针头外径不超过 0.8 mm）从瓶中抽取计算的剂量（按计算的总剂量和输注时间），将其在容量为 50 ml 或 100 ml 的静脉输液袋中经 5% 葡萄糖注射液进行稀释 9. 复溶溶液稳定性：2 ~ 8 ℃，24 h；15 ~ 30 ℃，4 h。上述时间包括给药时间
配伍禁忌	请勿将本品与其他药物混合或同时输注

患者用药教育

1. 告诫患者报告充血性心力衰竭、心绞痛、急性呼吸衰竭或肺炎的症状。

2. 指导患者进行日常血压监测，报告严重高血压或高血压危象的症状。

3. 建议具有生育能力的女性患者，在治疗期间和最后一次给药后 6 个月进行有效避孕。

4. 有女性性伴侣且其生育能力正常的男性患者，在治疗期间和最后一次给药后的 3 个月内采取有效的避孕措施。

5. 告知患者不良反应可能包括贫血、疲劳、恶心、腹泻、呼吸困难、咳嗽、外周水肿、肌肉痉挛和发热等。

6. 本品每瓶含有 216 mg 钠，相当于世界卫生组织建议成人每日最大摄入量 2 g 钠（相当于 <5 g 盐）的 11%。对于需要接受控制钠含量饮食的患者需关注本品的钠含量。

阿基仑赛
Axicabtagene Ciloleucel

阿基仑赛是一种靶向 CD19 的基因修饰的自体 T 细胞免疫疗法，可与表达 CD19 的肿瘤细胞和正常 B 细胞结合。研究显示，当抗

CD19 CAR-T 细胞与表达 CD19 的靶细胞结合后，CD28 和 CD3-zeta 共刺激结构域激活下游级联信号，导致 T 细胞活化、增殖、获得效应功能并分泌炎症细胞因子和趋化因子。这一系列事件导致了对表达 CD19 细胞的杀伤。

> ⚠ **黑框警告**
>
> **细胞因子释放综合征和神经系统毒性**
>
> 　接受本品治疗的患者会发生细胞因子释放综合征，包括致命或危及生命的反应。不要将本品应用于有活动性感染或炎性疾病的患者。应用托珠单抗或托珠单抗联合糖皮质激素治疗严重或危及生命的细胞因子释放综合征。
>
> 　接受本品治疗的患者，伴随细胞因子释放综合征发生或细胞因子释放综合征缓解后，都可能会发生致命或危及生命的神经系统毒性反应。在本品治疗后需监测神经系统毒性，并根据需要提供支持治疗和（或）糖皮质激素治疗。

◈ **剂型及规格**　注射液，本品体积约为每袋 68 ml，目标剂量为 2.0×10^6 个抗 CD19 CAR-T 细胞 /kg 体重。

◇ **适应证**　治疗既往接受二线或以上系统性治疗后复发或难治性大 B 细胞淋巴瘤成人患者，包括 DLBCL 非特指型，原发纵隔大 B 细胞淋巴瘤、高级别 B 细胞淋巴瘤和滤泡性淋巴瘤转化的 DLBCL。

◷ **用法用量**

　1. **本品输注前的患者准备：** 在开始清除淋巴细胞性化疗之前，确认本品随时可用。

　2. **预处理：** 本品输注前的第 5、4 和 3 天静脉输注环磷酰胺 $500 \ mg/m^2$ 和氟达拉滨 $30 \ mg/m^2$ 进行清除淋巴细胞性化疗。

　3. **输注前用药：** 本品输注前约 1 h，口服对乙酰氨基酚 500～1000 mg 和口服或静脉使用苯海拉明 12.5～25 mg。

4. 本品输注时准备：需协调本品复融和输注的时间。预先确认输注时间，并调整本品复融的开始时间，确保本品在患者准备就绪时复融并输注。

（1）确认患者身份：准备产品之前，确认核对患者身份信息与产品冻存盒上的患者标识相符。

（2）如果患者身份与患者标识符的信息不符，请勿从冻存盒中取出本品产品袋。

（3）确认患者身份信息后，从冻存盒中取出本品产品袋，并检查冻存盒标签上的患者信息是否与产品袋标签上的患者信息相符。

（4）复融前检查产品包装的完整性，是否有破损或裂缝。

（5）遵循所在医疗机构诊疗常规，可将产品袋置于无菌袋内复融。

（6）使用约 37 ℃ 水浴复融本品，直至产品袋中无肉眼可见冰晶。轻缓混合袋中内容物以分散聚集的细胞。如仍有可见的细胞团块，请继续轻缓混合袋中内容物，以温和的手动方式来分散小块的细胞团块。输注之前，不要洗涤、离心和（或）重悬本品。

（7）一旦复融后，请尽快输注。本品在 20～25 ℃ 条件下可以保存 3 h。

（8）使用方法：

1）仅供自体使用。

2）输注前和输注后恢复期间，确保备有至少 2 个剂量的托珠单抗和完善的急救设备。

3）请勿使用白细胞滤器。

4）建议使用中心静脉通路输注本品。

5）确认患者身份与本品产品袋上的患者标识符相符。

6）在输注前用生理盐水冲管。

7）通过重力或蠕动泵在 30 min 内将本品产品袋内所有内容物输入患者体内。

8）本品输注期间，轻轻晃动产品袋，以防止细胞聚集。

9）产品袋中全部内容物输注完毕后，用生理盐水以同样的输注速度冲管，确保所有产品都输入患者体内。

（一）禁忌证

对活性成分或任何辅料有超敏者禁用。

⊗ 不良反应（表1）

表1　阿基仑赛的不良反应

普通注射液	
常见不良反应	严重不良反应
低血压（47%~57%）	脑病（50%）
心律失常（14%~23%）	肺炎（8%~13%）
心动过速（43%~57%）	发热性中性粒细胞减少症（31%~41%）
疲劳（46%~52%）	血小板减少症（13%）
头痛（43%）	失语症（17%）
食欲减退（24%~44%）	毛细血管渗漏综合征（3%）
寒战（28%~40%）	癫痫（2%~4%）
腹泻（29%~42%）	病毒性肝炎的再激活
发热（85%~93%）	侵袭性真菌感染（5%~12%）
谵妄（15%）	神经毒性（78%）

⊗ 患者用药教育

1. 建议患者立即报告细胞因子释放综合征的症状，如发热、寒战、疲劳、心动过速、恶心、缺氧或低血压等。

2. 建议患者立即报告神经毒性症状，如头痛、震颤、晕眩、失语和谵妄等。

3. 告知患者不良反应可能包括食欲减退、腹泻、呕吐、便秘、震颤、咳嗽、头晕或心律失常等。

4. 警告患者在输注后至少8周内避免驾驶或操作重型机械。

5. 因为糖皮质激素可能干扰本品的活性，应避免患者预防性使用糖皮质激素。

西达本胺
Chidamide

本品为苯酰胺类组蛋白去乙酰化酶亚型选择性抑制剂，具有对肿瘤异常表观遗传功能的调控作用。

◎ **剂型及规格**　片剂：每片 5 mg。

◇ **适应证**　适用于既往至少接受过一次全身化疗的复发或难治的外周 T 细胞淋巴瘤患者。

◔ **用法用量**

1. 推荐剂量及方式：西达本胺片为口服用药，成人推荐每次服药 30 mg（6 片），每周服药 2 次，两次服药间隔不应少于 3 天（如周一和周四、周二和周五、周三和周六等），餐后 30 min 服用。若病情未进展或未出现不能耐受的不良反应，建议持续服药。

2. 剂量调整

（1）血液学不良反应的处理和剂量调整

1）在使用本品前，应进行血常规检查，相关指标满足以下条件方可开始用药：中性粒细胞绝对值≥1.5×10^9/L，血小板计数≥75×10^9/L，血红蛋白≥9.0 g/dl。用药期间需定期检测血常规（通常每周 1 次）。

2）3 级或 4 级中性粒细胞减少（ANC＜1.0×10^9/L）：暂停本品用药。如果出现 3 级中性粒细胞减少伴体温高于 38.5 ℃或 4 级中性粒细胞减少，则应予以重组人粒细胞刺激因子等细胞因子治疗。应定期检测血常规（隔天 1 次或至少每周 2 次），待中性粒细胞绝对值恢复至≥1.5×10^9/L，并经连续两次检查确认，可继续本品治疗：如之前的不良反应为 3 级，恢复用药时可采用原剂量或剂量降低至每次 20 mg；如之前的不良反应为 4 级，恢复用药时剂量应降低至每次 20 mg。

3）3 或 4 级血小板减少（血小板计数＜50×10^9/L）：暂停本品

用药，给予白介素 11 或促血小板生成素（TPO）治疗；如血小板计数<25.0×10^9/L 或有出血倾向时，应考虑给予成分输血治疗。应定期检测血常规（隔天 1 次或至少每周 2 次），待血小板计数恢复至≥75.0×10^9/L，并经连续 2 次检查确认，可继续本品治疗：如之前的不良反应为 3 级，恢复用药时可采用原剂量或剂量降低至每次 20 mg；如之前的不良反应为 4 级，恢复用药时剂量应降低至每次 20 mg。

4）3 级或 4 级贫血（血红蛋白水平降低至<8.0 g/dl）：暂停本品用药，使用红细胞生成素（EPO）治疗；当血红蛋白水平<5.0 g/dl 时，应给予成分输血。应定期检测血常规（隔天 1 次或至少每周 2 次），待血红蛋白水平恢复至≥9.0 g/dl，并经连续 2 次检查确认，可继续本品治疗：如之前的不良反应为 3 级，恢复用药时可采用原剂量或剂量降低至每次 20 mg；如之前的不良反应为 4 级，恢复用药时剂量应降低至每次 20 mg。

5）针对以上血液学不良反应进行处理和剂量降低后，如果再次出现 4 级血液学不良反应或 3 级中性粒细胞减少伴体温高于 38.5 ℃，应停止本品治疗。

（2）非血液学不良反应的处理和剂量调整。

1）如果出现 3 级非血液学不良反应，应暂停用药并给予对症治疗。医生应根据具体不良反应情况，定期进行相关项目的检查和监测，待不良反应缓解至≤1 级时可恢复用药，但剂量应降低至每次 20 mg。

2）如降低剂量后再次发生≥3 级不良反应，应停药。

3）用药过程中如果出现 4 级非血液学不良反应，应停药。

⭐ **特殊人群用药**

1. 肝功能不全患者：中、重度肝损伤患者应谨慎服用。在服用本品前，如果谷氨酰转移酶、AST、ACT 水平高于 2.5 倍正常上限，建议暂缓用药，待相关指标降至正常值时再进行首次药物服用。

2. 肾功能不全患者：中、重度肾损伤患者应谨慎服用。

3. **老年人**：群体药代动力学分析提示，年龄对西达本胺的药代行为无显著影响。医生可根据老年患者的综合情况，指导患者用药或进行剂量调整。

4. **儿童**：尚未在 18 岁以下患者中进行西达本胺片的有效性和安全性研究，故不推荐使用。

妊娠期分级　X。妊娠期间禁止服用。

哺乳期分级　建议哺乳期妇女在接受本品治疗时停止哺乳。

药动学指标　单次餐后口服 30 mg 本品后，平均 t_{max}：3.9 h，平均 $t_{1/2}$：16.7 h，平均 V_d：1210.0 L。

禁忌证

对本品及其辅料任何成分过敏者、妊娠期妇女患者、严重心功能不全患者（纽约心脏病学会心功能不全分级Ⅳ级）禁用本品。

不良反应（表 1）

表 1　西达本胺的不良反应

常见不良反应	严重不良反应
血小板减少症（50.6%）	血小板减少症（21.7%）
白细胞减少症（39.8%）	白细胞减少症（13.3%）
中性粒细胞减少症（21.7%）	中性粒细胞减少症（10.8%）
QTc 间期延长（13.3%）	血红蛋白浓度降低（4.8%）
血红蛋白浓度降低（8.4%）	食欲下降（2.4%）
乏力（9.6%）	肺部感染（1.2%）
发热（8.4%）	QTc 间期延长（1.2%）
腹泻（8.4%）	
恶心（8.4%）	
食欲减退（8.4%）	

患者用药教育

1. 服用本品时，可能会出现血小板减少症、白细胞减少症、血红蛋白浓度降低等血液学不良反应。服药过程中，建议每周进行一次血常规检查。

2. 用药过程中至少每 3 周检测一次肝、肾功能相关指标，如果出现≥3 级肝、肾功能指标异常，须暂停用药，及时就医。

3. 嘱患者特别注意，在用药过程中，应定期进行心脏安全性相关指标监测，包括但不限于 ECG 和心脏超声检查等。

4. 用药过程中，应注意是否出现发热或呼吸道、泌尿道、皮肤等各系统感染症状，如有症状应尽快进行相应检查和对症治疗。

5. 治疗期间避免同时使用对凝血功能有影响的药物，如有相关药物使用计划，应先咨询主管医生意见。

6. 男性患者在接受本药治疗期间及治疗后 3 个月内，应避免生育计划。

培门冬酶
Pegaspargase

本品通过耗竭血浆中的门冬酰胺而选择性地杀伤白血病细胞。

◎ **剂型及规格**　注射剂，每支 2 ml：1500 IU；5 ml：3750 IU。

✓ **适应证**　本品可用于儿童 ALL 患者一线治疗。与 L- 门冬酰胺酶一样，本品一般被用于联合化疗，推荐与长春新碱、泼尼松和柔红霉素联合用药。

◐ **用法用量**

联合用药时，本品推荐剂量为 2500 IU/m²，肌内注射，每 14 天给药一次。

使用注意：如果出现严重急性过敏反应，则需立即停止使用本品。给予抗组胺药物、肾上腺素、氧气和静脉内注射糖皮质激素等救治措施。

⭐ **特殊人群用药**

1. **肝功能不全患者**：根据文献报道，无需调整剂量。

2. **肾功能不全患者**：根据文献报道，无需调整剂量。

🈲 **妊娠期分级** C。

🈳 **哺乳期分级** 婴儿风险不能排除。

〰 **药动学指标** t_{max}：5 天，F：82%~98%，V_d：1.86 L/m²，$t_{1/2}$：5.8 天（肌内注射）。

⊖ **禁忌证**

1. 对培门冬酶有严重过敏史患者。

2. 既往使用门冬酰胺酶治疗出现过严重血栓症者。

3. 既往使用门冬酰胺酶治疗出现胰腺炎患者。

4. 既往使用门冬酰胺酶治疗出现严重出血事件患者。

✖ **不良反应（表 1）**

表 1　培门冬酶的不良反应

常见不良反应	严重不良反应
高血糖症（24%） 高甘油三酯血症（30%） 低白蛋白血症（28%） 发热性中性粒细胞减少症（40%） 感染性疾病（5%）	葡萄糖耐量受损 胰腺炎（1%~24%） 凝血功能异常（21%） 出血（4%） 血栓（4%~8%） 过敏反应［3%~32%；8.7%（IM 途径）；23.5%（Ⅳ途径）］ 高胆红素血症（1%~25%） 脓毒症（6%）

溶媒选择与配伍禁忌（表2）

表2　培门冬酶的溶媒选择与配伍禁忌

溶媒选择	5% 葡萄糖注射液	相容
	0.9% 氯化钠注射液	相容
配制及使用方法	1. 肌内注射时，在单一部位注射给药量应少于 2 ml；如需要使用的体积超过 2 ml，则应在多个部位注射 2. 只要溶液和容器许可，注射用药品都应该在使用前通过肉眼检查颗粒物质、混浊和变色。如发现溶液中有微粒、浑浊、污点，须扔掉该药品 3. 如果本品已经被冷结成冰，或室温放置了 48 h 以上，或振摇，或剧烈的搅动过，则不能再使用	

患者用药教育

1. 告知患者立即报告血栓或出血症状。

2. 建议女性患者在治疗期间以及末次给药后至少 3 个月内使用有效的避孕方法。

3. 提示女性患者本品可能与口服避孕药有间接反应，建议采用非口服避孕方式。

4. 指导患者报告葡萄糖耐受不良或胰腺炎（如腹痛）的症状。

沙利度胺
Thalidomide

沙利度胺是具有免疫调节、抗炎、抗血管生成等作用的抗肿瘤药。

① 黑框警告

本品有严重的致畸作用。如果在怀孕期间服用沙利度胺，即使只服用 1 剂，也会导致严重的出生缺陷或胎儿死亡。在 MM 患者中使用沙利度胺会增加静脉血栓栓塞（venous thromboembolism,

VTE）的风险，例如深静脉血栓（deep vein thrombosis，DVT）和肺栓塞。联用地塞米松会增加这种风险。监测血栓栓塞并考虑进行个体化血栓预防。

◉ **剂型及规格** 片剂：25 mg；50 mg；胶囊剂：25 mg。

◉ **适应证** 多发性骨髓瘤（标识外用法）。

◉ **用法用量**

1. **与地塞米松联合用于治疗新诊断的 MM 患者**：200 mg，口服，每天一次，用药 28 天作为一个治疗周期，与地塞米松 40 mg 联合用药，口服，每天一次，在每个治疗周期的第 1~4 天，第 9~12 天，第 17~20 天用药，此方案每 28 天重复一次。

2. **与美法仑和泼尼松联合用于新诊断的老年或不适合移植的 MM 患者**：本品用药剂量最高可达每天 400 mg 口服；联合用药美法仑每天 0.25 mg/kg 口服，在每个治疗周期的第 1 天至第 4 天用药，同时联合用药泼尼松每天 2 mg/kg 口服，在每个治疗周期的第 1 天至第 4 天用药，每 6 周为 1 个疗程，重复 12 次；大多数患者以沙利度胺 200 mg/d 开始用药，如果没有发生严重的不良反应，则在 2~4 周内增加至 400 mg/d。

◉ **特殊人群用药**

1. **肾功能不全患者**：无需调整。

2. **血液透析患者**：无需调整。

3. **儿童**：禁用（FDA 说明书 12 岁以上可用）。

◉ **妊娠期分级** X。

◉ **哺乳期分级** L5。

◉ **药动学指标** t_{max} 为 2.9~5.7 h，血浆蛋白结合率为 55%~66%，V_d 为 121 L，主要经肾排泄（91.9%），$t_{1/2}$：5.5~7.3 h。

⊖ 禁忌证

1. 孕妇及哺乳期妇女禁用。

2. 儿童禁用。

3. 对本品有过敏反应的患者禁用。

⊗ 不良反应（表1）

表1　沙利度胺治疗MM时的不良反应

常见不良反应	严重不良反应
水肿（13%～56%）	心房颤动（5%）
低血钙（72%）	缺血性心脏病（11.1%）
便秘（50%～55%）	心肌梗死（1.3%）
恶心（13%～28%）	肠穿孔（≥3%）
白细胞减少症（35%）	DVT（7%～28%）
肌肉无力（40%）	中性粒细胞减少症（31%）
混乱状态（28%）	血栓栓塞性疾病（22%）
呼吸困难（42%）	VTE（22.5%）
疲劳（21%～79%）	周围神经病变（10%～54%）
肺炎（5%）	肺栓塞（7%）

⊜ 药物相互作用（表2）

表2　沙利度胺的药物相互作用

药物名称	严重程度	证据质量	相互作用表现	临床管理策略
多西他赛	严重	卓越	联合用药可能会增加VTE风险	监测患者的静脉血栓栓塞的体征和症状。观察临床症状，如慢性腿部疼痛，腿部肿胀或发热，红斑，呼吸困难或胸痛
地塞米松	严重	良好	联合用药可能会增加发生TEN的风险	沙利度胺和地塞米松的联合用药可用于治疗难治性骨髓瘤。然而，建议在确定安全的给药方案之前，应避免地塞米松联合沙利度胺治疗新诊断的骨髓瘤，除非保证密切监测

患者用药教育

1. 本品与口服避孕药联合用药时会降低口服避孕药的有效性。指导患者在治疗期间和治疗前后至少4周内使用2种可靠的避孕方法避免怀孕。

2. 本品可分布到精液中，男性患者在本品治疗期间和停药后4周内，即使已做输精管切除术，也必须使用避孕套。

3. 因为本品可能会引起头晕和嗜睡，应避免从事需要精神警觉的活动。

4. 告知患者从坐位/卧位起立时动作应缓慢。

5. 告知患者本品可能导致水肿、便秘、恶心、意识模糊和震颤。

6. 建议患者立即报告 SJS/TEN（流感样症状、红疹扩散或皮肤/黏膜水泡）、血栓栓塞（呼吸急促、胸痛或手臂/腿部肿胀）或怀孕的体征/症状。

7. 告知患者应报告感染、出血或周围神经病变（手/脚麻木、刺痛、疼痛或灼热）的体征/症状。

8. 告知患者于睡前且应在晚餐后至少1 h服药。

9. 告知患者在服药期间不应饮酒。

10. 告知患者在服药期间及停药后4周内不可以献血。

11. 告知患者置于儿童不能触及处。

来那度胺
Lenalidomide

来那度胺具有免疫调节、抗血管生成和抗肿瘤的作用。

> ① **黑框警告**
>
> 　1. **胚胎－胎儿毒性：**怀孕期间不要使用来那度胺。来那度胺是沙利度胺类似物，在猴发育研究中可引起四肢畸形。已知沙利度胺具有人类致畸性，会导致严重的危及生命的人类出生缺陷。如果在怀孕期间使用来那度胺，可能会导致出生缺陷或胚胎－胎儿死亡。育龄女性在开始来那度胺治疗之前应进行 2 次妊娠试验且必须均为阴性，并且在来那度胺治疗期间和治疗后 4 周内必须使用 2 种避孕方式进行避孕。
>
> 　2. **血液学毒性（中性粒细胞减少症和血小板减少症）：**来那度胺可导致严重的中性粒细胞减少和血小板减少。患者可能需要暂停用药和（或）减少剂量。患者可能需要使用血液制品和（或）生长因子。
>
> 　3. **静脉和动脉血栓栓塞：**已证明在接受来那度胺和地塞米松治疗的 MM 患者中，出现 DVT、肺栓塞、心肌梗死和脑卒中的风险显著增加。应监测并告知患者血栓栓塞的体征和症状。建议患者在出现气短、胸痛或手臂或腿部肿胀等症状时立即就医。推荐进行血栓预防，治疗方案的选择应基于对患者潜在风险的评估。

◎ **剂型及规格**　胶囊剂：每粒 5 mg；10 mg；15 mg；25 mg。

⊘ **适应证**

1. 与地塞米松联合用药，治疗曾接受过至少一种疗法的 MM 的成年患者。

2. 与地塞米松联合用药，治疗此前未经治疗且不适合接受移植的 MM 成年患者。

3. 与利妥昔单抗联合用药，治疗既往接受过治疗的滤泡性淋巴瘤（1~3a 级）成年患者。

🕐 **用法用量**　推荐起始剂量为 25 mg。在每个重复 28 天治疗周期里的第 1~21 天，每天口服本品 25 mg，直至疾病进展。地塞米松的推荐剂量为在每 28 天治疗周期的第 1、8、15 和 22 天口服 40 mg 地塞米松。

⭐ **特殊人群用药**

1. **肝功能不全患者**：无需调整剂量。

2. **肾功能不全患者**：根据 CrCl 值和是否透析，调整来那度胺胶囊的起始剂量（表 1）。

表 1　根据 CrCl 值和是否透析对来那度胺胶囊起始剂量的调整

CrCl（ml/min）	治疗 MM 的剂量	治疗 FL 的剂量
30~60	每天一次 10 mg[a]	每天一次 10 mg[a]
低于 30（不需要透析）	每隔一天 15 mg	无可用数据
低于 30（需要透析）	每天一次 5 mg，在透析治疗当日，应在透析结束后口服	无可用数据

a. 如果患者可耐受 10 mg 剂量的本品而没有剂量限制性毒性，则考虑在 2 个周期后将剂量增加至 15 mg。

3. **儿童**：尚无儿童和青少年患者的用药经验，本品不应在未成年患者中使用。

4. **老年人**：更有可能存在肾功能下降，在选择剂量时应谨慎并对肾功能进行监测。75 岁以上患者可将联合方案中的地塞米松改为 20 mg。

🕐 **妊娠期分级**　X。

🍼 **哺乳期分级** 本品可随乳汁排泄，婴儿风险不能排除。建议哺乳期女性接受治疗期间停止哺乳。

〰️ **药动学指标** t_{max}：0.5~6 h，血浆蛋白结合率：30%，主要经肾排泄（90%），$t_{1/2}$：3~5 h；中度或重度肾损伤：$t_{1/2}$ 增加 3 倍；血液透析终末期肾病：$t_{1/2}$ 增加 4.5 倍。

⊖ **禁忌证**

1. 孕妇。

2. 未达到所有避孕要求的可能怀孕的女性。

3. 对本品活性成分或其中任何辅料过敏者。

⊗ **不良反应**（表2）

表 2　来那度胺的不良反应

常见不良反应	严重不良反应
皮疹（7.5%~35.8%） 便秘（5.4%~40.5%） 腹泻（31%~54.5%） 贫血（8.9%~43.8%） 白细胞减少症（7.9%~31.7%） 中性粒细胞减少症（35%~79%） 血小板减少症（19.5%~72.3%） 上呼吸道感染（10.9%~26.8%） 疲劳（10.6%~43.9%）	贫血（3.8%~18.2%） DVT（2.4%~10.3%） 发热性中性粒细胞减少症 （1.7%~17.4%） 白细胞减少症（4%~24.2%） 中性粒细胞减少症（16%~59.4%） 血小板减少症（2.3%~50%） 肝毒性（15%） 肺炎（7%~17.5%） 心脑血管事件（1.4%~2.3%） 心肌梗死（<5%）

⊜ **药物相互作用**（表3）

表 3　来那度胺的药物相互作用

药物名称	严重程度	证据质量	相互作用表现	临床管理策略
地高辛	中度	良好	联合用药会增加地高辛的血药浓度	建议定期监测地高辛血浆浓度水平

⚮ 患者用药教育

1. 告知患者应于每天大致相同的时间服用本品。不应打开、破坏和咀嚼胶囊，应将胶囊完整吞服，最好用水送服，可与食物同服也可空腹服用。

2. 告知患者若某次错过规定的服药时间小于 12 h，可补服该次用药。若某次错过规定的服药时间大于 12 h，则不应再补服该次用药，而应在第二天的正常服药时间服用下一剂量。不要因为漏服而同时服用 2 天的剂量。

3. 建议患者观察血栓的症状和体征。如果出现症状（如气短、胸痛、手臂或大腿肿胀）应寻求医疗救治。

4. 告知女性患者在治疗前 4 周，在治疗和剂量中断期间，直至治疗后至少 4 周内，避免怀孕。

5. 告知男性患者在治疗期间、中断剂量和治疗后至少 4 周内避免性伴侣怀孕。不要捐献精子。

6. 建议患者在治疗期间、剂量中断和治疗后 4 周内避免献血。

泊马度胺
Pomalidomide

泊马度胺为沙利度胺的类似物，具有免疫调节、抗血管生成和抗肿瘤作用。

① 黑框警告

1. 胚胎－胎儿毒性： 妊娠期间禁止使用本品。泊马度胺是沙利度胺的类似物。已知沙利度胺具有人体致畸性，可能会导致胎儿的出生缺陷或胚胎－胎儿死亡。具备生育能力的女性在开始使用本品进行治疗前应进行 2 次妊娠检测，且 2 次检测结果都必须为阴性。在治疗期间和治疗结束后 4 周内，均须同时使用两种避孕方法进行避孕或始终不与异性发生性关系。

2. 静脉和动脉血栓栓塞： 有 MM 患者在使用本品治疗期间发生 DVT、肺栓塞、心肌梗死和脑卒中。推荐在治疗期间接受预防性抗血栓治疗。

◈ **剂型及规格** 胶囊剂：每粒 1 mg；4 mg。

◇ **适应证** 与地塞米松联合用药，适用于既往接受过至少两种治疗（包括来那度胺和一种蛋白酶体抑制剂），且在最后一次治疗期间或治疗结束后 60 天内发生疾病进展的成年 MM 患者。

⏱ **用法用量**

1. **推荐剂量：** 推荐起始剂量是 4 mg，每天口服 1 次。28 天为 1 个疗程，每疗程的第 1～21 天服用，直至疾病进展。

本品可用水送服。不要破坏、咀嚼或打开胶囊。本品可与或不与食物同服。

2. **发生血液学不良反应时的剂量调整：** MM 患者开始接受本品治疗时，中性粒细胞绝对值应至少达到 0.5×10^9/L，血小板计数则至少达到 50×10^9/L。接受本品治疗期间若发生血液学不良反应，应按照表 1 调整剂量。

表 1　发生血液学不良反应时，泊马度胺的剂量调整

血液学不良反应	剂量调整
中性粒细胞减少	
ANC＜0.5×10^9/L 或发热性中性粒细胞减少（发热≥38.5 ℃ 和 ANC＜1×10^9/L）	中断本品治疗，每周监测全血细胞计数；待 ANC 恢复至＞0.5×10^9/L，可以按 3 mg 每天一次的剂量继续治疗

续表

血液学不良反应	剂量调整
之后再次下降 ANC<0.5×10^9/L	中断本品治疗直至 ANC 恢复至>0.5×10^9/L 继续治疗时，每次日剂量均较之前减少 1 mg*
血小板减少	
血小板计数<25×10^9/L	中断本品治疗，每周监测全血细胞计数；待恢复至血小板计数>50×10^9/L，可以 3 mg 每天一次的剂量继续治疗
之后再次下降<25×10^9/L	中断本品治疗直至血小板计数>50×10^9/L；继续治疗时，每次日剂量均较之前减少 1 mg*

* 若剂量调整至 1 mg 每天一次，患者仍不能耐受，则应永久停止服用泊马度胺。

3. **发生非血液学不良反应时的剂量调整**：发生血管性水肿、严重过敏反应、4 级皮疹、皮肤剥脱、大疱或任何其他严重的皮肤反应，应永久停止使用本品。

发生其他 3 级或 4 级不良反应时，应中断本品治疗，待不良反应恢复至 2 级或以下后，在医生的指导下继续治疗，并且每天的给药剂量应较停止用药前下调 1 mg。

4. **与强效 CYP1A2 抑制剂联合用药**：接受本品治疗时，应尽量避免同时使用强效 CYP1A2 抑制剂类药物，考虑选择其他替代疗法。如果无法避免与强效 CYP1A2 抑制剂联合用药，则本品的起始剂量应由 4 mg 减少至 2 mg。

⭐ **特殊人群用药**

1. **肝功能不全患者**：轻度或中度肝损伤患者（Child-Pugh A 级或 B 级），推荐起始剂量是 3 mg/d（降低 25%）；重度肝损伤患者（Child-Pugh C 级），推荐给药剂量是 2 mg（降低 50%）。

2. 肾功能不全患者： 接受血液透析的重度肾损伤患者：在接受血液透析的当天，应在完成透析之后服用本品。对于需要透析的重度肾损伤患者，推荐的起始剂量是 3 mg/d（降低 25%）。

3. 儿童： 本品在儿童患者中的安全性和有效性尚未确立。

4. 老年人： 无需进行剂量调整。

妊娠期分级 X。

哺乳期分级 尚未明确。建议妇女在接受泊马度胺治疗期间不要母乳喂养婴儿。

药动学指标 t_{max}：2~3 h；血浆蛋白结合率：12%~44%；平均 V_d：62~138 L；主要在肝中通过 CYP1A2 和 CYP3A4 酶代谢，$t_{1/2}$：9.5 h；肾损伤者 $t_{1/2}$：9~11.8 h。

禁忌证

1. 孕妇禁用。

2. 对本品或任何辅料有过敏反应史的患者禁用。

不良反应（表 2）

表 2　泊马度胺的不良反应

常见不良反应	严重不良反应
便秘（22%~71%） 腹泻（22%~36%） 贫血（42%） 中性粒细胞减少症（49%~51%） 背痛（20%~32%） 呼吸困难（25%~45%） 上呼吸道感染（29%~31%） 发烧（27%~32%）	心肌梗死 贫血（21%） DVT（3%~9%） 中性粒细胞减少症（41%~48%） 血小板减少症（19%~22%） 肝衰竭 意识混乱（13%） 肾衰竭（10%） 脓毒症（<10%） SJS

⑤ 药物相互作用（表3）

表3 泊马度胺的药物相互作用

药物 名称	严重 程度	证据 质量	相互作用表现	临床管理策略
CYP1A2 抑制剂	严重	一般	泊马度胺的 C_{max} 和 AUC 增加。暴露量的增加也增加了相关毒性的风险	避免与强效 CYP1A2 抑制剂联合用药，如环丙沙星，氟伏沙明。如需联合用药，降低泊马度胺的给药剂量（起始剂量由 4 mg 减少至 2 mg）

② 患者用药教育

1. 告诫患者在治疗期间以及最后一次给药后至少4周内避孕怀孕和献血。

2. 避免需要精神集中或协调的活动，因为药物可能导致头晕或混乱。

3. 告知患者不良反应可能包括疲劳、虚弱、神经病变、便秘、恶心、腹泻、中性粒细胞减少、背痛、呼吸困难和发热等。

4. 指导患者报告肝毒性或肿瘤溶解综合征的症状。

5. 告诉患者报告血管性水肿和严重皮肤反应的症状，包括皮肤脱落或大疱。

6. 建议患者尽快服用漏服的剂量，但如果距离下一剂不到12 h，则不需补服。

三氧化二砷
Arsenic Trioxide

亚砷酸注射剂的有效成分为三氧化二砷，三氧化二砷能够诱导 NB4 细胞株和对全反式维甲酸耐药的 APL 细胞株发生凋亡。

⚠ **黑框警告**

非白血病所致的严重肝、肾损伤、孕妇及长期接触砷或有砷中毒者禁用。

◎ **剂型及规格**

亚砷酸氯化钠 注射液：每支 5 ml：5 mg；10 ml：10 mg。

注射用三氧化二砷 每支 5 mg；10 mg。

✓ **适应证** 本品为抗肿瘤药，适用于 APL。

◔ **用法用量** 治疗白血病的用法用量：成人每天 1 次，每次 10 mg （或按 BSA 每次 7 mg/m^2），用 5% 葡萄糖注射液或 0.9% 氯化钠注射液 500 ml 稀释后静脉滴注 3～4 h。4 周为一个疗程，间歇 1～2 周，也可连续用药。

★ **特殊人群用药**

1. 儿童：每次 0.16 mg/kg，用法同上。建议儿童不宜将本品做首选药物治疗。

2. 老年人：未发现老年患者使用本品引发异常情况的报道。

◷ **妊娠期分级** D。

◐ **哺乳期分级** 证实存在婴儿风险，用药时不宜哺乳。

◠ **药动学指标** V_d: 3.83 L；$t_{1/2}$: 12.13 h。24 h 尿排砷量为 1%～8%。指（趾）甲和毛发砷蓄积明显增加，可高达治疗前 5～7 倍。

⊖ **禁忌证**

非白血病所致的严重肝、肾损伤患者，孕妇及长期接触砷或有砷中毒者禁用。

⊗ 不良反应

1. 消化系统损害：食欲减退、腹胀或腹部不适、恶心、呕吐及腹泻等。

2. 肝功能改变（AST、ALT、r-GT 及 TBil 升高等）。

3. 白细胞过多综合征。

4. 体液潴留。

5. 神经系统损害：用药后 10~20 天出现多发性神经炎和多发性神经根炎症状。

6. 心血管系统损害：心悸、胸闷、心电图变化，包括 QT 间期延长。

7. 皮肤干燥、红斑或色素沉着。

⟐ 溶媒选择与配伍禁忌（表 1）

表 1　亚砷酸的溶媒选择与配伍禁忌

溶媒选择	5% 葡萄糖注射液	推荐使用
	0.9% 氯化钠注射液	推荐使用
配制及使用方法	用 5% 葡萄糖注射液或 0.9% 氯化钠注射液 500 ml 稀释后静脉滴注 3~4 h	
配伍禁忌	无	

⟐ 患者用药教育

1. 本品为医疗用毒性药品，告知患者在专科医生指导下观察使用。如使用本品过量引起急性中毒，可用二巯基丙磺酸钠解救。

2. 告知患者不良反应可能包括恶心、呕吐、腹泻、腹痛、发热、疲劳、咳嗽、皮疹或瘙痒、头痛和头晕。

3. 告知患者本品使用过程中，避免使用含硒药品及使用含硒食品。

4. 告知患者用药期间出现外周血白细胞过高时，可酌情选用白细胞单采分离，或应用羟基脲、高三尖杉酯碱、阿糖胞苷等化疗药物。

5. 告知患者使用本品期间，不宜同时使用能延长 QT 间期的药物（一些抗心律失常药，如硫利达嗪）或导致电解质异常的药物（利尿剂或两性霉素 B）。

6. 告知患者使用过程中如出现肝、肾功能异常，应及时针对治疗，密切观察病情，必要时停药。

7. 告知患者如出现其他不良反应时，可对症治疗，严重可停药观察。

8. 若遇未按规定用法用药而发生急性中毒时，可用二巯基丙磺酸钠类药物解救。

维 A 酸
Tretinoin

维 A 酸是作用于细胞诱导分化的抗肿瘤药。

◎ **剂型及规格** 片剂：每片 10 mg；20 mg。

◎ **适应证** 用于治疗 APL，并可作为维持治疗药物。

◎ **用法用量** 用于 APL 的治疗，口服，45 mg/（m²·d），每天最高总量不超过 0.12 g，分 2～4 次服用，疗程 4～8 周。根据治疗反应调整用量，达完全缓解后，还应给予标准化治疗。

◎ **特殊人群用药**

1. **肝、肾功能不全患者：** 严重肝、肾损伤者禁用。

2. **儿童：** 慎用。

3. **老年人：** 安全性和有效性尚未确定。

- ♻ **妊娠期分级** D。
- 🍼 **哺乳期分级** L3。
- 📈 **药动学指标** 血浆蛋白结合率＞95%，口服生物利用度良好，t_{max}：1～2 h；主要经肝CYP3A酶代谢，主要经肾排泄；$t_{1/2}$：0.5～2 h。

⊖ **禁忌证**

1. 妊娠期妇女，严重肝、肾损伤者禁用。
2. 对本品中任何成分有过敏史者禁用。

⊗ **不良反应（表1）**

表1 维A酸的不良反应

常见不良反应		严重不良反应	
上呼吸道症状（63%）	黏膜干燥（77%）	心力衰竭（6%）	脑出血（9%）
呼吸困难（60%）	肝损伤（50%～60%）	胃肠道出血（34%）	急性肾衰竭（3%）
发热（83%）		弥散性血管内凝血（26%）	胸腔积液（20%）
感染性疾病（58%）	骨痛（77%）	出血（60%）	APL综合征（25%）
寒战（63%）	头痛（86%）	白细胞增多症（40%）	
	恶心呕吐（57%）		

⇆ **药物相互作用（表2）**

表2 维A酸的药物相互作用

药物名称	严重程度	证据质量	相互作用表现	临床管理策略
氨甲环酸、氨基己酸	严重	良好	联合用药会增加血栓风险	密切监测患者血栓栓塞并发症的症状或体征
四环素	严重	一般	联合用药可能导致假性脑瘤（良性颅内高压症）的风险增加	评估良性颅内高压症患者大脑视神经乳头水肿的症状，头痛，恶心和呕吐，视觉障碍

药物名称	严重程度	证据质量	相互作用表现	临床管理策略
紫杉醇	严重	一般	维A酸抑制CYP2C8，联合用药会增加紫杉醇毒性的风险	监测患者由于紫杉醇毒性引起的包括骨髓抑制、肌痛/关节痛、恶心/呕吐和黏膜炎等不良反应。可能需要对药物进行剂量调整
伊曲康唑、伏立康唑	中等	良好	联合用药会增加维甲酸浓度和毒性反应	密切监测

患者用药教育

1. 告知服用本品治疗 APL 的患者，应在有经验的血液科医生严格监督下使用。

2. 告知患者口服本品出现不良反应时，应控制剂量或与谷维素、维生素 B_1、维生素 B_6 等同服，可使头疼等症状减轻或消失。

3. 告知患者在治疗严重皮肤病时，可与糖皮质激素、抗生素等合并使用，以增加疗效。

4. 告知患者本品有致畸性，育龄妇女及其配偶在口服本品期间及服药前 3 个月及服药后 1 年内应严格避孕，育龄妇女服药前、停药后应做妊娠试验。

5. 服药期间避免与维生素 A 和四环素同服。

阿扎胞苷
Azacitidine

阿扎胞苷是胞嘧啶核苷类似物，通过引起 DNA 去甲基化和对骨髓中异常造血细胞的直接细胞毒作用而产生抗肿瘤作用。

◈ **剂型及规格**　注射剂：每支 100 mg。

✓ **适应证**

1. 国际预后评分系统（Internationl Prognostic Scoring System，IPSS）中的中危 –2 及高危 MDS。

2. 慢性粒 – 单核细胞白血病。

3. 按照世界卫生组织分类的 AML、骨髓原始细胞为 20%～30% 伴多系发育异常。

⏱ **用法用量**

1. **首个治疗周期**：推荐起始剂量为 75 mg/m²，每天经皮下给药，共 7 天。给予患者预防用药，以预防恶心和呕吐。首次给药前应当收集患者全血细胞计数、肝生化指标和 Scr 值。

2. **后续治疗周期**：每 4 周 1 次，建议患者至少接受 6 个周期的治疗。但对于完全或部分缓解的患者可能需要增加治疗周期。只要患者持续受益，即可持续治疗。

3. **基于血液学实验室检查结果进行剂量调整：**

（1）对于基线 WBC≥3.0×10⁹/L，ANC≥1.5×10⁹/L 且血小板≥75×10⁹/L 的患者，剂量调整应当基于任何治疗周期的最低值计数，剂量调整见表 1：

表 1　基于最低值计数的剂量调整

最低计数		下一周期的剂量（%）
ANC（×10⁹/L）	血小板（×10⁹/L）	
<0.5	<25.0	50
0.5~1.5	25.0~75.0	67
>1.5	>50.0	100

（2）对于基线计数 WBC<3.0×10⁹/L，ANC<1.5×10⁹/L 或血小板<75×10⁹/L 的患者，剂量调整应当基于最低值计数和最低值时骨髓活检细胞构成，剂量调整见表 2。除非下一周期时细胞分化有明显改善（成熟粒细胞的百分比较高，ANC 高于疗程起始时），则应当继续使用当前治疗的剂量。

表 2　基于最低值计数和最低值时骨髓活检细胞构成的剂量调整

WBC 或血小板最低计数相对于基线的下降(%)	最低值时的骨髓活检细胞构成（%）		
	30~60	15~30	<15
	下一周期的剂量(%)		
50~75	100	50	33
>75	75	50	33

除非下一个周期时细胞分化有明显改善（成熟粒细胞的百分比值高，ANC 高于疗程起始时），则应当继续使用当前治疗的剂量。如果随后 WBC 和血小板计数均比最低值增高>25% 且正在升高，则下一个疗程应当在前一疗程开始后 28 天进行。如果前一个周期中，直至第 28 天时均没有观察到 WBC 和血小板计数较最低值增高>25%，应当每 7 天评估计数。如果直至第 42 天时没有观察到 WBC 和血小板计数较最低值增高>25%，则患者随后应当接受计划剂量的 50% 进行治疗。

★ 特殊人群用药

1. 肝功能不全者

由于阿扎胞苷对已存在严重肝功能损伤的患者具有潜在的肝毒性，因此肝病患者需要谨慎。无剂量调整要求。

2. 肾功能不全者

（1）肾功能不全的患者发生肾毒性的风险可能增加。此外，阿扎胞苷及其代谢物主要由肾排泄。因此，需要密切监测这些患者的毒性反应，患有 MDS 和肾功能不全的患者被排除在临床研究之外。

（2）基于血清电解质和肾毒性进行剂量调整：如果发生无法解释的血清碳酸氢盐水平降低至 <20 mEq/L，下一个疗程中剂量应当减少 50%，类似地，如果发生无法解释的血尿素氮或 Scr 升高，下一个周期应当延迟给药直至以上实验室检查结果恢复至正常或基线，并且下个疗程的剂量应减少 50%。

3. 儿童：尚未明确本品在儿童患者中的安全性。

4. 老年人：由于老年患者更容易出现肾功能下降，因此剂量选择时应谨慎，对肾功能进行监测可能有用。

🗓 **妊娠期分级** D。

🍼 **哺乳期分级** 婴儿风险不能排除。建议患者使用本品期间停止哺乳。

〰 **药动学指标** F：89%，t_{max}：0.5 h，V_d：76 L。主要经肾排泄（85%）。$t_{1/2}$：4 h（成人）；0.3 h（儿童）。

⊖ **禁忌证**

> 禁用于晚期恶性肝肿瘤患者。
> 禁用于已知对阿扎胞苷或甘露醇过敏的患者。

⊗ **不良反应**（表3）

表3　阿扎胞苷的不良反应

常见不良反应	严重不良反应
注射部位红斑（35%~42.9%） 便秘（34%~50%） 腹泻（36%~50%） 恶心（48%~71%） 呕吐（27%~60%） 贫血（51.4%~69.5%） 白细胞减少症（18%~48%） 中性粒细胞减少症（32.3%~65.7%） 血小板减少症（65.5%~69.7%） 发热（30.3%~51.8%）	心房颤动（<5%） 心脏、呼吸骤停（<5%） 心力衰竭（<5%） 贫血（13.7%） 白细胞减少症（14.9%） 发热性中性粒细胞减少症 （6%~13%） 中性粒细胞减少症（49%~61%） 全血细胞减少症（<5%） 血小板减少症（21%~58%）

☜ **溶媒选择与配伍禁忌**（表4）

表4　阿扎胞苷的溶媒选择与配伍禁忌

溶媒选择	灭菌注射用水	推荐使用
配制及 使用方法	皮下给药：用4 ml灭菌注射用水复溶注射用阿扎胞苷。将稀释剂缓慢注入小瓶中，剧烈摇晃或滚动小瓶，直到获得均匀的悬浮液。混悬液是浑浊的。所得悬浮液将含有25 mg/ml阿扎胞苷。复溶后不要过滤混混悬液，这样做会去除活性物质。大于4 ml的剂量应等分置2支注射器中。室温下最长保存1 h，但是必须在复溶后1 h内给药。用于延迟给药时，复溶后必须立即冷藏。当使用未经冷藏的注射用水复溶本品时，复溶药液在冷藏条件（2~8 ℃）下可保存最长达8 h。当使用冷藏（2~8 ℃）注射用水复溶本品时，复溶药液在冷藏条件（2~8 ℃）下可保存最长22 h。	
配伍禁忌	碳酸氢钠	

⚇ **患者用药教育**

1. 建议女性患者在治疗期间及治疗结束后6个月内避孕；建议男性患者在治疗期间及治疗结束后3个月内不宜生育。

2. 建议患者报告肿瘤溶解综合征的症状。

3. 指导患者报告贫血、中性粒细胞减少或血小板减少的症状。

4. 告知患者不良反应可能包括恶心、呕吐、腹泻、便秘、发热、注射部位红斑或淤斑等。

地西他滨
Decitabine

地西他滨通过磷酸化后直接掺入 DNA，抑制 DNA 甲基化转移酶，引起 DNA 低甲基化和细胞分化或凋亡来发挥抗肿瘤作用。

◎ **剂型及规格**　注射剂：每支 10 mg；25 mg；50 mg。

◎ **适应证**　本品适用于 IPSS 评分系统为中危 –1、中危 –2 和高危的初治、复治 MDS 患者，包括原发性和继发性的 MDS，按照 FAB 分型所有的亚型：难治性贫血、难治性贫血伴环形铁粒幼细胞增多、难治性贫血伴原始细胞增多、难治性贫血伴原始细胞增多 – 转化型、慢性粒 – 单核细胞白血病。

◎ **用法用量**

1. **3 天给药方案**：本品给药剂量为 15 mg/m^2，连续静脉输注 3 h 以上，每 8 h 一次，连续 3 天。

2. **5 天给药方案**：本品给药剂量为 20 mg/m^2，连续静脉输注 1 h，每天一次，连续 5 天。每 4 周重复一个周期。

◎ **特殊人群用药**

1. **肝功能不全患者**：尚未确立本品用于肝损伤患者的数据。肝损伤患者接受本品治疗应谨慎，并对患者进行密切监测。对于 ALT 和 TBil≥2 ULN 患者：毒性反应消失前不可开始下一周期的治疗。

2. **肾功能不全患者**：尚未进行本品用于重度肾损伤患者的研

究。重度肾损伤患者（CrCl＜30 ml/min）接受本品治疗应谨慎，并对患者进行密切监测。Scr≥2 mg/dl 患者，毒性反应消失前，不可开始下一周期的治疗。

3. 儿童： 尚未在儿童MDS患者中研究用药的安全性和有效性。

Ⓒ **妊娠期分级** D。

Ⓘ **哺乳期分级** 禁止使用。

Ⓜ **药动学指标** V_d：49.6～116 L；血浆蛋白结合率＜1%；主要经胞苷脱氨酶发生脱氨基作用；$t_{1/2}$：0.54～0.62 h。

⊖ **禁忌证**

1. 对本品或者其辅料过敏的患者禁用。

2. 哺乳期妇女禁用。

⊗ **不良反应（表1）**

表1 地西他滨的不良反应

常见不良反应	严重不良反应
发热（27%～85%）	中性粒细胞减少症（38%～90%）
疲劳（46%）	血小板减少症（27%～89%）
恶心（40%～42%）	贫血（31%～82%）
咳嗽（27%～40%）	发热性中性粒细胞减少症（20%～68%）
白细胞减少症（6%～28%）	感染性疾病（14%～46%）
便秘（30%～35%）	败血症（11%）
腹泻（17%～34%）	肺炎（20%～22%）
头痛（23%～28%）	肺水肿（6%）
外周水肿（25%～27%）	充血性心力衰竭（5%）
上呼吸道感染（10%）	心跳骤停

溶媒选择与配伍禁忌（表2）

表2　地西他滨的溶媒选择与配伍禁忌

溶媒选择	5% 葡萄糖注射液	推荐使用
	0.9% 氯化钠注射液	推荐使用
配制及使用方法	在无菌条件下用灭菌注射用水复溶，配制成每毫升约含 5.0 mg 地西他滨溶液 pH 为 6.7 ~ 7.3。复溶后溶液马上再用 0.9% 氯化钠注射液或 5% 葡萄糖注射液进一步稀释成终浓度为 0.15 ~ 1.0 mg/ml 的溶液。如果不能在 15 min 内开始使用，则应当用低温注射液（2 ~ 8 ℃）稀释制备，并贮存在 2 ~ 8 ℃，最多不超过 4 h	
配伍禁忌	相容性研究证据不足	

患者用药教育

1. 告知患者本品治疗期间须进行全血和血小板计数监测，至少应保证在每个给药周期前进行监测。

2. 告知患者通常给予 4 个周期以上的治疗后才见到疗效。

3. 告知患者治疗期间可能会导致水肿，贫血、发热、疲劳、恶心、咳嗽等不良反应。

4. 应告知育龄女性在接受治疗期间和最后一次用药后 6 个月内避免怀孕。告知男性患者在接受治疗期间和治疗后 3 个月内严格避孕。

右雷佐生
Dexrazoxane

右雷佐生发挥心脏保护作用的机制尚不十分清楚，在细胞内转变为开环螯合剂，干扰铁离子介导的自由基形成，而后者为蒽环类抗生素产生心脏毒性的部分原因。

◉ **剂型及规格** 注射剂：每支 250 mg；500 mg。

◎ **适应证** 适用于接受多柔比星治疗累积量达 300 mg/m²，并且医生认为继续使用多柔比星有利的女性转移性乳腺癌患者。预防蒽环类药物引起的心脏毒性（标识外用法）。

◐ **用法用量** 推荐剂量比为 10∶1（右雷佐生 500 mg/m²∶多柔比星 50 mg/m²）。

★ **特殊人群用药**

1. **肝功能不全患者**：高胆红素血症情况下，建议降低多柔比星剂量，应按剂量比例减少右雷佐生剂量。

2. **肾功能不全患者**：中度至重度（CrCl＜40 ml/min：右雷佐生应降低 50%，右雷佐生与多柔比星的比例降至 5∶1）；

◎ **妊娠期分级** D。

◉ **哺乳期分级** 哺乳期妇女使用本品期间应停止哺乳。

◈ **药动学指标** 体外试验证明右雷佐生不与血浆蛋白结合，V_d：17.9～22.6 L，主要经肾排泄（42%），$t_{1/2}$：2～3 h。

⊖ **禁忌证**

禁用于不含有蒽环类药物的化疗方案。

⊗ **不良反应**（表1）

表1 右雷佐生的不良反应

常见不良反应	严重不良反应
恶心（43%～77%） 呕吐（42%～59%） 注射部位疼痛（12%～16%） 发热（21%～34%） 术后感染（16%）	白细胞减少症 骨髓抑制 中性粒细胞减少症 血小板减少症 过敏反应

🖱 溶媒选择与配伍禁忌（表2）

表2 右雷佐生的溶媒选择与配伍禁忌

溶媒选择	5% 葡萄糖注射液	相容
	0.9% 氯化钠注射液	相容
	乳酸钠林格注射液	推荐使用
配制及使用方法	1. 使用 50 ml 灭菌注射用水将 500 mg 规格注射用右雷佐生复溶，或使用 25 ml 复溶 250 mg 规格，复溶溶液浓度为 10 mg/ml。进一步使用乳酸钠林格注射液将复溶溶液稀释至 1.3~3.0 mg/ml，并转移至输液袋中 2. 复溶溶液在室温条件下 30 min 内稳定，在 2~8 ℃条件下 3 h 内稳定。稀释后溶液在室温条件下 1 h 内稳定，在 2~8 ℃条件下 4 h 内稳定	
配伍禁忌	阿昔洛韦、氨茶碱、两性霉素 B（含脂质体）、头孢吡肟、丹曲林钠、地西泮、多巴酚丁胺、呋塞米、更昔洛韦、磺胺甲噁唑 / 甲氧苄啶、丝裂霉素、萘夫西林、泮托拉唑、戊巴比妥钠、苯妥英钠、硫喷妥钠、齐多夫定	

👤 患者用药教育

1. 告知患者若本品的粉末或溶液接触到皮肤和黏膜，应立即用肥皂和水彻底清洗。

2. 指导患者报告骨髓抑制症状（如发热）或感染。

3. 建议有生育能力的女性患者在治疗期间和治疗结束后 6 个月内严格避孕。

4. 建议有生育能力的男性患者在治疗期间和治疗结束后 3 个月内采取有效的避孕措施。

5. 告知患者不良反应可能包括恶心、呕吐、腹泻、口腔炎、发热和注射部位疼痛等。

美司钠
Mesna

美司钠是能与重复活化的环磷酰胺或异环磷酰胺的毒性代谢产物相结合，形成非毒性产物自尿中迅速排出体外的抗肿瘤辅助药物。

◉ **剂型及规格** 注射剂：每支 2 ml：0.2 g；4 ml：0.4 g。

⊘ **适应证** 预防异环磷酰胺、环磷酰胺、氯磷酰胺等药物引起的泌尿系统毒性。

◑ **用法用量** 本品常用量为异环磷酰胺、环磷酰胺、氯磷酰胺（曲磷胺）剂量的 20%，静脉注射或静脉滴注，给药时间为 0 h（即应用抗肿瘤药的同一时间）、4 h 及 8 h 的时段，共 3 次（参见环磷酰胺部分内容）。

★ **特殊人群用药**

儿童：儿童因排尿比较频繁，所以须以每 3 h 给药方式进行给药（即分别以 20% 氧氮磷环类剂量在 0、1、3、6、9、12 时给药）。除静脉注射外，也可以采用在 15 min 内静脉滴注方式给药。

◔ **妊娠期分级** B。

◉ **哺乳期分级** 可能存在婴儿风险。

◔ **药动学指标** 血浆蛋白结合率：28%，V_d: 0.652 L/kg，美司钠二硫化物为其主要代谢产物，主要经肾排泄（80%），$t_{1/2}$: 1.5 h。

⊖ **禁忌证**

对美司钠或其他巯醇化合物有过敏者。

⊗ 不良反应（表 1）

表 1　美司钠的不良反应

常见不良反应		严重不良反应
便秘（17.6%～23.5%）	疲劳（20.2%）	皮疹 过敏反应
贫血（16.8%～17.6%）	发热（15.1%～20.2%）	
粒细胞减少症（12.6%～13.4%）	食欲缺乏（16%～17.6%）	
白细胞减少症（17.6%～21%）	恶心（53.8%～54.6%）	
血小板减少症（13.4%～17.6%）	呕吐（29.4%～37.8%）	

◐ 溶媒选择与配伍禁忌（表 2）

表 2　美司钠的溶媒选择与配伍禁忌

溶媒选择	5% 葡萄糖注射液	相容
	0.9% 氯化钠注射液	相容
	乳酸钠林格注射液	相容
配制及使用方法	室温（25 ℃）保存不超过 24 h	
配伍禁忌	阿昔洛韦、更昔洛韦、苯妥英钠、兰索拉唑、硝普钠	

⊛ 患者用药教育

1. 不良反应可能包括恶心、呕吐、便秘、厌食、疲劳或发热。

2. 指导患者报告血尿或皮肤反应的症状和体征。

3. 鼓励患者在治疗期间每天饮用 1～2 L 液体。

4. 告知患者美司钠可能对驾驶和使用机器的能力造成一定影响，需要观察对反应能力的影响。

亚叶酸钙
Calcium Folinate

亚叶酸钙为四氢叶酸的甲酰衍生物，主要用于高剂量甲氨蝶呤等叶酸拮抗剂的解救。

◎ **剂型及规格**　片剂：每片 15 mg。胶囊剂：每粒 25 mg。注射剂：每支 10 ml∶0.1 g；5 ml∶50 mg。

✓ **适应证**

1. 作为叶酸拮抗剂（如甲氨蝶呤、乙胺嘧啶或甲氧苄啶等）的解毒剂。

2. 口炎性腹泻、营养不良、妊娠期或婴儿期引起的巨幼细胞性贫血。

3. 由叶酸缺乏所引起的巨幼红细胞性贫血。

◐ **用法用量**

1. 作为甲氨蝶呤的"解救"疗法，本品剂量最好根据血药浓度测定。一般采用的剂量为 $12 \sim 15 \ mg/m^2$，肌内注射或静脉注射，每 6 h 1 次，共用 12 次（参见甲氨蝶呤部分内容）。

2. 叶酸缺乏引起的巨幼红细胞性贫血：一般每天 1 mg，口服。

◉ **妊娠期分级**　C。

◉ **哺乳期分级**　L3。可随乳汁排泄，婴儿风险不能排除。哺乳期女性慎用本品。

◈ **药动学指标**　F：97%（25 mg）；75%（50 mg）；37%（100 mg）。t_{max}（口服）：1.72 ~ 2.3 h；t_{max}（肌内注射）：52 min。$t_{1/2}$（口服）：3.5 ~ 5.7 h；$t_{1/2}$（肌内注射）：6.2 h。

⊖ **禁忌证**

恶性贫血或维生素 B_{12} 缺乏所引起的巨幼红细胞性贫血。

⊗ 不良反应（表1）

表1 亚叶酸钙的不良反应

常见不良反应	严重不良反应
腹泻，恶心，口炎，呕吐，疲劳	过敏反应

⇌ 药物相互作用（表2）

表2 亚叶酸钙的药物相互作用

药物名称	严重程度	证据质量	相互作用表现	临床管理策略
复方磺胺甲噁唑片（复方新诺明）	严重	良好	联合用药可能会增加治疗的失败率	在治疗卡氏肺孢子虫肺炎时，避免复方新诺明和亚叶酸钙的联合用药

✎ 溶媒选择与配伍禁忌（表3）

表3 亚叶酸钙的溶媒选择与配伍禁忌

溶媒选择	5% 葡萄糖注射液	推荐使用
	10% 葡萄糖注射液	相容
	0.9% 氯化钠注射液	推荐使用
	乳酸钠林格注射液	相容
	林格氏液	相容
配制及使用方法	1. 对于静脉滴注，本品可用 5% 葡萄糖注射液或 0.9% 氯化钠注射液稀释。用 5% 葡萄糖注射液或 0.9% 氯化钠注射液稀释的亚叶酸钙静脉输注液在 2~8 ℃保存时可保持 24 h 稳定 2. 由于亚叶酸钙注射液含有钙，因此每分钟静脉内注入不得超过 160 mg（16 ml）	
配伍禁忌	胺碘酮、地西泮、两性霉素 B（含脂质体）、卡铂、头孢曲松、氯丙嗪、丹曲林、表柔比星、膦甲酸钠、兰索拉唑、甲泼尼龙、纳洛酮、帕米磷酸二钠、泮托拉唑、苯妥英钠、磷酸钾、碳酸氢钠、万古霉素	

⊙ 患者用药教育

1. 告知患者该药可能导致腹泻、恶心、口腔炎、呕吐或疲劳等。

2. 告知患者，若漏服或用药后发生了呕吐，应向医疗卫生专业人士寻求指导。

第二章　抗贫血药

1 铁补充剂

> ⚠ **黑框警告**
>
> 　　使用铁剂注射剂型时，可能发生严重的过敏反应，使用时应准备好抢救设施及人员。使用前应先给予试验剂量，确认安全后再给予全部剂量，并在注射过程中密切观察患者是否有过敏反应。仅对于无法使用口服剂型的患者才考虑使用注射剂型。有既往过敏史或对多种药物过敏的患者用药后有更高的过敏反应发生风险。

　　常用口服和注射铁剂见表 1 和表 2。

表 1　常用口服铁剂的铁含量、规格及常用给药方案

铁剂名称	元素铁含量（%，w/w）	规格	常用给药方案
多糖铁复合物	46%	每片 150 mg（以铁计）	0.15～0.3 g，QD
富马酸亚铁	33%	每片 0.2 g（66 mg 元素铁）	0.2～0.4 g，TID
琥珀酸亚铁	34%～36%	每片 0.1 g（35 mg 元素铁）	0.1～0.2 g，BID
硫酸亚铁	20%	每片 0.3 g（60 mg 元素铁）	0.3 g，TID
葡萄糖酸亚铁	12%	每片 0.3 g（35 mg 元素铁）	0.3～0.6 g，TID

续表

铁剂名称	元素铁含量（%，w/w）	规格	常用给药方案
蛋白琥珀酸铁口服溶液	/	每支 15 ml：40 mg（以铁计）	40～80 mg/d 分 2 次口服
右旋糖酐铁	/	每片 25 mg（以铁计） 每支 5 ml：25 mg（以铁计）	50～100 mg，QD～TID

表 2 常用注射铁剂的元素铁含量及常用给药方案

铁剂名称	元素铁含量（mg/ml）	用法	单次最大剂量	常见给药方案
山梨醇铁	50	肌内注射	50～100 mg	每次 50～100 mg，隔 1～3 天 1 次
右旋糖酐铁	50	静脉滴注、静脉注射或肌内注射	20 mg/kg	1. 多次低剂量给药：100～200 mg，BIW/TIW 2. 单次总剂量输注：20 mg/kg，静脉滴注 30～60 min
蔗糖铁	20	静脉滴注或静脉注射	滴注：500 mg；注射：200 mg	100～200 mg，QW～TIW
羧基麦芽糖铁	50	静脉滴注或静脉注射	15 mg/kg（上限 1000 mg）	15 mg/kg，间隔 7 天后再给予下一次
异麦芽糖酐铁	100	静脉滴注或静脉注射	滴注：20 mg/kg；注射：上限 500 mg	1. 静脉注射：500 mg/次，每周最多注射 3 次 2. 静脉滴注：每周不超过 20 mg/kg（单次静脉滴注，或每周静脉滴注直至达到累计铁需求量）

蔗糖铁
Iron Sucrose

蔗糖铁是一种铁补充剂。

⊚ **剂型及规格**　注射剂：每支 5 ml：100 mg；10 ml：200 mg。

⊘ **适应证**　本品适用于口服铁剂效果不好而需要静脉铁剂治疗的患者，如口服铁剂不能耐受的患者或口服铁剂吸收不良的患者。

🕒 **用法用量**

1. 只能通过静脉途径给药。成人每次 5~10 ml（100~200 mg 铁），每周 1~3 次。

2. 每日最大耐受量：静脉滴注，体重＞70 kg 患者：500 mg 铁（25 ml）至少 3.5 h；体重≤70 kg 患者：7 mg（铁）/kg 至少 3.5 h。

3. 静脉注射单次剂量不得超过 200 mg（至少 10 min），不超过 3 次/周。

4. 首先应计算每例患者需给予的总累计剂量，即缺铁总量。缺铁总量通过 Ganzoni 公式计算，如下：

缺铁性贫血缺铁总量（mg）＝体重（kg）×（血红蛋白目标值－实际值）（g/L）×0.24＋贮存铁量（mg）。

体重≤35 kg：血红蛋白目标值 =130 g/L，贮存铁量 =15 mg/kg；体重＞35 kg：血红蛋白目标值 =150 g/L，贮存铁量 =500 mg。然后基于累计剂量确定具体的用法用量，若累计剂量超过单次最大允许给药剂量，则应将总剂量分次给药。

⭐ **特殊人群用药**

1. **肝功能不全患者：**在铁过载是诱发因素的肝功能障碍患者中，应避免铁剂的肠道外给药。

2. **肾功能不全患者：**无需调整剂量。

3. **儿童：**对于大于 3 岁的儿童，建议剂量不超过 0.15 ml/kg

（3 mg/kg）且每周不超过 3 次。

    4. 老年人：无需调整剂量。

🔄 **妊娠期分级**　B（妊娠前 3 个月用药禁忌）。

🐣 **哺乳期分级**　L2。母乳排铁量信息很有限，不能排除新生儿 /
婴幼儿风险。

〰 **药动学指标**　铁的 V_d：7.9 L；约 5% 的铁和 75.4% 的蔗糖在 24 h
内经肾排泄；$t_{1/2}$（成人）：6 h；$t_{1/2}$（儿童）：8 h。

⊖ **禁忌证**

1. 非缺铁性贫血、铁过载或遗传性铁利用障碍、已知对蔗
   糖铁或任何成分过敏者。

2. 妊娠的前 3 个月。

⊗ **不良反应（表 1）**

表 1　蔗糖铁的不良反应

常见不良反应	严重不良反应
低血压（透析患者：39.4%；非透析患者：2.2% ~ 2.7%） 恶心（成人：5.3% ~ 14.7%） 痉挛（透析患者：29.4%；非透析患者：0.7% ~ 2.7%） 头痛（2.9% ~ 12.6%）	心肌梗死 过敏 呼吸困难（1.3% ~ 5.8%）

🖰 **溶媒选择与配伍禁忌（表 2）**

表 2　蔗糖铁的溶媒选择与配伍禁忌

溶媒选择	5% 葡萄糖注射液	不推荐使用
	0.9% 氯化钠注射液	推荐使用

配制及
使用方法
	静脉滴注：
	1. 用不超过 20 倍的溶媒进行稀释（即稀释后浓度应＞1 mg/ml），
	   稀释液配好后应立即给药
	2. 新患者须在第一次治疗前给予试验剂量［成人：20 ~ 50 mg
	   铁。儿童：体重＞14 kg，20 mg 铁；体重≤14 kg，1.5 mg
	   （铁）/kg］，滴注至少 15 ~ 30 min，滴注后暂不给药，观
	   察 15 min 后无不良反应发生，可将剩余剂量滴注完毕		

配制及 使用方法	3. 最短滴注时间：100 mg/15 min，200 mg/30 min，300 mg/1.5 h， 400 mg/2.5 h，500 mg/3.5 h **静脉注射**：本品可不经稀释缓慢静脉注射，推荐速度为每分 钟不超过 1 ml 本品。如果注射速度太快，会引发低血压。静 脉注射后，应舒展患者的上肢
配伍禁忌	胺碘酮、两性霉素 B（含脂质体）、卡铂、头孢曲松、地西 泮、表柔比星、兰索拉唑、泮托拉唑、碳酸氢钠、万古霉素

患者用药教育

1. 告知患者该药可能会降低血压，如用药后有头晕等低血压的症状，应及时告知医生或药师。

2. 注射铁剂会减少口服铁剂的吸收，所以本品不能与口服铁剂联合用药。口服铁剂的治疗应在注射完本品的 5 天之后开始服用。

3. 有支气管哮喘、铁结合率低或叶酸缺乏的患者，应特别注意过敏反应或过敏样反应的发生。如果滴注速度太快或剂量较高，可能会引发低血压。

琥珀酸亚铁
Ferrous Succinate

琥珀酸亚铁是一种口服铁补充剂。

剂型及规格　普通片剂：每片 0.1 g。缓释片剂：每片 0.2 g。颗粒剂：每袋 30 mg；0.1 g。

适应证　用于缺铁性贫血的治疗和预防。

用法用量

1. **普通片剂**：预防用药，每天 0.1 g；孕妇每天 0.2 g。治疗用药，每天 0.2 ~ 0.4 g，分次服用。

2. **缓释片剂**：预防用药，每次 0.2 g，隔天一次；孕妇每次 0.2 g，每天或隔天一次。治疗用药，每次 0.2～0.4 g，每天 1 次。

3. **颗粒剂**：预防用药，每次 0.1 g，每天 1 次；孕妇每次 0.1 g，每天 1～2 次。治疗用药，每次 0.1～0.2 g，每天 2 次。

★ **特殊人群用药**

1. **肝功能不全患者**：严重肝损伤患者禁用。

2. **肾功能不全患者**：严重肾损伤患者禁用。

3. **儿童**

（1）颗粒剂：①6～12 个月：每次 0.015 g，每天 2～3 次；②1～3 岁：每次 0.015 g，每天 2～4 次；③4～7 岁：每次 0.03 g，每天 2～4 次；④8～12 岁：每次 0.06 g，每天 2～4 次。

（2）缓释片剂：每天 9～18 mg/kg。

（3）普通片剂：用于预防，每天 0.05 g；用于治疗，每天 0.1～0.3 g，分次服用。

4. **老年人**：胃液分泌减少，胃酸缺乏，肠黏膜吸收的铁减少。

⟳ **妊娠期分级**　根据说明书妊娠期妇女可以使用。

☝ **哺乳期分级**　婴儿风险极低。

〜 **药动学指标**　每日排泄量极微，排出总量每天为 0.5～1.0 mg，女性由于月经、妊娠、哺乳等原因，每天平均排泄约 1.5～2.0 mg。

⊖ **禁忌证**

1. 肝、肾严重损伤，尤其是伴有未经治疗的尿路感染。

2. 铁过载、血色病或含铁血黄素沉着症。

3. 非缺铁性贫血（如地中海贫血）。

⊗ 不良反应（表1）

表1　琥珀酸亚铁的不良反应

常见不良反应	严重不良反应
恶心、呕吐、上腹疼痛、便秘	过敏反应

⊜ 药物相互作用（表2）

表2　琥珀酸亚铁的药物相互作用

药物名称	严重程度	证据质量	相互作用表现	临床管理策略
含锌、钙制剂	中等	卓越	铁和锌/钙吸收减少，药效降低	间隔2h服用
质子泵抑制剂（PPIs）	中等	良好	胃pH升高，铁剂吸收减少，药效降低	联合应用时，须监测铁剂补充是否有效，必要时可考虑换用静脉铁剂
米诺环素、多西环素、四环素	中等	良好	两种药物吸收减少，药效降低	铁剂需在口服米诺环素、四环素3h前或2h后给予，与多西环素间隔4h
抗帕金森药（卡比多巴、左旋多巴、恩他卡朋）、喹诺酮类、左甲状腺素、吗替麦考酚酯、头孢地尼、双膦酸盐、甲基多巴	中等	一般~良好	药物药效降低	与口服铁剂间隔2h服用其中： 1. 左氧氟沙星、环丙沙星、吗替麦考酚酯、左甲状腺素宜与口服铁剂间隔4h使用 2. 不推荐甲基多巴和铁剂联合给药
艾曲泊帕	严重	一般	可能导致艾曲泊帕血药浓度降低	艾曲泊帕宜在服用铁剂前至少2h或服用后4h服用

⊗ **患者用药教育**

1. 告知患者本品宜在餐后或餐时服用，以减轻胃部刺激。

2. 建议患者与维生素 C 同服，以增加铁的吸收。

3. 告知患者服用本品后可能出现恶心、腹痛、便秘等胃肠道不良反应，此外可能排黑便。

4. 告知患者本品服药前 1 h 或服药后 2 h 避免服用咖啡、茶或蛋白质制品，以免干扰铁剂的吸收。

5. 缓释片：应整片吞服。

6. 颗粒剂：用温水冲服，勿用热开水冲服，以免影响吸收；可能有牙齿染色，无需停药，可用吸管服药，服后漱口。

硫酸亚铁
Ferrous Sulfate

硫酸亚铁是一种口服铁补充剂。

◎ **剂型及规格** 片剂：每片 0.3 g。缓释片剂：每片 0.45 g。糖浆剂：40 mg/ml。

⊘ **适应证** 缺铁性贫血。

⊕ **用法用量**

1. **片剂：**预防用，每次 0.3 g，每天 1 次；治疗用，每次 0.3 g，每天 3 次。

2. **缓释片剂：**每次 0.45 g，每天 2 次。

3. **糖浆剂：**预防用，每次 0.16 ~ 0.32 g，每天 1 次；治疗用，每次 0.16 ~ 0.32 g，每天 3 次。

⊛ **特殊人群用药**

1. **肝功能不全患者：**严重肝损伤患者禁用。

2. **肾功能不全患者：**严重肾损伤患者禁用。

3. **儿童：**片剂和缓释片剂尚不明确。糖浆剂用于治疗时，1岁以下，每次60 mg，每天3次；1~5岁，每次0.12 g，每天3次；6~12岁，每次0.32 g，每天2次。糖浆剂用于儿童预防时的用法用量见表1。

表1　硫酸亚铁糖浆剂用于儿童预防时的用法用量

年龄（岁）	体重（kg）	每天用量（mg）	每天次数
1~3	10~15	40~60	
4~6	16~21	60~100	分次服用
7~9	22~27	100~140	
10~12	28~32	140~160	

4. **老年人：**无需调整剂量。

◎ **妊娠期分级**　根据说明书妊娠期妇女可以使用。

⑥ **哺乳期分级**　尚不明确。

◎ **药动学指标**　每天排泄量极微。

⊖ **禁忌证**

1. 肝、肾严重损伤，尤其是伴有未经治疗的尿路感染。

2. 铁过载、血色病或含铁血黄素沉着症。

3. 非缺铁性贫血（如地中海贫血）。

⊗ **不良反应（表2）**

表2　硫酸亚铁的不良反应

常见不良反应	严重不良反应
恶心、呕吐、腹痛、便秘、胃部不适	消化道出血

⇔ **药物相互作用**　见琥珀酸亚铁。

⚙ **患者用药教育**

1. 告知患者本品宜在餐后或餐时服用，以减轻胃部刺激。

2. 建议患者与维生素 C 同服，以增加铁的吸收率。

3. 告知患者服药前 1 h 与服药后 2 h 避免服用咖啡、茶或蛋白质制品，以免干扰铁剂的吸收。

4. 告知患者服用本品时可能排黑便，为正常现象。

右旋糖酐铁
Iron Dextran

右旋糖酐铁是一种铁补充剂。

◉ **剂型及规格**　注射剂：每支 2 ml∶100 mg；2 ml∶50 mg。片剂、分散片：每片 25 mg；50 mg。颗粒剂：每袋 25 mg。口服溶液剂：每支 5 ml∶25 mg；10 ml∶50 mg。

✓ **适应证**　用于缺铁性贫血。注射剂用于不能口服铁剂的患者，如不耐受或口服铁剂治疗不满意。

◕ **用法用量**

1. 注射剂：可供静脉滴注、缓慢静脉注射或肌内注射，静脉滴注出现低血压的风险较小，应优先采用。需根据每位患者的补铁总量个体化确定具体的剂量（见蔗糖铁）。常用剂量为每次 100～200 mg，每周 2～3 次。若患者需要快速达到铁贮备，可采用最高 20 mg/kg 的总剂量滴注方式给药。

2. 口服剂型：每次 50～100 mg，每天 1～3 次。分散片可直接用水送服，或放入适量的温开水中溶解后口服。颗粒剂使用时以热开水溶解。口服溶液剂可直接使用。饭后服用。

★ **特殊人群用药**

1. 肝功能不全患者：肝功能不全患者禁用。

2. **肾功能不全患者**：严重肾功能障碍患者禁用。

3. **儿童**

（1）注射剂：适用于月龄＞4个月的儿童。国内说明书不建议用于＜14岁儿童。

（2）口服剂型：体重＜5 kg：每天25 mg；体重5～9 kg：每天50 mg；体重＞9 kg：按成人剂量。

4. **老年人**：可因胃酸分泌减少而致吸收量不足，宜同服维生素C或在医师指导下适当增加剂量。

◎ **妊娠期分级**　C。妊娠早期宜使用口服补铁剂，必须使用本品注射剂时，仅限妊娠中、晚期使用。

⑧ **哺乳期分级**　L2。说明书建议最好不要使用。

◎ **药动学指标**　极少经肾和粪便排泄；$t_{1/2}$：5～20 h。

⊖ **禁忌证**

1. 对铁剂过敏。

2. 非缺铁性贫血。

3. 严重肝、肾功能障碍。

4. 铁过载或铁利用障碍（血色病、含铁血黄素沉着症）。

5. 肝硬化失代偿期、肝炎、急慢性感染者禁用注射剂型。

6. 十二指肠溃疡、溃疡性结肠炎者禁用口服剂型。

⊗ **不良反应（表1）**

表1　右旋糖酐铁的不良反应

常见不良反应		严重不良反应
瘙痒	腹泻	心跳骤停
皮疹	恶心	严重过敏反应
荨麻疹	呕吐	呼吸骤停
腹部疼痛	关节痛	癫痫

⊖ 药物相互作用

见"琥珀酸亚铁"。

◉ 溶媒选择与配伍禁忌（表2）

表2　右旋糖酐铁的溶媒选择与配伍禁忌

溶媒选择	5% 葡萄糖注射液	推荐使用
	0.9% 氯化钠注射液	推荐使用
配制及使用方法	1. **静脉滴注**：将 100～200 mg 铁溶于 100 ml 溶媒中。先缓慢滴注 25 mg 铁至少 15 min，如无不良反应发生，可将剩余剂量以最高 100 ml/30 min 的速度滴注完毕 2. **总剂量滴注**：将算得的右旋糖酐铁总量（上限 20 mg/kg）溶入 500 ml 溶媒，静脉滴注 4～6 h。最初 25 mg 铁应至少滴注 15 min，如无不良反应发生，再给予剩余剂量。总剂量滴注的不良反应发生率高，应在滴注期间及滴注完成后至少 30 min 内对患者进行密切观察 3. **静脉注射**：将 100～200 mg 铁溶于 10～20 ml 溶媒中，每次给药时先缓慢推注 25 mg（1～2 min），如 15 min 内无不良反应发生，再给予剩余的剂量（0.2 ml/min）。静脉注射过快可能引起低血压 4. **肌内注射**：无需稀释，单次最高 100 mg 铁。必须深部肌内注射以减少皮下着色的风险，仅能注射到臀部外上 1/4 处 5. 稀释后的注射液在 25 ℃下可以保存 24 h	
配伍禁忌	由于缺乏数据，右旋糖酐铁禁止与任何其他药物配伍或共用输液管路	

◉ 患者用药教育

1. 注射剂

（1）告知患者如发生迟发性输液相关反应，如肌痛、腰痛、寒战、发热、头晕等不适，应及时告知医生或药师。

（2）告知患者如用药期间发生严重酸胀或疼痛等注射部位反应，应及时告知医生或药师。

（3）告知患者注射铁剂会减少口服铁剂的吸收，所以本品不能与口服铁剂联合用药。

2. 口服剂型

（1）建议患者宜在餐时或餐后服用，以减轻胃部刺激。

（2）建议患者与维生素 C 同服，以增加铁的吸收。

（3）告知患者服药前 1 h 与服药后 2 h 避免服用咖啡、茶或蛋白质制品，以免干扰铁剂的吸收。

（4）告知患者口服本品时可能排黑便，为正常现象。

蛋白琥珀酸铁
Iron Proteinsuccinylate

蛋白琥珀酸铁是一种口服铁补充剂。

◎ **剂型及规格**　口服溶液剂：每支 15 ml∶40 mg。

◎ **适应证**　各种原因引起的隐性或显性缺铁性贫血的治疗，妊娠期与哺乳期贫血的治疗。

◎ **用法用量**　每天 1~2 支，分 2 次在饭前口服。

◎ **特殊人群用药**

1. **肝功能不全患者**：肝硬化患者禁用。

2. **肾功能不全患者**：尚不明确。

3. **儿童**：每次 0.75 ml/kg，每天 2 次。

4. **老年人**：本品未进行老年用药相关试验研究，但预计不存在限制本品在老年人使用的特殊问题。

◎ **妊娠期分级**　适用于妊娠期贫血的治疗。

◎ **哺乳期分级**　婴儿风险极低，适用于哺乳期妇女贫血的治疗。

◎ **药动学指标**　每天排泄量极微。

◎ **禁忌证**

1. 对蛋白琥珀酸铁或药物中其他成分过敏。

2. 对乳蛋白过敏。

3. 患有会导致体内铁蓄积的疾病（血色病、含铁血黄素沉着症）。

4. 患有由铁蓄积所引起的胰腺炎或肝硬化。

5. 患有缺铁以外原因导致的贫血（包括再生障碍性贫血、溶血性贫血、铁利用障碍性贫血等）。

⊗ 不良反应（表1）

表1　蛋白琥珀酸铁的不良反应

常见不良反应	严重不良反应
腹泻、便秘、恶心、呕吐、胃痛	过敏反应

⇨ 药物相互作用

见"琥珀酸亚铁"。

⚆ 患者用药教育

1. 建议患者餐前服药。

2. 告知患者服用超过 200 mg 维生素 C 可增加铁剂吸收。

3. 告知患者服药前 1 h 与服药后 2 h 避免服用咖啡、茶或蛋白质制品，以免干扰铁剂的吸收。

4. 告知患者由于铁的排泄，可能会出现绿色或黑色便，属于正常现象。

多糖铁复合物
Iron Polysaccharide Complex

多糖铁复合物是一种口服铁补充剂。

⊚ **剂型及规格**　胶囊剂：每粒 0.15 g（以元素铁计）。

⊘ **适应证**　用于治疗单纯性缺铁性贫血。

◗ **用法用量**　每次 0.15～0.3 g，每天 1 次。

★ **特殊人群用药**

1. **肝功能不全患者**：尚不明确。

2. **肾功能不全患者**：尚不明确。

3. **儿童**：儿童用量请咨询医师或药师（推荐为 3～6 mg/kg）。

4. **老年人**：无需调整剂量。

○ **妊娠期分级** 适用于妊娠期贫血的治疗。

○ **哺乳期分级** 治疗剂量的铁对哺乳新生儿/婴幼儿无不良影响。

○ **药动学指标** 每天排泄量极微。

○ **禁忌证**

铁负荷过高、血色病或含铁血黄素沉着症。

⊗ **不良反应**（表 1）

表 1 多糖铁复合物的不良反应

常见不良反应	严重不良反应
胃肠刺激（极少）、便秘（极少）	无

○ **药物相互作用**

见"琥珀酸亚铁"。

○ **患者用药教育**

本品服药前 1 h 与服药后 2 h 避免服用咖啡、茶或蛋白质制品，以免干扰铁剂的吸收。

异麦芽糖酐铁
Ferric Derisomaltose

异麦芽糖酐铁是一种铁补充剂。

◎ **剂型及规格** 注射剂：每支 1 ml：100 mg；5 ml：500 mg；10 ml：1000 mg。

✅ **适应证**　本品适用于口服铁剂无效或无法口服铁剂，以及临床上需要快速补充铁的缺铁患者。

🕐 **用法用量**　可通过静脉注射、静脉滴注给药或直接注入连接透析器的静脉端。

1. 确定患者的累计铁需求量（表1）。

表1　不同体重患者对应的累计铁需求量 *

血红蛋白（g/dl）	患者体重<50 kg	患者体重50 至<70 kg	患者体重≥70 kg
≥10	500 mg	1000 mg	1500 mg
<10	500 mg	1500 mg	2000 mg

*Ganzoni 公式（见"蔗糖铁"缺铁总量计算公式）

2. 计算最大个体铁剂量及给药

（1）静脉滴注：单次静脉滴注［最多为 20 mg（铁）/kg］或每周静脉滴注直至达到累计铁需求量。如果累计铁需求量超过 20 mg（铁）/kg，则必须分两次给药，间隔时间至少为 1 周。建议第一次给药尽可能达到 20 mg（铁）/kg，然后根据随访实验室检验结果来决定第二次给药剂量。

（2）静脉注射：单次快速注射不应超过 500 mg 铁，每周最多注射 3 次。

3. **补铁后评估**：在本品最后一次给药 4 周后，重新评估血红蛋白水平。若患者需要进一步补铁，重新计算铁需求量。

⭐ **特殊人群用药**

1. **肝功能不全患者**：肝病失代偿期禁忌用药；肝功能障碍［ALT 和（或）AST>3×ULN］的患者避免使用，易发生铁过载。

2. **肾功能不全患者**：无需调整剂量。

3. **儿童**：由于安全性和疗效数据不足，不建议 18 岁以下青少年和儿童使用本品。

　　4. 老年人：无需调整剂量。

妊娠期分级

　　1. 尚无本品在妊娠期妇女中的临床数据，除非获益大于风险，否则不应在妊娠期间使用本品。

　　2. 如果使用本品的获益超过对孕妇及胎儿的潜在风险，也仅限于妊娠中晚期使用本品。

　　3. 胃肠外铁剂给药可能发生胎儿心动过缓，静脉铁剂给药期间应对胎儿进行仔细监测。

哺乳期分级　在治疗剂量下，预计本品不会对哺乳新生儿/婴幼儿产生影响，监测便秘、腹泻等消化道不良事件。

药动学指标　肾对铁的清除作用可忽略不计；$t_{1/2}$：27 h。

禁忌证

　　1. 对活性成分及任何辅料过敏。

　　2. 已知对其他肠外铁剂发生过严重过敏反应。

　　3. 非缺铁性贫血（如溶血性贫血）。

　　4. 铁过载或铁利用障碍（如血色病、含铁血黄素沉着症）。

　　5. 肝病失代偿期。

不良反应（表2）

表2　异麦芽糖酐铁的不良反应

常见不良反应	严重不良反应
恶心、皮疹、注射部位反应	严重过敏反应

◉ 溶媒选择与配伍禁忌（表 3）

表 3 异麦芽糖酐铁的溶媒选择与配伍禁忌

溶媒选择	5% 葡萄糖注射液	不推荐使用
	0.9% 氯化钠注射液	推荐使用
配制及使用方法	配制：①本品应在开封后立即使用；②仅能与 0.9% 氯化钠注射液混合使用，不能与其他静脉注射用稀释溶液混合使用；③由于稳定性原因，稀释后的浓度不应低于 1 mg 铁 /ml；④ 0.9% 氯化钠注射液稀释后，应立即使用（最长可在室温放置 8 h）；⑤本品仅供单次使用	
	静脉注射：给药速率最大为 250 mg（铁）/min。可不经稀释或经最多 20 ml 0.9% 氯化钠注射液稀释后推注 **静脉滴注**：单次滴注剂量达 1000 mg 时，给药时间必须≥15 min；单次滴注剂量超过 1000 mg 时，给药时间必须≥30 min；最多使用 500 ml 的 0.9% 氯化钠注射液稀释 **注入透析器**：采用与静脉注射相同的操作 每次治疗后患者需留观至少 30 min，以观察是否有不良反应发生	
配伍禁忌	禁止与任何其他药物配伍或共用输液管路	

◉ 患者用药教育

1. 告知患者该药可能会降低血压，如用药后有头晕等低血压的症状，应及时告知医生或药师。

2. 告知患者注射铁剂可能降低口服铁剂的吸收，因此本品不应与口服铁剂合并用药。

2 铁螯合剂

去铁胺
Desferrioxamine

去铁胺是一种铁螯合剂。

⊛ **剂型及规格** 注射用粉针剂：每支 0.5 g。

⊘ **适应证** 治疗慢性铁过载（输血引起的含铁血黄素沉着症）和急性铁中毒等。

⊙ **用法用量**

1. **慢性铁过载**：静脉滴注、缓慢皮下注射或肌内注射。在最初的 10～20 次输血后或血清铁蛋白水平达到 1000 ng/ml 时开始应用本品，平均日剂量通常为 20～60 mg/kg。血清铁蛋白水平 <2000 ng/ml 的患者每天用量大约为 25 mg/kg。血清铁蛋白水平 2000～3000 ng/ml 的患者每天用量约 35 mg/kg。血清铁蛋白浓度较高的患者，最大剂量可达到 55 mg/（kg·d）。须定期监测尿液中的 24 h 铁排出量，并相应调整剂量。

2. **急性铁中毒**：首选持续静脉滴注。推荐的最大滴注速度 15 mg/（kg·h）给予 1 g 本品，通常在 4～6 h 后，条件允许时应减慢滴速。24 h 总静脉用量不超过 80 mg/kg。

⊛ **特殊人群用药**

1. **肝功能不全患者**：尚未在肝损伤患者中进行研究。

2. **肾功能不全患者**：严重肾衰竭或无尿患者，如未进行肾替代治疗，禁用本品。

3. **儿童**：慢性铁过载，3 岁以上儿童平均日剂量不得超过 40 mg/kg，每 3 个月监测一次体重和身高；急性铁中毒，3 岁以上儿童同成人，3 岁以下儿童尚无用药经验。

4. 老年人： 从最低剂量开始使用。

🔄 **妊娠期分级** C。本品可通过胎盘。

💧 **哺乳期分级** L3。

〰️ **药动学指标** 血浆蛋白结合率<10%；主要通过血浆中的酶代谢。V_d: 0.6 ~ 1.33 L/kg。$t_{1/2}$: 6 h；在 6 h 注射期间，去铁胺剂量的 22% 随尿液排出。

⊖ **禁忌证**

1. 严重肾衰竭或无尿患者，且未进行肾替代治疗。

2. 已知对活性成分过敏。

⊗ **不良反应（表 1）**

表 1　去铁胺的不良反应

常见不良反应	严重不良反应	
注射部位反应	心血管并发症	血小板减少
关节痛 / 肌痛	低血压	严重过敏反应
恶心	休克	视觉异常
发热	快速型心律失常	听觉损害
风疹	再生障碍性贫血	急性肾衰竭
生长迟缓		

⇒ **药物相互作用（表 2）**

表 2　去铁胺的药物相互作用

药物名称	严重程度	证据质量	相互作用表现	临床管理策略
维生素 C	严重	良好	在重度慢性铁过载的患者中，联合大剂量维生素 C（每日 500 mg 以上）可造成心脏功能损害	心力衰竭患者不应与维生素 C 联合用药。使用去铁胺 1 个月后才可以开始补充维生素 C。成人不超过每天 200 mg，>10 岁儿童不超过每天 100 mg，<10 岁儿童不超过每天 50 mg，分次服用，并密切监测心功能

药物名称	严重程度	证据质量	相互作用表现	临床管理策略
白消安	严重	一般	可能会增加白消安的暴露	最好在开始白消安治疗前停用去铁胺

🔖 溶媒选择与配伍禁忌（表3）

表3 去铁胺的溶媒选择与配伍禁忌

溶媒选择	5% 葡萄糖注射液	推荐使用（复溶后稀释）
	0.9% 氯化钠注射液	推荐使用（不应直接用作干燥无菌粉末的溶剂，复溶后可作为稀释溶剂）
	其他	灭菌注射用水
配制及使用方法	**缓慢皮下注射：**使用 95 mg/ml 的水溶液进行注射给药。将 5 ml 灭菌注射用水注入含有 500 mg 本品的小瓶中，充分摇匀。只有溶液为澄清无色至淡黄色时才可使用。使用轻便的手提输液泵缓慢皮下注射 8～24 h，不推荐本品皮下冲击注射式使用 **静脉滴注：**将上述 95 mg/ml 的水溶液使用 0.9% 氯化钠注射液、5% 葡萄糖注射液等进行进一步稀释 **肌内注射：**2 ml 灭菌注射用水注入含有 500 mg 本品的小瓶中（213 mg/ml）	
配伍禁忌	**肝素注射液** 由于缺乏数据，去铁胺禁止与任何其他药物配伍或共用输液管路。本品溶液不能直接加入血袋，但可以通过靠近注射器的"Y"形连接器加入输血管	

👤 患者用药教育

1. 告知患者用药期间，维生素 C 的使用必须遵医嘱。

2. 告知患者不能擅自调整输液速度。

3. 告知患者铁复合物的排泄可能会导致尿液变色，出现红褐色尿，属于正常现象。

4. 用药后会有头晕或困倦，建议患者避免驾驶车、船等，避免从事高空作业、机械作业等工作。

5. 告知患者如发生注射部位反应、低血压或快速型心律失常等不适，应及时告知医师或药师。

6. 告知患者使用本品治疗前以及治疗期间每 3 个月应做一次视力和听力的检查。

3 维生素 B₁₂ 和叶酸补充剂

甲钴胺
Mecobalamin

甲钴胺是一种内源性的辅酶 B_{12}。

剂型及规格　注射剂：每支 1 ml：500 μg。注射用粉针剂：每支 500 μg。片剂：每片 500 μg。胶囊剂：每粒 500 μg。

适应证　缺乏维生素 B_{12} 引起的巨幼红细胞贫血。

用法用量　肌内注射或静脉注射，每次 0.5 mg，每天 1 次，每周 3 次。给药约 2 个月后，作为维持治疗每隔 1 ~ 3 个月可给予一次 0.5 mg。口服用药每次 0.5 mg，每天 3 次。

特殊人群用药

1. **肝功能不全患者：** 无剂量调整建议。

2. **肾功能不全患者：** 无剂量调整建议。

3. **儿童：** 尚不明确。

4. **老年人：** 由于老年人机能减退，建议在医生指导下酌情减少用量。

妊娠期分级　尚不明确。

哺乳期分级　婴儿风险极低。

药动学指标　t_{max}：2.8 ~ 3.6 h。50% ~ 98% 经肾排泄。$t_{1/2}$：12.5 h。t_{max}（IM、IV）：0.5 ~ 2 h。

禁忌证

对本品成分过敏者禁用。

⊗ **不良反应**（表1）

表1　甲钴胺的不良反应

常见不良反应	严重不良反应
腹泻 荨麻疹 皮疹 注射部位疼痛 过敏反应	过敏样反应（血压下降、呼吸困难）

✦ **溶媒选择与配伍禁忌**（表2）

表2　甲钴胺的溶媒选择与配伍禁忌

溶媒选择	甲钴胺注射剂不需要溶媒，注射用甲钴胺（粉针剂）使用前加灭菌注射用水1 ml溶解后使用
配制及 使用方法	1. 肌内注射时，应避免同一部位反复注射，注意避开神经分布密集的部位。针扎入时，如有剧痛、血液逆流的情况，应立即拔出针头，换部位注射 2. 见光易分解，为确保储存质量稳定，应采用避光保护袋包装，开封后立即使用的同时应避光

叶酸
Folic Acid

叶酸是一种由蝶啶、对氨基苯甲酸及谷氨酸的残基组成的水溶性B族维生素。

◉ **剂型及规格**　片剂：每片0.4 mg；5 mg。注射剂：15 mg；30 mg。

⊘ **适应证**

1. 各种原因引起的叶酸缺乏及叶酸缺乏所致的巨幼红细胞贫血，慢性溶血性贫血所致的叶酸缺乏。

2. 妊娠期妇女预防性用药，用于预防因叶酸缺乏引起的新生儿神经管缺陷。

3. 慢性溶血性贫血所致的叶酸缺乏。

🕐 **用法用量**

1. **治疗用药**：每次 5 ~ 10 mg，每天 15 ~ 30 mg，直至血常规恢复正常。

2. **预防用药**：每日 1 次，每次 0.4 mg。

★ **特殊人群用药**

1. **肝功能不全患者**：无剂量调整建议。

2. **肾功能不全患者**：无剂量调整建议。

3. **儿童**：口服，每天 5 ~ 15 mg，分 3 次服用。

4. **老年人**：尚未明确。

🕞 **妊娠期分级**　A。

🕘 **哺乳期分级**　L1。

〽️ **药动学指标**　F：76% ~ 93%。叶酸主要在肝内被代谢。30% 经肾排泄，存在肝肠循环。

⊖ **禁忌证**

维生素 B_{12} 缺乏引起的巨幼细胞贫血不能单用叶酸治疗。

⊗ **不良反应**（表 1）

表 1　叶酸的不良反应

常见不良反应	严重不良反应
口腔异味（大剂量时） 纳差 恶心 意识模糊 激越 睡眠障碍	过敏（罕见）

⊜ 药物相互作用（表2）

表2 叶酸的药物相互作用

药物名称	严重程度	证据质量	相互作用表现	临床管理策略
苯妥英钠	中度	良好	两药药效均降低	密切监测患者癫痫控制情况
巴比妥类药物	中度	一般	两药药效均降低	密切监测

溶媒选择与配伍禁忌

用灭菌注射用水 1～2 ml 溶解后（浓度≤15 mg/ml）肌内注射。不宜与维生素 B_1、维生素 B_2、维生素 C 同管注射。

患者用药教育

1. 告知患者避免与茶同服，茶可能会影响叶酸的药效。
2. 告知患者服药期间避免饮酒。
3. 告知患者服用叶酸时，可使尿液呈黄色。
4. 疑有叶酸依赖性肿瘤的患者慎用，并加强监测。

④ 促红细胞生成素

重组人促红素（rhu-EPO）
Recombinant Human Erythropoietin

促红细胞生成素（促红素）是由肾分泌的一种活性糖蛋白，作用于骨髓中红系造血祖细胞，能促进其增殖、分化。重组人促红素的生物学作用与天然产品基本一致。

> ⓘ **黑框警告**
> 本品可能导致死亡率上升，增加患者严重心血管事件、血栓事件、卒中和肿瘤进展或复发的风险。

◎ **剂型及规格** 注射液：每支 36 000 IU；30 000 IU；10 000 IU；6000 IU；5000 IU；4000 IU；3000 IU；2500 IU；2000 IU；1000 IU。

⊘ **适应证**

1. 肾功能不全所致贫血，包括透析及非透析患者。

2. 外科围手术期的红细胞动员。

3. 非髓性恶性肿瘤接受化疗引起的贫血。不用于治疗肿瘤患者由其他因素（如：铁或叶酸缺乏、溶血或胃肠道出血）引起的贫血。

◔ **用法用量**

1. **肾性贫血：**静脉注射或皮下注射；对于未行血液透析的患者，首选皮下注射给药以避免刺穿外周静脉。给药剂量和次数须依据患者贫血程度、年龄及其他相关因素调整，以下方案供参考。

（1）治疗期：推荐初始剂量为血液透析患者 100～150 IU/（kg·w），非透析患者 75～100 IU/（kg·w），每周分 1～3 次给药。后续根据患者红细胞压积或血红蛋白水平调整剂量。最大剂量不超过 720 IU/（kg·w）。

（2）维持期：如果红细胞压积达到 30%～33% 或血红蛋白达到 100～110 g/L，则进入维持治疗阶段。维持治疗阶段可考虑将剂量调整至治疗期剂量的 1/2～2/3 或延长给药间隔（如将每周 1 次给药延长至每 2 周 1 次给药）。

2. 外科围手术期的红细胞动员： 适用于术前血红蛋白 100～130 g/L 的择期外科手术患者（心脏血管手术除外），使用剂量为 150 IU/kg，每周 3 次，皮下注射，于术前 10 天至术后 4 天应用。用药期间为防止缺铁，可同时补充铁剂。

3. 肿瘤化疗引起的贫血： 初始剂量为每次 150 IU/kg 或 10 000 IU，每周 3 次，皮下注射；或每次 30 000 IU 或 36 000 IU，每周 1 次，皮下注射。后续根据红细胞比容或血红蛋白水平调整治疗方案。

⭐ **特殊人群用药**

1. 肾功能不全患者： 血液透析期间，使用本品的患者需要加强肝素抗凝治疗，以预防栓塞事件。

2. 儿童

（1）肾性贫血：初始剂量为每次 50 IU/kg，每周 3 次；或每次 100 IU/kg，每周 1 次。

（2）肿瘤化疗引起的贫血（≥5 岁儿童）：每次 600 IU/kg，每周 1 次。

3. 老年人： 高龄患者应用本品时，要注意监测血压及红细胞压积，并适当调整用药剂量与次数。

🔄 **妊娠期分级** 慎用。

👶 **哺乳期分级** 婴儿风险不能排除。

〰 **药动学指标** 皮下注射，t_{max}：5～24 h；F：22%～31%。V_d：0.021～0.063 L/kg。$t_{1/2}$：4～13 h（静脉注射，慢性肾衰竭患者），27 h（皮下注射）。肾不是促红素的主要排泄器官，促红素以原型经肾排泄的量＜10%。

⊖ **禁忌证**

1. 未控制的重度高血压患者。
2. 对本品及其他哺乳动物细胞衍生物过敏者，对人血清白蛋白过敏者。
3. 合并感染者，宜控制感染后再使用本品。

⊗ **不良反应**（表1）

表1 重组人促红素的不良反应

常见不良反应	严重不良反应
注射部位疼痛（9%～13%） 瘙痒（12%～21%） 皮疹（2%～7%） 恶心（35%～56%） 关节痛（10%～16.2%） 肌痛（10%） 头痛（5%～18%） 咳嗽（4%～9%） 发热（10.1%）	心血管事件风险增加（14%～18%） 充血性心力衰竭（6.6%～9%） 高血压（手术，3%～6%；慢性肾病，13.7%～27.7%） 急性心肌梗死（0.8%～2.8%） SJS DVT（3%～6%） 严重过敏反应 脑血管意外（1.7%） 癫痫发作 肿瘤进展

⊜ **药物相互作用** 尚不清楚。

⊛ **溶媒选择与配伍禁忌**（表2）

表2 重组人促红素的溶媒选择与配伍禁忌

配制及使用方法	1. 静脉注射或皮下注射 2. 西林瓶、安瓿瓶或预充式注射器有浑浊、沉淀等现象时不能使用 3. 因未作防腐处理，本品开启后不可以多次使用 4. 重组人促红素用于静脉注射应在约2 min内完成
配伍禁忌	不要使用其他药物稀释或与其他药物混合

患者用药教育

1. 告知患者本品应在 2 ~ 8 ℃冷藏，避光保存。

2. 告知患者用药须严格遵医嘱，不可自行上调剂量。

3. 告知患者用药期间应定期检查红细胞比容或血红蛋白（给药初期每周 1 次，维持给药期每 2 ~ 4 周 1 次）。

4. 告知患者本品治疗期间可能会引起血压升高，因此要密切监测和控制血压。

5. 告知患者用药期间若出现恶心、呕吐、头痛、关节痛等不适，请及时联系医师或药师。

罗沙司他
Roxadustat

罗沙司他是低氧诱导因子脯氨酰羟化酶抑制剂。

剂型及规格 胶囊剂：每粒 20 mg；50 mg。

适应证 本品适用于慢性肾病引起的贫血，包括透析及非透析患者。

用法用量

1. **起始剂量：** 口服给药，每周 3 次，根据体重选择起始剂量。

（1）透析患者：每次 100 mg（45 ~ 60 kg）或 120 mg（≥60 kg）。

（2）非透析患者：每次 70 mg（40 ~ 60 kg）或 100 mg（≥60 kg）。

2. **剂量调整：** 根据血红蛋白水平对罗沙司他的剂量进行调整，以使血红蛋白水平达到并维持在 100 ~ 120 g/L，并最大限度地降低对输血的需求。建议根据患者当前的血红蛋白水平及过去 4 周内血红蛋白水平的变化，每 4 周进行一次剂量调整。

特殊人群用药

1. **肝功能不全患者：** 轻度肝损伤（Child-Pugh A 级）患者无需调

整起始剂量；中度或重度肝损伤（Child-Pugh B 或 C 级）患者中，罗沙司他的安全性与有效性尚未确立，治疗需在仔细评估患者的风险 / 获益后进行，密切监测肝功能并减少罗沙司他起始剂量。

2. **儿童：** 18 岁以下患者中使用罗沙司他的安全性和有效性尚未确立。

3. **老年人：** 65 岁以上患者无需调整起始剂量。

妊娠期分级　妊娠期妇女禁用。

哺乳期分级　哺乳期妇女禁用。

药动学指标　t_{max}：2 h。血浆蛋白结合率>98%。主要通过 UGT1A9 和 CYP2C8 被广泛代谢。50% 经粪便排泄，46% 经肾排泄。

$t_{1/2}$：15 h。血液透析或腹膜透析对罗沙司他无明显消除作用。

禁忌证

禁用于已知对本品活性成分或任何辅料过敏的患者。

不良反应（表 1）

表 1　罗沙司他的不良反应

常见不良反应	严重不良反应
头痛 背痛 疲劳 腹泻 上呼吸道感染 呕吐	高血压（0.4% ~ 1.6%） 静脉血栓栓塞（1.2% ~ 4.2%） 心力衰竭（1.5% ~ 2.5%） 心肌梗死（0 ~ 0.4%）

⇒ 药物相互作用（表2）

表2 罗沙司他的药物相互作用（数据来自说明书）

药物名称	相互作用表现	临床管理策略
磷结合剂、口服铁、含镁/铝抗酸剂	罗沙司他暴露量下降	应在磷结合剂、口服铁、含镁/铝抗酸剂或其他含多价阳离子药物和矿物质补充剂使用前后至少间隔1 h服用罗沙司他。该限制不适用于碳酸镧，因罗沙司他与碳酸镧合并用药对罗沙司他AUC或C_{max}未显示有临床意义的影响
丙磺舒（UGT和OAT1/OAT3抑制剂）、利福平（UGT诱导剂）	罗沙司他暴露量增加	应谨慎开始或结束罗沙司他与丙磺舒及其他OAT1/OAT3抑制剂（如特立氟胺）、UGT抑制剂（如丙戊酸）以及UGT诱导剂（如利福平）的合并用药，必要时可考虑调整罗沙司他用药剂量
他汀类药物	他汀类药物暴露量增加	减少他汀类药物剂量，并监测他汀类药物的不良反应

患者用药教育

1. 告知患者在起始治疗或调整剂量后，建议每2周监测1次血红蛋白水平，直至其达到稳定，随后每4周测定1次血红蛋白。

2. 告知患者在开始治疗前、治疗开始时和治疗期间应对血压进行监测。

3. 告知患者如漏服药物，勿补服，继续按原计划服用下次药物。

4. 告知患者用药期间若出现腹泻、头痛等不适，请及时联系医师或药师。

5. 告知育龄期女性及男性患者的女性配偶服药期间及末次服药后7天内应采取有效的避孕措施。

6. 告知患者若出现了深静脉血栓的症状或体征，应及时告知医生。

第三章　促白细胞增生药

重组人粒细胞刺激因子
Recombinant Human Granulocyte Colony-stimulating Factor

重组人粒细胞刺激因子是选择性促进粒系造血祖细胞增殖分化的促白细胞增生药。

◉ **剂型及规格**

　　1. **注射液:** 300 μl : 75 μg; 600 μl : 100 μg; 600 μl : 150 μg; 900 μl : 150 μg; 900 μl : 300 μg; 1 ml : 300 μg; 1.2 ml : 200 μg; 1.2 ml : 300 μg 等。

　　2. **粉针剂:** 50 μg; 100 μg; 150 μg; 200 μg。

⊘ **适应证**

　　1. 癌症化疗等原因导致的中性粒细胞减少症。

　　2. 促进骨髓移植后的中性粒细胞数升高。

　　3. 骨髓发育不良综合征、再生障碍性贫血引起的中性粒细胞减少症;先天性、特发性中性粒细胞减少症;MDS 伴中性粒细胞减少症;周期性中性粒细胞减少症。

◉ **用法用量**　　2～5 μg/kg,每天 1 次,皮下注射或静脉注射给药。当中性粒细胞数回升至 5×10^9/L(白细胞计数 10×10^9/L)以上时,酌情减量或停止给药。

★ **特殊人群用药**

　　1. **儿童:** 慎用,并给予适当监测;由于该药对新生儿和婴幼儿的安全性尚未确定，不建议使用。

2. 老年人：安全性和有效性尚未建立。老年患者的生理机能下降，须观察患者的状态，注意用量及间隔，慎重给药。

🕲 **妊娠期分级** C。

🧍 **哺乳期分级** L4。婴儿风险不能排除。用药前应停止哺乳。

〰️ **药动学指标** F：60%~70%；t_{max}：2~8 h；V_d：150 ml/kg。$t_{1/2}$（皮下注射）：3.5 h。

⊖ **禁忌证**

1. 对粒细胞集落刺激因子过敏者以及对大肠杆菌表达的其他制剂过敏者禁用。

2. 严重肝、肾、心、肺功能障碍者禁用。

3. 骨髓中幼稚粒细胞未显著减少的白血病患者或外周血中检出幼稚粒细胞的白血病患者应慎用；若须使用，应在医生指导下进行，并密切观察血象变化。

⊗ **不良反应（表1）**

表1 重组人粒细胞刺激因子的不良反应

常见不良反应	严重不良反应
脱发	毛细血管渗漏综合征
皮疹（14%）	皮肤血管炎
贫血	MDS
骨痛（11%~30%）	镰状细胞性贫血伴危象
头痛（10%）	过敏反应
乏力（20%）	肾小球肾炎
发热（16%~48%）	急性呼吸窘迫综合征
疼痛（12%）	脾破裂

🝔 **溶媒选择与配伍禁忌**

1. 根据不同制剂特点，使用预充式包装，或附带溶剂，溶解药物。

2. 静脉滴注时，与 5% 葡萄糖溶液或生理盐水混合后滴注，勿与其他药物混用。

3. 静脉给药时，速率应尽量缓慢。

患者用药教育

1. 嘱患者存放本药物时，应冷藏，但不宜冷冻。

2. 用于预防肿瘤化疗引起的中性粒细胞减少症的患者时，嘱患者应在化疗药物给药结束后 24~48 h 开始使用。使用本品过程中应定期监测血象。

聚乙二醇化重组人粒细胞刺激因子
Pegylated Recombinant Human Granulocyte Colony Stimulating Factor（PEG-rhG-CSF）

聚乙二醇化重组人粒细胞刺激因子是作用于造血细胞，从而刺激增殖、分化、定型与成熟细胞功能活化的抗肿瘤辅助药。与重组人粒细胞刺激因子相比，聚乙二醇化重组人粒细胞刺激因子能降低血浆清除率，延长 $t_{1/2}$。

剂型及规格　注射剂：1 ml：3 mg。

适应证　非髓性恶性肿瘤患者接受抗肿瘤药时，在可能发生有临床意义发热性中性粒细胞减少性骨髓瘤抑制时，使用本品。

用法用量　在每个化疗周期中，于抗肿瘤药给药结束后 48 h 内皮下注射。推荐使用剂量为一次注射固定剂量 6 mg，也可按患者体重，以 100 μg/kg 剂量进行个体化治疗。

特殊人群用药

1. **儿童：**在儿童患者中的安全性和有效性尚未确定，6 mg 或 100 μg/kg 的注射剂量不推荐用于婴儿、儿童和体重低于 45 kg 的发育期少年。

2. 老年人：国外在同类药物临床研究中未观察到老年患者与年轻患者在安全性和有效性方面具有不同之处，但受临床试验受试者例数限制，不排除在临床使用过程中出现差别，老年人慎用。

妊娠期分级　C。妊娠期妇女使用本品的安全性尚未建立，应慎重使用。

哺乳期分级　哺乳期妇女使用本品的安全性尚未建立，尚不清楚本品是否从母乳分泌，哺乳期妇女应慎用。

药动学指标　t_{max}：8～24 h；$t_{1/2}$：61.3～62.5 h。

禁忌证

1. 已知对聚乙二醇化重组人粒细胞刺激因子、重组人粒细胞刺激因子及对大肠杆菌表达的其他制剂过敏者禁用。

2. 严重肝、肾、心、肺功能障碍者禁用。

3. 骨髓中幼稚粒细胞未显著减少的骨髓性白血病患者或外周血中检出幼稚粒细胞的骨髓性白血病患者禁用。

不良反应（表1）

表1　聚乙二醇化重组人粒细胞刺激因子的不良反应

常见不良反应	严重不良反应
骨骼肌肉疼痛	脾破裂
便秘	急性呼吸窘迫综合征
恶心	严重过敏反应
呕吐	镰状细胞病危象
腹泻	肾小球肾炎
食欲缺乏	白细胞增多症
乏力	毛细血管渗漏综合征
发热	对肿瘤恶性细胞生长的潜在刺激效应
头晕	
失眠	

患者用药教育

1. 嘱患者于2～8 ℃避光保存本品。

2. 嘱患者应在化疗药物给药结束后 48 h 使用本品。

3. 告知患者勿在使用细胞毒性化疗药物前 14 天到化疗后 24 h 内注射。

4. 嘱患者使用本品过程中应注意血常规的监测，特别是 ANC 的变化情况。

5. 嘱患者如使用本品出现过敏症状或疑似过敏症状，须对症治疗，如重复使用本品后过敏症状仍出现，建议不再使用本品。

6. 告知患者使用该药可能出现发热、骨骼肌肉疼痛、恶心、头痛等不良反应。

重组人粒细胞－巨噬细胞刺激因子
Recombinant Human Granulocyte/ Macrophage Colony-stimulating Factor

重组人粒细胞－巨噬细胞刺激因子作用于造血祖细胞、促进其增殖和分化，能特异性刺激粒系祖细胞及单核巨噬祖细胞的增殖等。

⚠ **黑框警告**

　　1. 对 rhGM-CSF 或本制剂中任何其他成分有过敏史的患者禁用。

　　2. 自身免疫性血小板减少性紫癜的患者禁用。

◈ **剂型及规格**　注射剂：每支 50 μg；75 μg；100 μg；150 μg；200 μg；300 μg。

⊘ **适应证**

1. 用于防治肿瘤患者因化疗或放疗引起的白细胞减少。

2. 治疗骨髓造血功能障碍及 MDS。

🕐 **用法用量**

1. 肿瘤化疗或放疗后，3~10 μg/kg，皮下注射，每天 1 次，持续 5~7 天。

2. **骨髓移植**：5~10 μg/kg，静脉滴注 4~6 h，每天 1 次，持续应用至连续 3 天中性粒细胞绝对数 $\geq 1 \times 10^9$/L。

3. **MDS/ 再生障碍性贫血**：3 μg/kg，皮下注射，每天 1 次。

⭐ **特殊人群用药**

1. **老年人**：观察患者的状态，注意用量和间隔，谨慎用药。

2. **儿童**：慎用。

🕑 **妊娠期分级** 慎用。

🍼 **哺乳期分级** 尚不明确。

〰️ **药动学指标** F：75%；t_{max}：2.5~4 h；V_d：96.8 L；经肾排泄：66%~86%；$t_{1/2}$（IV）：1~2 h，$t_{1/2}$（IM）：2~3 h。

⊖ **禁忌证**

1. 禁用于对重组人粒细胞集落刺激因子或该制剂中其他成分有过敏史的患者。

2. 禁用于自身免疫性血小板减少性紫癜的患者。

⊗ **不良反应（表 1）**

表 1 重组人粒细胞 - 巨噬细胞刺激因子的不良反应

常见不良反应	严重不良反应
发热	毛细血管渗漏综合征（＜1%）
寒战	心包积液（4%~25%）
恶心	室上性心律失常
呼吸困难	过敏反应
腹泻	脑出血
皮疹	肾衰竭
胸痛	
高血压	

溶媒选择与配伍禁忌

用 1 ml 注射用水溶解本品（切勿剧烈震荡），在腹部、大腿外侧或上臂三角肌处进行皮下注射（注射后局部皮肤应隆起约 1 cm²，以使药物缓慢吸收）。

患者用药教育

1. 告知患者本品不应与抗肿瘤放、化疗药同时使用，如要进行下一疗程的抗肿瘤放、化疗，应停药至少 48 h 后，方可继续治疗。
2. 告知孕妇、高血压及有癫痫病史患者慎用。
3. 注射丙种球蛋白者，应间隔 1 个月以上再接种本品。

利可君
Leucogen

利可君是半胱氨酸衍生物，可增强骨髓造血系统的功能。

剂型及规格　片剂：每片 10 mg；20 mg。

适应证　用于预防、治疗白细胞减少症及血小板减少症。

用法用量　口服。一次 20 mg（1 片），每天 3 次；或遵医嘱。

特殊人群用药　尚未明确。

药动学指标　尚未明确。

禁忌证

1. 对本品过敏者禁用。
2. 骨髓恶性肿瘤患者禁用。

不良反应

尚无本药不良反应的报道。

药物相互作用

尚未明确。

患者用药教育

1. 告知患者本品性状发生改变后，禁止使用。

2. 告知患者放在儿童不易拿到之处。

3. 告知急、慢性髓细胞白血病患者慎用。

小檗胺
Berbamine

小檗胺是有刺激骨髓细胞增殖作用的促白细胞增生药。

剂型及规格 片剂：每片 28 mg。

适应证 用于各种原因引起的白细胞减少症。亦可用于预防癌症放疗、化疗后白细胞的减少。

用法用量 口服。每天 3 次，一次 4 片；或遵医嘱。

特殊人群用药 尚未明确。

药动学指标 未进行该项实验且无可靠参考文献，故尚不明确。

禁忌证

对本品过敏者禁用。

不良反应

少数患者服药后出现头痛、无力、便秘、口干并伴有阵发性腹痛、腹胀等症状，但继续服药均能耐受，服药 1 周后不适症状可自行减轻或消失。偶见心慌，咳喘。

患者用药教育

1. 当药品性状发生改变时禁止使用。

2. 在阴凉（不超过 20 ℃）干燥处保存。

第四章 促血小板增生药

重组人血小板生成素
Recombinant Human Thrombopoietin

重组人血小板生成素是刺激巨核细胞生长及分化的内源性细胞因子。

⊚ **剂型及规格** 注射剂：每支 7500 U/1 ml；15 000 U/1 ml。

⊘ **适应证**

1. 本品适用于治疗实体瘤化疗后所致的血小板减少症，适用对象为血小板低于 50×10^9/L 且医生认为有必要升高血小板治疗的患者。

2. 原发性免疫性血小板减少症（idiopathic thrombocytopenic purpura，ITP）的辅助治疗。适用对象为血小板计数低于 20×10^9/L 的糖皮质激素治疗无效的未接受脾切除治疗的患者。

◷ **用法用量**

1. **恶性实体肿瘤化疗：** 可于给药结束后 6～24 h 皮下注射本品，剂量为 300 U/kg，每天 1 次，连续应用 14 天；用药过程中，待血小板计数恢复至 100×10^9/L 以上，或血小板计数绝对值升高 $\geqslant 50 \times 10^9$/L 时，应及时停药。当化疗中出现白细胞严重减少或贫血时，本品可分别与重组人粒细胞集落刺激因子或重组人红细胞生成素联用。

2. **糖皮质激素治疗无效的 ITP：** 皮下注射，300 U/kg，每日 1 次，连续应用 14 天；若不足 14 天血小板计数已升至 100×10^9/L 以上时，应停止使用。

⭐ **特殊人群用药**　尚不明确。

🔄 **妊娠期分级**　对妊娠期妇女的用药安全性尚未确立，故原则上不宜应用。

ⓘ **哺乳期分级**　对哺乳期妇女的用药安全性尚未确立，故原则上不宜应用。

〰 **药动学指标**　t_{max}：$9 \sim 11.8$ h；$t_{1/2}$：$38.7 \sim 46.3$ h。

⊖ **禁忌证**

1. 对本品成分过敏者。

2. 严重心、脑血管疾病患者。

3. 血液高凝状态患者，近期发生血栓患者。

4. 合并严重感染者，宜控制感染后再使用本品。

⊗ **不良反应（表 1）**

表 1　重组人血小板生成素的不良反应

常见不良反应		严重不良反应
发热（1.3%）	腹泻（1.37%）	无
皮疹（1.37%）	高血压（2.74%）	
嗜睡（2.74%）	过敏样反应（1.37%）	
头晕（2.74%）	无力（2.74%）	
视野缺损（1.37%）	注射部位疼痛（2.74%）	

👤 **患者用药教育**

1. 告知患者用药前、用药过程中以及用药后及时监测包括血小板计数和外周血涂片在内的血常规，血小板计数达到所需指标时，应及时停药。停药后定期监测至少2周。

2. 告知患者若出现口、鼻或内脏等部位出血时，应及时报告医生，给予输注血小板、抗纤溶止血药等应急处理。

重组人白介素 –11
Recombinant Human Interleukin-11

重组人白介素 –11 是应用基因重组技术生产的一种促血小板生长因子，可直接刺激造血干细胞和巨核祖细胞的增殖，诱导巨核细胞的成熟分化，增加体内血小板的生成，从而提高血小板计数，而血小板功能无明显改变。

◎ **剂型及规格** 粉针剂：每支 6.0×10^6 U/0.75 mg；8.0×10^6 U/1.0 mg；1.2×10^7 U/1.5 mg；2.4×10^7 U/3.0 mg。

✓ **适应证** 用于化疗后Ⅲ、Ⅳ度血小板减少症的治疗。

◐ **用法用量** 推荐剂量为 25～50 μg/kg，于化疗结束后 24～48 h 开始或发生血小板减少症后皮下注射，每天 1 次，疗程一般为 7～14 天。血小板计数恢复后应及时停药。

◔ **妊娠期分级** C。对妊娠期妇女目前尚没有临床试验。因此，除非临床意义超过对胎儿的潜在危险，妊娠期妇女一般不宜使用。

◑ **哺乳期分级** 尚不能确定重组人白介素 –11 是否可以从母乳中分泌，因此哺乳期妇女应慎重使用。

◈ **药动学指标** F：65%～80%；t_{max}：3.2 h ± 2.4 h；主要经肾清除，$t_{1/2}$：6.9 h ± 1.7 h。

⊖ **禁忌证**

1. 对重组人 IL–11 及本品中其他成分过敏者禁用。

2. 对血液制品、大肠杆菌表达的其他生物制剂有过敏史者慎用。

3. 器质性心脏病患者，尤其充血性心力衰竭、心房颤动及心房扑动病史的患者慎用。

⊗ **不良反应（表 1）**

表 1 重组人白介素 -11 的不良反应

常见不良反应	严重不良反应
头痛（＞30%）	房性心律失常（12%）
恶心（77%）	水肿（59%）
呕吐（77%）	心悸（14%）
皮疹（25%）	晕厥（13%）
乏力（＞30%）	快速型心律失常（20%）
呼吸困难（48%）	室性心律失常
结膜充血（19%）	低钾血症
念珠菌病（16%）	胸腔积液

◉ **溶媒选择与配伍禁忌（表 2）**

表 2 重组人白介素 -11 的溶媒选择与配伍禁忌

溶媒选择	灭菌注射用水	推荐使用
配制及使用方法	皮下注射、根据不同厂家剂型和说明书要求，用规定体积的注射用水溶解后使用	

⊗ **患者用药教育**

1. 嘱患者本品应在化疗后 24～48 h 开始使用，不宜在化疗前或化疗过程中使用。

2. 嘱患者使用本品过程中应定期检查血常规（一般隔日一次），注意血小板数值的变化。在血小板升至 100×10^9/L 以上时应及时停药。

3. 嘱患者使用期间应注意毛细血管渗漏综合征的监测，如体重增加、水肿、胸腹腔积液等。

艾曲泊帕
Eltrombopag

艾曲泊帕为小分子血小板生成素受体激动剂。

⚠ **黑框警告**

可能增加出现严重及潜在威胁生命的肝毒性的风险，须对肝功能进行监测并依据药品说明书中"注意事项"的推荐标准确定是否需停止本品治疗。

◎ **剂型及规格** 片剂：每片 25 mg；50 mg。

⊘ **适应证**

1. 既往对糖皮质激素、免疫球蛋白等治疗反应不佳的成人和 6 岁及以上儿童慢性 ITP 患者。

2. 本品仅用于因血小板减少和临床条件导致出血风险增加的 ITP 患者。

◔ **用法用量**

ITP 患者用法用量： 应采用能使血小板计数达到并维持 ≥ 50×10^9/L 的最低剂量。基于用药后血小板计数的反应进行个体化剂量调整。不得为了使患者血小板计数达到正常而使用本品。在临床研究中，血小板计数通常在本品治疗开始后 1~2 周内升高，在治疗终止后 1~2 周内下降。

（1）起始剂量：25 mg，每天 1 次。

（2）监测和剂量调整：治疗开始后，必要时调整剂量使血小板计数达到并维持 ≥ 50×10^9/L 以减少出血的风险。成人患者和 12~17 岁儿童患者的剂量不得超过 75 mg/d，6~11 岁儿童患者的剂量不超过每日 50 mg。本品治疗过程中，应定期监测临床血液学和肝功能检查，并按照表 1 所列的剂量调整方案，根据血小板计数调整本品剂量。

表 1   ITP 患者服用艾曲泊帕的剂量调整

血小板计数	剂量调整或反应
至少 2 周治疗后，< 50×10^9/L	以 25 mg 为单位增加日剂量。至少每周 1 次监测血小板计数，等待 2 周，评价其增量后的效果，并考虑是否需进一步调整剂量。成人患者和 12 岁以上儿童患者的最高剂量 75 mg/d，6 ~ 11 岁儿童患者的最高剂量 50 mg/d
$\geqslant 50 \times 10^9$/L 至 $\leqslant 150 \times 10^9$/L	采用能够维持血小板计数、避免或减少出血的本品最低剂量和（或）合并 ITP 治疗
$> 150 \times 10^9$/L 至 $\leqslant 250 \times 10^9$/L*	以 25 mg 为单位减少日剂量，每周至少 1 次监测血小板计数，等待 2 周，评价其减量后的效果，并考虑是否需进一步调整剂量
$> 250 \times 10^9$/L**	停用本品，血小板监测频率增加至每周 2 次。一旦血小板计数 $\leqslant 100 \times 10^9$/L，重新开始治疗，但每日剂量少 25 mg**

　*对于在治疗期间任何时间点血小板计数超过 150×10^9/L 的患者，需要将本品剂量降低至下一个较低剂量（例如，75 mg 每天一次降低至 50 mg 每天一次，或 75 mg 每天一次降低至 75 mg 和 50 mg 隔天轮流，等等）或降低频率（例如，25 mg 每天一次降低至 25 mg 隔天一次，或降低至 25 mg 连续 2 天随后 1 天不给药，或降低至 25 mg 连续 3 天随后 1 天不给药，等等）。

　**一旦血小板计数下降至低于 100×10^9/L 则重新给予患者本品治疗，但剂量下调至下一个较低剂量本品（例如，75 mg 每天 1 次降低至 50 mg 每天 1 次，或 75 mg 每天 1 次降低至 75 mg 和 50 mg 隔天轮流，等等。）或降低频率（例如，25 mg 每天 1 次降低至 25 mg 隔天一次，或降低至 25 mg 连续 2 天随后 1 天不给药，或降低至 25 mg 连续 3 天随后 1 天不给药，等等）。

　（3）停药：以最高剂量每天 1 次剂量治疗 4 周后，如血小板计数仍未升高至足以避免临床严重出血的水平，应停止本品治疗。如果出现了明显的肝功能异常，也应考虑停用本品。停药后应继续监测包括血小板计数在内的血常规，每周 1 次，至少 4 周。

⭐ **特殊人群用药**

1. 肝功能不全患者： 肝硬化（肝损伤，Child-Pugh 评分 $\geqslant 5$）的 ITP 患者应慎用本品。如果有必要使用，以 25 mg 隔日 1 次开始本品治疗。肝损伤患者开始本品治疗后，增加剂量前应等待3周。

2. 肾功能不全患者： 不需要对肾损伤患者进行剂量调整。肾损伤患者应慎用本品，并密切监测。

3. 儿童： 除6~11岁儿童最大剂量50 mg/d外，6~17周岁儿童慢性ITP患者中采用与成人慢性ITP患者相同的起始剂量及剂量调整方案（参见"用法用量"）。FDA说明书可用于1岁以上ITP患者。

4. 老年人： 在年龄≥65岁的ITP患者中使用本品的数据有限，尚无85岁以上患者的用药经验。年龄在75岁以上的难治性重型再生障碍性贫血患者中使用本品的数据有限，这些患者应慎用。

妊娠期分级 C。

哺乳期分级 婴儿风险不能排除。

药动学指标 t_{max}：2~6 h。血浆蛋白结合率＞99.9%。消除的主要途径是通过粪便（59%），给药剂量的31%以代谢产物的形式随尿液排出。血浆中艾曲泊帕的$t_{1/2}$为21~35 h。

㊀ 禁忌证

对艾曲泊帕或任何辅料过敏者禁用。

㊀ 不良反应（表2）

表2 艾曲泊帕的不良反应

常见不良反应	严重不良反应
腹泻（9%~21%）	出血
恶心（4%~9%）	门静脉血栓形成（1%）
呕吐（6%）	血栓形成（6%）
贫血（40%）	肝毒性
肌痛（2%~12%）	肝衰竭（0.8%）
头痛（10%~21%）	肝功能检查异常（11%~12%）
失眠（16%）	急性肾衰竭
咳嗽（9%~23%）	
乏力（4%）	
发热（9%~30%）	

药物相互作用（表3）

表3 艾曲泊帕的药物相互作用

药物名称	严重程度	证据质量	相互作用表现	临床管理策略
富含铝、钙、镁、铁、硒、锌的食物/补充剂	严重	卓越	使艾曲泊帕血药浓度降低	艾曲泊帕应在使用含铁制剂的至少2 h前或4 h后服用
高脂肪食物	严重	一般	高脂肪食物使艾曲泊帕 AUC 降低 59%，C_{max} 降低约 65%，t_{max} 延迟约 1h	艾曲泊帕应空腹（餐前1 h或餐后2 h）服用
洛匹那韦	中等	卓越	减少艾曲泊帕暴露	不建议同时使用

患者用药教育

1. 嘱患者用药期间密切监测肝功能。

2. 嘱患者关注血栓形成或者血栓栓塞并发症的症状（静脉和动脉）密切监测血小板计数。停用本品后，必须每周监测一次血小板计数，连续监测4周。

3. 告知女性患者在使用本品治疗期间和使用最后一剂至少7天内采取有效避孕措施。

4. 告知患者不良反应可能包括发热、疲劳、肌痛、虚弱、失眠、恶心、呕吐、腹泻、咳嗽等。

5. 建议患者在饭前1 h或饭后2 h服用药物。

6. 指导患者在服用抗酸剂、矿物质补充剂或者富含钙的食物之前至少间隔2 h或使用后间隔至少4 h服用药物。

海曲泊帕
Herombopag

海曲泊帕为口服可吸收的、小分子人血小板生成素受体激动剂。

◎ **剂型及规格**　片剂：每片 2.5 mg；3.75 mg；5 mg。

✓ **适应证**

1. 本品适用于既往对糖皮质激素、免疫球蛋白等治疗反应不佳的慢性原发 ITP 成人患者，使血小板计数升高并减少或防止出血。本品仅用于因血小板减少和临床条件导致出血风险增加的 ITP 患者。

2. 本品适用于对免疫抑制治疗疗效不佳的重型再生障碍性贫血成人患者。

🕐 **用法用量**　空腹口服，口服 2 h 后方可进餐，避免与餐同服。以下产品应在服药后至少 2 h 使用，包括乳制品（例如牛奶、酸奶、乳酪和冰淇淋等）或者含多价阳离子（例如铝、钙、镁、铁、硒和锌）的矿物质补充剂。

1. **成人原发 ITP 患者**：应采用能使血小板计数达到并维持 ≥ 50×10^9/L 的最低剂量。基于用药后血小板反应情况进行个体化剂量调整。不得为了使患者血小板计数达到正常而使用本品。在临床试验中，血小板计数通常在本品治疗开始后 1～2 周内升高，在治疗终止后 1～2 周内下降。

（1）初始剂量：建议的初始剂量为 2.5 mg，每天一次。

（2）监测和剂量调整：在治疗过程中，应监测血小板计数，根据血小板计数情况，采用能使血小板计数达到并维持 ≥ 50×10^9/L 的最低剂量，最高剂量不可超过 7.5 mg/d。可参照表 1 所列的血小板计数情况进行剂量调整。本品在 ITP 患者中，无论增量还是减量，应参照表 2 的剂量调整级别依次增量或减量。

表1 ITP 患者服用海曲泊帕的剂量调整

血小板计数	剂量调整方法
< 50×10^9/L（给药至少2周后）	根据当前给药级别，上调一个剂量级别。至少每周监测1次血小板计数，评价增量后的效果。若增加至 7.5 mg 每天1次治疗4周仍未见疗效，应停止本品治疗
≥50×10^9/L 且 ≤150×10^9/L（治疗期间任一时间点）	维持当前给药级别，定期监测血小板计数
> 150×10^9/L 且 < 250×10^9/L（治疗期间任一时间点）	根据当前给药级别，下调一个剂量级别 至少每周监测1次血小板计数，评价减量后的效果
≥250×10^9/L（治疗期间任一时间点）	暂停使用本品。每周监测2次血小板计数直至 ≤100×10^9/L，以较停药前下调一个剂量级别重新开始给药

表2 ITP 患者服用海曲泊帕的剂量级别

级别	剂量	给药频率
1	2.5 mg	隔天一次
2	2.5 mg	每天一次
3	3.75 mg	每天一次
4	5 mg	每天一次
5	7.5 mg	每天一次

24 h 内使用本品的次数不应超过1次。若患者使用本品时合并其他 ITP 药物治疗，经医生判断后，可以调整所合并的药物剂量，以避免本品治疗期间血小板计数过高。

在本品的首次给药以及任何剂量调整过后，应监测血小板计数，至少每周一次，监测2~3周，观察患者血小板计数的变化情况，考虑是否进一步调整剂量。若患者达到剂量稳定（剂量维持3周不变），可适当降低血小板监测频率（如2~4周一次）。

（3）停药：对于ITP患者，本品以7.5 mg每天一次剂量治疗4周后，如血小板计数仍未升高至足以避免临床严重出血的水平，应停止本品治疗。停药后应继续监测包括血小板计数在内的血常规，每周一次，至少4周。如出现血小板过度升高或重要的肝功能检测异常需停止本品治疗。

2. 重型再生障碍性贫血患者： 应采用能使血小板计数达到并维持应答的最低剂量，后续根据血小板计数调整剂量。开始治疗时须由低至高滴定治疗剂量。在临床试验中，通常须达到15 mg/d剂量水平时可发生血液学应答。

（1）初始剂量：本品在再生障碍性贫血患者中的推荐初始剂量为7.5 mg，每天一次。

（2）监测和剂量调整：在治疗过程中，应定期监测血小板计数，根据血小板计数情况，每2周调整一次剂量，直至达到维持血小板应答的最低剂量。最高剂量不可超过每日15 mg。参照表3所列的血小板计数情况进行剂量调整。

表3　免疫抑制治疗疗效不佳的再生障碍性贫血患者服用
　　　海曲泊帕的剂量调整

血小板计数	剂量调整方法
$< 50 \times 10^9/L$（给药至少2周后）	以2.5 mg为单位，增加日剂量。每2周评价增量后的效果，并考虑是否需要进一步调整剂量。最高剂量15 mg，每天一次
$\geqslant 50 \times 10^9/L$ 且 $\leqslant 200 \times 10^9/L$（给药至少2周后）	维持原给药剂量。定期监测血小板水平
$> 200 \times 10^9/L$ 且 $\leqslant 400 \times 10^9/L$（治疗期间任一时间点）	以2.5 mg为单位，减少日剂量。2周后评价减量后的效果，并考虑是否需要进一步调整剂量

续表

血小板计数	剂量调整方法
$> 400 \times 10^9/L$（治疗期间任一时间点）	暂停使用本品。密切监测血小板水平（如1周2次）。一旦血小板计数$\leq 200 \times 10^9/L$，可重新开始治疗。原日剂量减少2.5 mg重新给药
最低剂量给药2周后仍$> 400 \times 10^9/L$	停止给药。密切监测血小板水平（如每周2次）

（3）停药：对于免疫抑制治疗疗效不佳的再生障碍性贫血患者，使用本品治疗24周后，如未发生血液学应答，建议停止本品治疗。如果观察到新的细胞遗传学异常，请考虑停用本品。如出现血小板计数过度升高或重要的肝功能检测异常，则须停止本品治疗。

⭐ **特殊人群用药**

1. **肝功能不全患者**：目前尚无针对肝功能不全患者进行的药代动力学研究及临床试验数据，建议肝损伤患者慎用本品。在开始治疗前，应测定血清 ALT、AST 和 TBil 水平。如果患者肝功能符合以下任一项标准，则不建议使用本品或终止本品治疗：

（1）ALT 或 AST $> 8 \times ULN$。

（2）ALT 或 AST $> 5 \times ULN$ 持续2周。

（3）ALT 或 AST $> 3 \times ULN$ 且 TBil $> 2 \times ULN$ 或 INR > 1.5。

（4）ALT 或 AST $> 3 \times ULN$ 并伴随逐渐加重的疲劳、恶心、呕吐、右上腹疼痛或压痛、发热、皮疹和（或）嗜酸性粒细胞增多（$> 5\%$）。

2. **肾功能不全患者**：目前尚无针对肾功能不全患者进行的药代动力学研究及临床试验数据，建议肾损伤患者慎用本品。

3. **儿童**：尚无本品用于18岁以下患者的临床试验资料。

4. **老年人**：无需进行剂量调整。尚无在85岁以上老年患者的用药经验。

🜄 **妊娠期分级**　妊娠期间不应使用本品，除非预期获益超过其对胎儿的潜在风险。如妊娠期妇女或有生育能力的妇女接受本品治疗，应提前充分告知患者本品对胎儿的潜在风险。

🜁 **哺乳期分级**　尚不清楚本品是否分泌到人乳汁中。须考虑母乳喂养对婴儿的获益以及本品治疗对母亲的获益，再决定是否停止母乳喂养或继续/停止使用本品治疗。

〰 **药动学指标**　t_{max}：7~8 h。与血浆蛋白高度结合（>99%）。本品吸收后被广泛代谢。主要经粪便排泄（89.05%，其中原形药物占49.20%），$t_{1/2}$：11.9~40.1 h。

⊖ **禁忌证**

对本品活性成分或任何辅料过敏者禁用。

⊗ **不良反应**（表4）

表4　海曲泊帕的不良反应

常见不良反应	严重不良反应
ALT 水平升高（11.2%）	ALT 水平升高（0.6%）
AST 水平升高（10.6%）	血小板计数升高（0.4%）
血小板计数升高（8.9%）	AST 水平升高（0.4%）
血乳酸脱氢酶水平升高（8.6%）	胆红素水平升高（0.2%）
胆红素水平升高（4.8%）	结合胆红素水平升高（0.2%）
γ-GT 水平升高（3.8%）	血非结合胆红素水平升高（0.2%）
头痛（3.4%）	γ-GT 水平升高（0.2%）
血碱性磷酸酶水平升高（3.0%）	高尿酸血症（0.2%）
	急性心肌梗死（0.2%）
	贫血（0.2%）

⇔ **药物相互作用**

目前尚未进行体内药物相互作用研究，表5为基于体外试验的分析。

表 5　海曲泊帕的药物相互作用（信息来自药品说明书）

药物名称	临床管理策略
BCRP 底物	本药为 BCRP 抑制剂，可能会增加 BCRP 底物（如他汀类药物）的暴露量。联用时应仔细监测 BCRP 底物的不良反应，如有必要，可考虑减少底物的用量

患者用药教育

1. 告知患者报告血栓形成或者血栓栓塞并发症的症状（静脉和动脉）。

2. 建议患者空腹服用，服用 2 h 后方可进餐，避免与餐同服。

3. 有生育能力的女性在使用本品治疗期间和停用本品治疗至少 7 天内应使用有效的避孕方法。

4. 建议患者在治疗期间监测肝功能指标，建议调整剂量期间每 2 周测定一次，达到稳定剂量后，每月测定一次。

5. 在停止使用本品后，需每周一次监测血小板计数，持续监测 4 周。

第五章　免疫增强药

人免疫球蛋白
Human Immunoglobulin

免疫球蛋白为健康人血浆或血清来源的人免疫球蛋白，具有免疫增强作用。

> ⚠ **黑框警告**
>
> 1. 免疫球蛋白产品，可能引发血栓形成；危险因素可能包括：高龄、长期制动、高凝状态、静脉或动脉血栓史、使用雌激素、留置血管导管、高黏滞血症和心血管危险因素。在没有已知危险因素的情况下，也可能会发生血栓。
>
> 2. 使用免疫球蛋白的易感患者可能发生肾功能障碍、急性肾衰竭、渗透性肾病和死亡。容易发生肾功能障碍的患者包括先前存在任何程度的肾功能不全、糖尿病、年龄＞65岁、血容量不足、败血症或接受已知肾毒性药物的患者。接受含蔗糖的免疫球蛋白的患者发生肾衰竭的风险更大。
>
> 3. 对于有血栓形成风险的患者，应以最小的剂量和输液速度给予人免疫球蛋白。确保患者在用药前充分水化。同时监测血栓形成的症状/体征，有发生高黏滞血症风险的患者，用药前应评估血液黏度。

◉ **剂型** 注射剂：每瓶 5 g（5% 100 ml）；每瓶 2.5 g（5% 50 ml）；每瓶 1.25 g（5% 25 ml）；每瓶 1.0 g（5% 20 ml）；每瓶 0.5 g（5% 10 ml）。

✓ **适应证**

1. 原发性免疫球蛋白 G 缺乏症。

2. 自身免疫性疾病，如原发性血小板减少性紫癜等。

🕐 **用法用量**

1. **原发性免疫球蛋白 G 缺陷病**：首次剂量为 400 mg/kg；维持剂量为 200～400 mg/kg，给药间隔时间视患者血清 IgG 水平和病情而定，一般每月一次。

2. **原发性血小板减少性紫癜**：每天 400 mg/kg，连续滴注 5 天，维持剂量为每次 400 mg/kg，间隔时间视血小板计数和病情而定，一般每周一次。

⭐ **特殊人群用药**

1. **肾功能不全患者**：以尽可能低的浓度和输注速率进行静脉滴注，最大滴注速率不应超过 3.3 mg/（kg·min），如果肾功能恶化，考虑停药。

2. **儿童**：原发性免疫缺陷障碍患儿中，6 岁以上，300～800 mg/kg 静脉注射，每 3～4 周 1 次；2 岁以上，300～600 mg/kg 静脉注射，每 3～4 周 1 次；应根据临床反应和血清 IgG 水平进行个体化剂量调整。

3. **老年人**：以尽可能低的输注速率进行静脉滴注。

☺ **妊娠期分级** C。

⑨ **哺乳期分级** L2。

〽 **药动学指标** V_d：0.43～0.6 dl/kg（成人），0.55～0.7 dl/kg（儿童）；$t_{1/2}$：约 3～4 周，不同人变异较大。

⊖ **禁忌证**

1. 对人免疫球蛋白过敏或有其他严重过敏史。

2. 有抗 IgA 抗体的选择性 IgA 缺乏者。

⊗ 不良反应（表1）

表1 人免疫球蛋白的不良反应

常见不良反应	严重不良反应
高血压（3.4%~8.8%） 低血压（5%~22%） 心率加快（6.4%~22%） 注射部位反应（5%~100%） 皮疹（4.1%~8.3%） 腹泻（6%~28%） 发热（3%~37%） 呕吐（7%~23%） 关节痛（1.7%~13%） 肌痛（5%~20%）	胸部不适（5%~9%） 胸痛（5%~11%） 心动过速（5%~22%） 血栓形成（免疫性血小板减少性紫癜22%） 背痛（1.7%~28%） 肺栓塞（0.9%） 无菌性脑膜炎（1.6%）

⟳ 溶媒选择与配伍禁忌（表2）

表2 人免疫球蛋白的溶媒选择与配伍禁忌

溶媒选择	5% 葡萄糖注射液	推荐使用
	0.9% 氯化钠注射液	未测试
配制及使用方法	粉针剂： 使用灭菌注射用水将本品复溶至标示体积后，直接静脉滴注或以 5% 葡萄糖注射液稀释 1~2 倍后静脉滴注。开始滴注速度为 0.01~0.02 ml/（kg·min）。持续 15 min 后若无不良反应，可逐渐加快速度。但滴注速度最快不得超过 3 ml/min（约每分钟 60 滴）	
配伍禁忌	尚无研究，建议单独静脉滴注	

⚆ 患者用药教育

1. 告知患者人免疫球蛋白可干扰对活病毒疫苗的免疫应答，如髓灰质炎、麻疹、风疹、腮腺炎以及水痘病毒疫苗等，使用本品 3 个月后才能接种疫苗；在非紧急状态下，已经接种了这类疫苗的患者至少在接种后 3~4 周才

能使用本品；如果在接种后 3～4 周内使用了本品，则应
在最后一次使用本品后 3 个月重新接种。

2. 告知患者用药期间若发生皮疹、呼吸困难、手或腿部肿
胀、心率加快等症状时，应立即向医护人员报告。

重组人白介素 -2
Recombinant Human Interleukin-2

本品是一种淋巴因子，可使细胞毒性 T 细胞、自然杀伤细胞和
淋巴因子活化的杀伤细胞增殖，并使其杀伤活性增强，还可以促进淋
巴细胞分泌抗体和干扰素，具有促进机体免疫反应等作用。

◎ **剂型**　注射剂：每瓶 50×10^4 IU/0.4 ml（西林瓶）；每支 50×10^4 IU/0.4 ml（预充式注射器）；每瓶 100×10^4 IU/0.8 ml（西林瓶）；每支 100×10^4 IU/0.8 ml（预充式注射器）。粉针剂：每支 10×10^4 IU；每支 20×10^4 IU；每支 50×10^4 IU；每支 100×10^4 IU；每支 200×10^4 IU；每瓶 400×10^4 IU。

⊘ **适应证**　作为免疫调节剂，用于肿瘤的生物治疗。适用于癌性
胸、腹腔积液的治疗；也可以适用于其他恶性肿瘤和免疫功能低下患
者的综合治疗。

◔ **用法用量**

1. **癌症治疗**：静脉输注、皮下或肌内注射，$20 \sim 100 \times 10^4$ IU/m²，每天 1 次，4 周为 1 个疗程。

2. **癌性胸、腹水**：腔内注射，应尽量排出胸、腹水后，每次注射（$50 \sim 100$）$\times 10^4$ IU/m²，每周 1～2 次，注射 2～4 周。

★ **特殊人群用药**

1. **肾功能不全患者**：严重肾功能不全患者禁用。

2. **儿童**：18 岁以下儿童用药的安全性和有效性尚未确定。

3. **老年人**：与年轻患者情况一致。

⟳ **妊娠期分级** C。

⓯ **哺乳期分级** L4。不能排除风险，权衡利弊。

✳ **药动学指标** t_{max}：2.5~6 h；主要经肾代谢；$t_{1/2}$：85 min。

⊖ **禁忌证**

1. 对本品及其成分有过敏史者。

2. 高热、严重心脏病、低血压者，严重心、肾功能不全患者，肺功能异常或进行过器官移植者。

3. 本品既往用药史中出现过与之相关的毒性反应：持续性室性心动过速；未控制的心律失常；胸痛并伴有 ECG 改变、心绞痛或心肌梗死；心脏压塞；肾衰竭需透析＞72 h；昏迷或中毒性精神病＞48 h；顽固性或难治性癫痫；肠局部缺血或穿孔；消化道出血需外科手术。

⊗ **不良反应（表 1）**

表 1 重组人白介素 -2 的不良反应

常见不良反应		严重不良反应	
低血压（71%）	高胆红素血症（40%）	低血压（4级）（3%）	呼吸暂停（1%）
心动过速（23%）	Scr 升高（33%）	心肌梗死（1%）	发热（4级，1%）
皮疹（42%）	呼吸困难（27%~43%）	室性心动过速（1%）	感染性疾病（4级，1%）
腹泻（67%）	发热（29%）	急性肾衰竭（1%）	脓毒症（1%）
恶心（35%）		无尿（5%）	毛细血管渗漏综合征（4级，3%）
呕吐（50%）			
血小板减少症（37%）			

溶媒选择与配伍禁忌（表2）

表2　重组人白介素-2的溶媒选择与配伍禁忌

溶媒选择	5% 葡萄糖注射液	相容
	0.9% 氯化钠注射液	推荐使用
配制及使用方法	**静脉滴注**：将药品加入至 100～500 ml 0.9% 氯化钠注射液，静脉滴注 2～3 h **皮下注射**：用 2 ml 灭菌生理盐水或灭菌注射用水溶解（根据不同厂家说明书使用）	
配伍禁忌	利妥昔单抗、氯化钾、曲妥珠单抗	

患者用药教育

1. 告知患者该药可能导致低血压、食欲缺乏、恶心/呕吐、皮疹或流感样症状。如有发热、寒战，可服用对乙酰氨基酚等药物对症处理。

2. 建议患有心脏或肺部疾病史的患者报告疾病加重的症状/体征。

3. 告知有过敏史患者，用药前注意核对药品说明书，若标明"对 β- 内酰胺类抗生素过敏患者不得使用"，则不能用药。

第六章　免疫抑制药

环孢素
Cyclosporine

环孢素又称环孢素 A，为 11 个氨基酸组成的环状多肽。本药是一种强效免疫抑制剂，可特异和可逆地作用于淋巴细胞。

> ⓘ **黑框警告**
>
> 　　只有具有免疫抑制治疗和器官移植患者管理经验的医生才能开具环孢素。接受本品治疗的患者应在有充分医疗条件的医院进行治疗。负责维持治疗的医师应有患者随访所需要的完整信息。除肾上腺皮质类固醇外，环孢素不应与其他免疫抑制药一起使用，免疫抑制程度升高可能导致感染和淋巴瘤的风险增加。本品微乳化制剂和非微乳化制剂不具生物等效性，在没有医师指导的情况下不能互换使用。应对环孢素血药浓度进行监测以避免高浓度导致的毒性反应和低浓度导致的器官排斥反应。

◎ **剂型**　注射剂：每支 5 ml∶250 mg。软胶囊剂：每粒 10 mg；25 mg；50 mg；100 mg。口服溶液剂：每瓶 50 ml∶5 g。

⊘ **适应证**

1. 预防骨髓移植后的排斥反应。

2. 预防和治疗移植物抗宿主反应。

🕐 用法用量

1. **注射剂：** 移植前一天开始给药，最好采用静脉滴注，3~5 mg/（kg·d）。在术后的最初阶段应每天注射该剂量，最多不超过2周。随后改为口服维持治疗，剂量约为12.5 mg/（kg·d）。

2. **软胶囊剂、口服溶液剂：** 移植前一天开始用药，最好采用静脉滴注。如果开始时即准备口服本品，则应于移植前一天给药推荐用量为12.5~15 mg/（kg·d），分两次口服。维持剂量约为12.5 mg/（kg·d），应持续3~6个月（最好为6个月）。然后逐渐降低剂量，直至移植后1年停药。

3. 使用口服溶液剂时，应采用专用细管正确吸取每次所需药量，最好采用饮料（请勿用葡萄柚汁）稀释摇匀后口服，再以少量饮料清洗容器内剩余药液，一并服下。

★ 特殊人群用药

1. **肝功能不全患者：** 严重肝功能不全者可能需要降低剂量来维持环孢素的目标血药浓度。

2. **肾功能不全患者：** Scr超过基线值的50%，应将剂量降低25%~50%。某些患者的Scr超过基线值的20%~30%，应反复测定以排除暂时性非肾源性肌酐增高的可能。

3. **儿童：** 不同适应证、不同剂型可能有不同建议。静脉用药经验尚少。

4. **老年：** 注意监测肾功能。

🔄 妊娠期分级　C。

🍼 哺乳期分级　L3。环孢素可排入母乳，正在接受本品治疗的哺乳期妇女不应哺乳。

〰 药动学指标　t_{max} 1.5~2 h；血浆中90%的环孢素与蛋白质（主要为脂蛋白）结合，V_d：3~5 L/kg。环孢素经肝代谢，是CYP3A4和P-gp的底物和弱抑制剂，主要经胆汁和粪便排泄。$t_{1/2}$：7.4~

11 h，肝病患者 $t_{1/2}$：20.4 h。

(一) 禁忌证

1. 对环孢素及其辅料中任何成分过敏者禁用。
2. 严重肝、肾功能不全，未控制的高血压，感染及恶性肿瘤者忌用或慎用。
3. 禁与以下药物联合用药：他克莫司、波生坦、辛伐他汀、匹伐他汀、米非司酮、秋水仙碱、决奈达隆。

⊗ 不良反应（表1）

表1　环孢素的不良反应

常见不良反应	严重不良反应
多毛症 血清甘油三酯升高（15%） 腹痛（2.7%~15%） 腹泻（5%~13%） 牙龈增生（3.8%） 恶心（5.5%~18%） 头痛（15.9%~25%） 震颤（13%） Scr升高（18%~48%）	肝毒性（4%~7%） 癫痫发作 肾毒性（10%~30%） 高血压（19%~50%） 高钾血症 低镁血症 胰腺炎（罕见） 感染性疾病

⊜ 药物相互作用（表2）

表2　环孢素的药物相互作用

药物名称	严重程度	证据质量	相互作用表现	临床管理策略
卡泊芬净	严重	卓越	可能导致卡泊芬净的血药浓度升高，增加肝酶升高的风险	避免联合用药，如无法避免，则需要密切监测患者的肝功能
伊曲康唑、利托那韦、伏立康唑	严重	卓越	可能导致环孢素的血药浓度升高，增加毒性风险	避免联合用药。联合用药时应监测环孢素血药浓度，必要时调整剂量

药物名称	严重程度	证据质量	相互作用表现	临床管理策略
洛伐他汀	严重	卓越	可能导致洛伐他汀血药浓度升高，并增加肌病或横纹肌溶解的风险	避免联合用药
NSAIDs	严重	卓越	可能导致肾毒性风险增加	如需联合用药，选用低剂量的 NSAIDs，如双氯芬酸，联合用药时，密切监测肾功能，包括 Scr
依托泊苷	严重	良好	可能导致依托泊苷全身暴露量增加，白细胞减少风险增加	与大剂量环孢素联合用药时，依托泊苷的剂量应减少50%
瑞舒伐他汀、普伐他汀、阿托伐他汀	严重	良好	可能导致肌病或横纹肌溶解的风险增加	监测肌病或横纹肌溶解症的症状/体征（肌肉疼痛、压痛，或无力）。监测血清肌酸激酶和转氨酶水平。联合用药时，瑞舒伐他汀剂量应限制在每天 5 mg，普伐他汀每天剂量不超过 20 mg。应避免与阿托伐他汀联合用药
泊沙康唑、氟康唑	严重	良好	可能导致环孢素血药浓度升高，增加毒性的发生风险	谨慎联合用药，联合用药时应监测环孢素的血药浓度，相应调整环孢素剂量
环磷酰胺	严重	良好	可能降低环孢素的血药浓度	如需联合用药，应监测环孢素血药浓度并调整环孢素剂量
吗替麦考酚酯	严重	卓越	可能导致吗替麦考酚酯的血药浓度降低	如需联合用药，需监测吗替麦考酚酯的血药浓度，必要时调整剂量

✎ 溶媒选择与配伍禁忌（表3）

表3 环孢素的溶媒选择与配伍禁忌

溶媒选择	5% 葡萄糖注射液	推荐使用
	0.9% 氯化钠注射液	推荐使用
配制及使用方法	注射用浓缩液应用 0.9% 氯化钠注射液或 5% 葡萄糖注射液按 1∶20 或 1∶100 比例稀释，然后缓慢静脉滴注，时间应大约为 2～6 h。一经稀释，溶液必须于 24 h 内使用或丢弃。建议使用玻璃输注瓶，塑料瓶必须符合《欧洲药典》关于血液制品用塑料容器规定，且不含 PVC。注射用浓缩液中包含的聚氧乙烯化蓖麻油能导致 PVC 中的邻苯二甲酸酯剥离。瓶子和瓶塞应不含硅油和任何脂类物质	
配伍禁忌	两性霉素 B（含脂质体）、地西泮、伊达比星、苯巴比妥、苯妥英钠、利妥昔单抗、磺胺甲噁唑／甲氧苄啶、伏立康唑、泮托拉唑等	

☺ 患者用药教育

1. 环孢素治疗期间接种疫苗效果可能会下降，建议患者在治疗期间避免接种活疫苗。

2. 告知患者用药期间应限制阳光和紫外线暴露，并使用适当的防晒措施。

3. 告知患者本药可能引起高血压、肾功能不全、多毛症、腹泻、恶心、呕吐、头痛、震颤或牙龈增生。

4. 告知患者如有移植排斥，感染或脑病的迹象／症状（意识障碍、癫痫发作、视力障碍），应及时报告。

5. 建议患者报告肝毒性或肾毒性的症状／体征，特别是接受高剂量治疗的患者。

6. 告知患者服用此药时，不宜吃葡萄柚或喝葡萄柚汁。

7. 告知患者应谨慎联合使用保钾药物、钾补充剂和高钾的食物。

8. 告知患者该药物与多种药物之间存在相互作用。在使用新的药物之前应咨询医护人员，包括处方药、非处方药和草药。

西罗莫司
Sirolimus

西罗莫司是一种免疫抑制剂，通过抑制 T 淋巴细胞对抗原和细胞因子（IL–2、IL–4 和 IL–15）刺激的应答反应，而抑制 T 淋巴细胞的活化和增殖。

⚠ **黑框警告**

免疫抑制作用可能会增加感染及淋巴瘤和其他恶性肿瘤的发生风险。有丰富的免疫治疗和管理肾移植经验的医师方可使用本品，负责维持治疗的医师，应不断完善患者的随访信息。本药用于肝移植或肺移植患者的安全性和疗效尚未明确，因此，不推荐此类患者使用。在对新接受肝移植患者开展的研究中，西罗莫司与环孢素或他克莫司联合用药与死亡率增加、移植物失去功能和肝动脉血栓形成相关。新肺移植患者接受包括西罗莫司在内的免疫治疗时，有出现气管吻合处开裂的病例报道。

◈ **剂型及规格**　片剂：每片 0.5 mg；1 mg。胶囊剂：每粒 0.5 mg；1 mg。口服溶液剂：每瓶 30 ml : 30 mg；50 ml : 50 mg。

✓ **适应证**　适用于 13 岁或以上的接受肾移植的患者，预防器官排斥。建议本品与环孢素和皮质类固醇联合用药。推荐对所有接受本药治疗的患者进行血药浓度监测。

◔ **用法用量**

1. 负荷量为 6 mg，维持量为每天 2 mg。固定地与或不与食物同服。

2. 片剂不应压碎、咀嚼或切开后服用。口服溶液应使用琥珀色口服给药器从瓶中吸取处方量。将给药器中准确量的药物注入装有至少 1/4 杯（约 60 ml）水或橙汁的玻璃或塑料容器中（不可用其他液体，特别是西柚汁来稀释）。充分搅拌，立即饮毕。另取水或橙汁至少 1/2 杯（约 120 ml），加至同一容器内冲洗，并立即全部饮用。

（★）**特殊人群用药**

1. **肝功能不全患者**：无需调整负荷剂量，建议维持剂量可降低约 1/3～1/2。对于肝损伤患者，建议监测本药的谷浓度。

2. **肾功能不全患者**：不需要调整本药的负荷剂量；不需要因为肾功能不全而调整剂量。

3. **儿童**：本药在 13 岁以下儿童患者中的安全性和疗效尚未确定。

4. **老年人**：不需调整剂量。

（◎）**妊娠期分级**　C。

（◐）**哺乳期分级**　L4。

（◈）**药动学指标**　成人 t_{max}：2.1 h（口服溶液），3.5 h（片剂）。F：14%（口服溶液），27%（片剂）。血浆蛋白结合率为 92%。主要经肝代谢，是 CYP3A4 和 P-gp 的底物。主要经粪便排泄，$t_{1/2}$：61.3 h（女性），72.3 h（男性）。

（一）**禁忌证**

1. 禁用于对本品、本品的衍生物或对本品辅料中任何成分过敏的患者。

2. 禁止与以下药物联合用药：伏立康唑、泊沙康唑、利托那韦、米非司酮。

⊗ 不良反应（表1）

表1 西罗莫司的不良反应

常见不良反应	严重不良反应
胸痛（≥20%）	淋巴囊肿（3%~20%）
高脂血症（高达90%）	血栓性血小板减少性紫癜（3%~20%）
便秘（36%~38%）	VTE（3%~20%）
贫血（23%~33%）	恶性淋巴瘤（≤3.2%）
关节痛（25%~31%）	分枝杆菌病（<3%）
头晕（≥20%）	间质性肺炎（2.2%~8.3%）
Scr升高（39%~40%）	癌症（1.1%~4.4%）
尿路感染性疾病（26%~33%）	脓毒症
上呼吸道感染（≥20%）	
发热（23%~34%）	

⊖ 药物相互作用（表2）

表2 西罗莫司的药物相互作用

药物名称	严重程度	证据质量	相互作用表现	临床管理策略
血管紧张素转化酶抑制剂	严重	卓越	可能增加血管性水肿的风险	避免联合用药，考虑使用血管紧张素Ⅱ受体阻滞剂代替血管紧张素转化酶抑制剂
利福平	严重	卓越	可能导致西罗莫司的血药浓度显著降低，从而降低疗效	避免联合用药。若必须联合用药，考虑增加西罗莫司剂量和监测血药浓度，以避免移植排斥反应
伊曲康唑、氟康唑、胺碘酮、维拉帕米	严重	良好	可能导致西罗莫司的血药浓度升高，毒性风险增加	避免联合用药。若必须联合用药，治疗期间应监测西罗莫司的血药浓度和不良反应
他克莫司	严重	良好	可能导致移植后并发症的风险增加	避免联合用药

药物名称	严重程度	证据质量	相互作用表现	临床管理策略
米卡芬净	中等	良好	可能导致西罗莫司的血药浓度升高，增加毒性风险	谨慎联合用药。密切监测不良反应。若发生不良反应，则相应地减少西罗莫司的剂量
环孢素	中等	良好	可能增加西罗莫司的毒性风险	建议在环孢素口服给药 4 h 后服用西罗莫司

患者用药教育

1. 本品会增加皮肤癌的风险，建议患者注意防晒，在户外使用高保护系数的防晒霜来限制暴露于阳光和紫外线。

2. 本品可能影响疫苗的疗效，告知患者除非医疗专业人员批准，否则使用本药期间应避免接种活疫苗。

3. 告诉患者在治疗期间和治疗后至少 3 个月使用可靠的避孕方法。

4. 告知患者该药可引起虚弱、头痛、关节痛、水肿、高胆固醇血症、高脂血症和高血压等不良反应。

5. 告知患者应报告感染、淋巴瘤、血栓栓塞事件或肾毒性的症状 / 体征。

6. 嘱患者用药期间不要服用葡萄柚或饮用葡萄柚汁。

7. 告知患者应在环孢素给药后至少 4 h 服用本药。

第七章 糖皮质激素

根据原国家卫生部办公厅 2012 年发布的《糖皮质激素类药物临床应用指导原则》，常用糖皮质激素类药物比较见表 1。

表 1 常用糖皮质激素类药物比较

类别	药物	对糖皮质激素受体的亲和力	水盐代谢（比值）	糖代谢（比值）	抗炎作用（比值）	等效剂量（mg）	血浆半衰期（min）	作用持续时间（h）
短效	氢化可的松	1.00	1.0	1.0	1.0	20.00	90	8～12
	可的松	0.01	0.8	0.8	0.8	25.00	30	8～12
中效	泼尼松	0.05	0.8	4.0	3.5	5.00	60	12～36
	泼尼松龙	2.20	0.8	4.0	4.0	5.00	200	12～36
	甲泼尼龙	11.90	0.5	5.0	5.0	4.00	180	12～36
	曲安西龙	1.9	0	5.0	5.0	4.0	＞200	12～36
长效	地塞米松	7.10	0	20.0～30.0	30.0	0.75	100～300	36～54
	倍他米松	5.4	0	20.0～30.0	25～35	0.6	100～300	36～54

注：表中水盐代谢、糖代谢、抗炎作用的比值均以氢化可的松为 1 计；等效剂量以氢化可的松为标准计。

泼尼松
Prednisone

泼尼松是中效肾上腺皮质激素类药物，主要具有抗炎、抗过敏、免疫抑制等作用。

◈ **剂型及规格**　片剂：每片 5 mg。

✓ **适应证**　主要用于过敏性与自身免疫性炎症性疾病。如血管炎、血小板减少性紫癜、AL、恶性淋巴瘤等。

◐ **用法用量**

1. **一般情况**：口服，一次 5 ~ 10 mg，每天 10 ~ 60 mg。

2. **自身免疫性溶血性贫血等自身免疫性疾病**：口服每天 40 ~ 60 mg，病情稳定后逐渐减量。

3. **预防器官移植排异反应**：一般在术前 1 ~ 2 天开始每天口服 100 mg，术后 1 周改为每天 60 mg，以后逐渐减量。

4. **治疗 AL、恶性肿瘤**：根据不同方案，口服每天 60 ~ 80 mg，症状缓解后降低剂量。

★ **特殊人群用药**

1. **肝功能不全患者**：肝硬化患者慎用。

2. **肾功能不全患者**：慎用。

3. **儿童**：隔日疗法可减轻对儿童的生长抑制作用，谨慎长期使用。

4. **老年人**：从低剂量范围开始。

↻ **妊娠期分级**　D（缓释片），C（溶液，片剂）。可通过胎盘。

◉ **哺乳期分级**　L2。

◈ **药动学指标**　t_{max}：2 h；血浆蛋白结合率为 70%；V_d：0.4 ~ 1 L/kg；主要经肝代谢，是CYP3A4的底物和弱诱导剂；$t_{1/2}$：2 ~ 3 h。

㊀ 禁忌证

1. 对本品及肾上腺皮质激素类药物有过敏史者禁用。
2. 真菌和病毒感染者禁用。

㊁ 不良反应（表 1）

表 1　泼尼松的不良反应

常见不良反应	严重不良反应
高血压、体液潴留、食欲增加、体重增加、骨质疏松症、情绪紊乱	心脏骤停、充血性心力衰竭、休克、库欣综合征、胃肠穿孔、胰腺炎、过敏反应、肌腱断裂、青光眼、肺水肿

㊂ 药物相互作用（表 2）

表 2　泼尼松的药物相互作用

药物名称	严重程度	证据质量	相互作用表现	临床管理策略
洛匹那韦	严重	良好	可能导致洛匹那韦血药浓度降低，糖皮质激素暴露量增加	避免联合用药，除非潜在益处大于风险。如需联合用药，应监测肾上腺功能不全症状/体征以及洛匹那韦的疗效
利托那韦	严重	卓越	可能导致糖皮质激素的暴露量增加，从而增加库欣综合征等不良反应的发生	避免联合用药，除非潜在益处大于风险。如需联合用药，并监测肾上腺功能不全症状/体征
氟喹诺酮类药物	严重	卓越	可能会导致肌腱断裂的风险增加，尤其是 60 岁以上患者	一旦出现肌腱疼痛、肿胀、发炎或断裂，立即停用氟喹诺酮类药物
NSAIDs	严重	一般	可能导致胃溃疡或出血的风险增加	如需联合用药，密切监测出血迹象
他克莫司	严重	一般	可能导致他克莫司谷浓度降低和器官排斥风险增加	密切监测他克莫司血药浓度，根据需要调整剂量

药物名称	严重程度	证据质量	相互作用表现	临床管理策略
华法林	中等	良好	可能导致出血风险增加	密切监测出血迹象
环孢素	中等	一般	可能导致环孢素和糖皮质激素不良反应风险增加	密切监测环孢素血药浓度，根据需要调整剂量

患者用药教育

1. 告知患者本品宜与食物一起服用，避免肠胃不适。
2. 告知高剂量或长期治疗的患者应监测血糖、视力、肾上腺皮质功能不全和感染的迹象。
3. 告知患者停药应逐量递减，不可突然停药。
4. 告知患者用药期间应避免接种活疫苗，若需接种，应咨询医务人员。

泼尼松龙
Prednisolone

泼尼松龙是中效肾上腺皮质激素类药物，具有抗炎、抗过敏和抑制免疫等作用。

◉ **剂型及规格** 片剂：每片 5 mg。

◎ **适应证** 血小板减少性紫癜、粒细胞减少症、AL 等。

◉ **用法用量**

口服给药：每天 15~40 mg，需要时可增加到 60 mg/d 或 0.5~1 mg/（kg·d），发热患者分 3 次服用，体温正常患者每天晨起一次顿服。病情稳定后逐渐降低剂量，维持量 5~10 mg。

⭐ **特殊人群用药**

1. **肝功能不全患者**：慎用。

2. **肾功能不全患者**：慎用。

3. **儿童**：谨慎长期使用。

4. **老年人**：剂量应慎重选择，从给药范围最低剂量开始。

☺ **妊娠期分级**　D（口服混悬液、口腔崩解片），C（滴眼液、口服溶液）。可通过胎盘。

☻ **哺乳期分级**　L2。

〰 **药动学指标**　F：77.6% ~ 84.5%；t_{max}：0.9 ~ 1.0 h（口服）；V_d 为 14.6 ~ 19.9 L；主要经肝代谢，CYP3A4 底物及弱诱导剂；$t_{1/2}$：2.67 ~ 4.52 h，$t_{1/2}$（儿童）：1.28 h。

⊖ **禁忌证**

对本品或辅料中任何成分或其他皮质类固醇过敏者。

⊗ **不良反应**（表 1）

表 1　泼尼松龙的不良反应

常见不良反应	严重不良反应
高血压、体液潴留、体重增加、骨质疏松症、失眠、眼压升高、伤口愈合不良、痤疮	充血性心力衰竭、库欣综合征、继发性肾上腺皮质功能不全、胃肠穿孔、胰腺炎、卡波西肉瘤、肺结核、糖尿病酮症酸中毒

⊜ **药物相互作用**

同泼尼松。

☺ **患者用药教育**

同泼尼松。

甲泼尼龙
Methylprednisolone

甲泼尼龙为人工合成的中效糖皮质激素，对炎症和免疫过程有重要影响，影响碳水化合物、蛋白质和脂肪代谢，对心血管系统、骨髓和肌肉系统及中枢神经系统也有作用。

◎ **剂型及规格**　注射剂（以甲泼尼龙计）：每支 40 mg；125 mg；250 mg；500 mg。片剂：每片 4 mg；16 mg。

✓ **适应证**

1. **血液疾病**：获得性（自身免疫性）溶血性贫血、成人自发性血小板减少性紫癜（仅允许静脉注射，禁止肌内注射）、成人继发性血小板减少、幼红细胞减少（红细胞性贫血）、先天性（红细胞）再生不良性贫血。

2. **用于以下肿瘤的治疗方案或姑息治疗**：成人白血病和淋巴瘤、儿童 AL。

3. **器官移植**。

◕ **用法用量**

1. **注射给药**：作为对生命构成威胁的情况的辅助药物时，推荐剂量为 30 mg/kg，静脉注射至少 30 min，根据临床需要，此剂量可在医院内于 48 h 内每 4~6 h 重复一次。其他适应证初始剂量为 10~500 mg，依临床疾病而变化。

2. **口服给药**：初始剂量每天 4~48 mg。

★ **特殊人群用药**

1. **肾功能不全患者**：慎用。

2. **儿童**：婴儿和儿童可降低剂量，但不仅是依据年龄和体重大小，而更应考虑疾病的严重程度及患者的反应。每 24 h 总量不应少于 0.5 mg/kg。长期、每天分次给予糖皮质激素会抑制儿童的生长，这种治疗方法只可用于非常危重的情况，隔日疗法通常可避免或减少这一不良反应。

3. **老年人**：老年人应谨慎选择剂量，从最低剂量起始。

⊗ **妊娠期分级** C。

⊚ **哺乳期分级** L2。

⊘ **药动学指标** F：82%～89%；t_{max}：1.5～2.3 h（口服）；血浆蛋白结合率：77%，V_d：1.4 L/kg；主要经肝通过 CYP3A4 代谢；$t_{1/2}$：1.8～5.2 h。

⊖ **禁忌证**

1. 已知对甲泼尼龙或辅料中的任何成分过敏。
2. 已知或疑似对牛乳过敏。
3. 全身性真菌感染。
4. 鞘内注射和硬脑膜外途径给药。
5. 禁止对正在接受皮质类固醇类免疫抑制剂量治疗的患者使用活疫苗或减毒活疫苗。

⊗ **不良反应（表1）**

表1 甲泼尼龙的不良反应

常见不良反应	严重不良反应
高血压、体液潴留、高钠血症、消化性溃疡、肌无力、骨质疏松症	充血性心力衰竭、库欣综合征、肾上腺皮质功能不全、肝毒性、青光眼、肺结核、无菌性骨坏死

⇨ **药物相互作用**

同泼尼松。

⊛ **溶媒选择与配伍禁忌（表2）**

表2 甲泼尼龙的溶媒选择与配伍禁忌

溶媒选择	0.9% 氯化钠溶液	推荐使用
	5% 葡萄糖注射液	推荐使用

续表

配制及使用方法	1. 使用双室瓶：按下塑料推动器，使稀释液流入下层瓶室；轻轻摇动药瓶，除去塞子中心的塑料衬；用适当的消毒剂消毒顶部橡皮头；将针头垂直插入橡皮头中心直至可以见到针尖；倒转药瓶并抽取药液。双室瓶包装配制后的溶液在 12 h 内物理和化学性质保持稳定 2. 使用小瓶：在无菌的环境下将灭菌注射用水加入含无菌粉末的小瓶，配制后应立即使用 3. 制备注射溶液：该药物可稀释后给药，将已溶解的药品与溶媒混合，混合后应立即使用
配伍禁忌	阿仑单抗，别嘌醇，两性霉素 B，氨苄西林钠舒巴坦钠，氯化钙，葡萄糖酸钙，卡泊芬净，头孢噻肟，头孢西丁，环丙沙星，磷酸可待因，柔红霉素（含脂质体），右雷佐生，地西泮，苯海拉明，多拉司琼，表柔比星，依托泊苷，非格司亭，更昔洛韦，吉西他滨，伊达比星，兰索拉唑，亚叶酸钙，米托蒽醌，吗替麦考酚酯，紫杉醇，帕洛诺司琼，泮托拉唑，苯妥英钠，磺胺甲噁唑/甲氧苄啶，万古霉素，长春瑞滨

(2) **患者用药教育**

同泼尼松。

地塞米松
Dexamethasone

地塞米松为长效肾上腺皮质激素类药物，具有抗炎、抗过敏和抑制免疫等多种药理作用。

◎ **剂型及规格**　片剂：每片 0.75 mg。注射剂：每支 1 ml：2 mg；1 ml：4 mg；1 ml：5 mg。注射用粉针剂：每支 10 mg；20 mg。

✓ **适应证**　用于 AL，恶性淋巴瘤的综合治疗。

◐ **用法用量**

1. 口服给药：初始剂量为每次 0.75~3 mg，2~4 次/天；维持剂量约 0.75 mg/d，视病情而定。

2. 注射给药：2~20 mg，静脉滴注时，应以 5% 葡萄糖注射液稀释，可 2~6 h 重复给药至病情稳定，但大剂量连续给药一般不超过 72 h。

⭐ **特殊人群用药**

1. **肝功能不全患者**：慎用。

2. **肾功能不全患者**：慎用。

3. **儿童**：慎用，如确有必要长期使用时，应使用短效或中效制剂，避免使用长效地塞米松制剂，并观察颅内压的变化。

4. **老年人**：谨慎长期使用。

🔄 **妊娠期分级** C。

💧 **哺乳期分级** L3。

〰️ **药动学指标** t_{max}：1 h（口服）；血浆蛋白结合率：77%；主要经肝通过 CYP3A4 代谢；$t_{1/2}$：3.5~4.5 h。

⊖ **禁忌证**

对本药及肾上腺皮质激素类药物有过敏史患者。

✖ **不良反应（表1）**

表1 地塞米松的不良反应

常见不良反应	严重不良反应
高血压、体液潴留、库欣综合征、抑郁、欣快感、身体生长缓慢、消化性溃疡、肺结核	心肌病、急性心肌梗死、胰腺炎、肠穿孔、骨质疏松症、骨折、过敏反应、高血糖症、肾上腺皮质功能不全

⇒ **药物相互作用**

同泼尼松。

溶媒选择与配伍禁忌（表2）

表2　地塞米松的溶媒选择与配伍禁忌

溶媒选择	5% 葡萄糖注射液	推荐使用
	0.9% 氯化钠溶液	相容
配制及 使用方法	静脉滴注时，应以 5% 葡萄糖注射液稀释	
配伍禁忌	**不相容:** 阿仑单抗、胺碘酮、两性霉素 B、贝林妥欧单抗、卡泊芬净、头孢呋辛、环丙沙星、达卡巴嗪、柔红霉素、地西泮、表柔比星、艾司洛尔、伊达比星、拉贝洛尔、硫酸镁、咪达唑仑、米托蒽醌、吗替麦考酚酯、尼卡地平、泮托拉唑、托泊替康、磺胺甲噁唑 / 甲氧苄啶	

患者用药教育

同泼尼松。

第八章　止吐药

甲氧氯普胺
Metoclopramide

甲氧氯普胺，俗称胃复安，是抑制中枢和外周多巴胺受体的止吐药。

⚠ **黑框警告**

甲氧氯普胺治疗可引起迟发性运动障碍，往往不可逆转，风险随治疗持续时间和总累积剂量而增加。对发生迟发性运动障碍症状或体征的患者，应停用甲氧氯普胺。停用后症状可能减轻或消除，但目前没有已知的针对迟发性运动障碍的治疗措施。少数情况下，当获益超过风险时可用，但应避免长期使用甲氧氯普胺（超过 12 周）进行长期治疗。

◎ **剂型及规格**　片剂：每片 5 mg。注射剂：每支 1 ml：10 mg。

✓ **适应证**　主要用于化疗、放疗、手术、颅脑损伤以及药物引起的呕吐；各种病因所致恶心、呕吐、消化不良、胃部胀满、胃酸过多等症状的对症治疗；反流性食管炎、胆汁反流性胃炎、功能性胃滞留、胃下垂。

🕐 **用法用量**

　　1. **口服给药：**一次 5~10 mg，每日 3 次。最大日剂量为 0.5 mg/kg。

　　2. **肌内注射：**一次 10~20 mg，最大日剂量为 0.5 mg/kg。

★ **特殊人群用药**

1. **肝功能不全患者**：剂量无需调整。肝衰竭者慎用。

2. **肾功能不全患者**：CrCl ＜ 40 ml/min，以推荐剂量的 50% 开始；严重肾功能不全者，剂量至少需减少 60%。

3. **儿童**

（1）口服给药：5～14 岁每次用 2.5～5 mg，每天 3 次，餐前 30 min 服用，且短期服用。总剂量不得超过每天 0.1 mg/kg。

（2）肌内注射：2～6 岁儿童，每次 0.1 mg/kg；6～14 岁儿童，每次 2.5～5 mg。2 岁以下儿童禁用。

4. **老年人**：以推荐剂量的 50% 开始。

↻ **妊娠期分级**　B。

ⓘ **哺乳期分级**　L2。婴儿风险不能排除。哺乳期少乳者可短期用于催乳。

〰 **药动学指标**　口服 t_{max}：1～2 h；F：80%±15%；主要经肝代谢；$t_{1/2}$（成人）：5～6 h；$t_{1/2}$（儿童）：4.1～4.5 h。

⊖ **禁忌证**

1. 对普鲁卡因或普鲁卡因胺过敏者。

2. 癫痫；增加发作的严重程度 / 发作频率。

3. 胃肠道出血、机械性肠梗阻或穿孔：可因用药使胃肠道的动力增加，病情加重。

4. 已知对甲氧氯普胺过敏或不耐受。

5. 嗜铬细胞瘤，可因用药出现高血压危象。

6. 不可用于因放疗和化疗而呕吐的乳腺癌患者。

✖ 不良反应（表1）

表1　甲氧氯普胺的不良反应

常见不良反应	严重不良反应
体液潴留 恶心（4.2%～5.6%） 呕吐（1.4%～2.1%） 头痛（4.2%～5.2%） 嗜睡（口服，2.1%～10%；注射，70%） 疲劳（2.1%～10%）	神经阻滞剂恶性综合征 迟发性运动障碍

⤵ 药物相互作用（表2）

表2　甲氧氯普胺的药物相互作用

药物名称	严重程度	证据质量	相互作用表现	临床管理策略
抗精神病药、SSRIs、SNRIs、三环类抗抑郁药	严重	良好	增加锥体外系反应的发生风险	注射用甲氧氯普胺禁止与其他可能引起锥体外系反应的药物同时使用 口服制剂避免联合用药。若无法避免，应密切监测相关症状
地高辛	严重	良好	胃肠道吸收减少，地高辛浓度下降	地高辛和甲氧氯普胺联合用药可能会降低地高辛血浆浓度。在联合用药前测量地高辛浓度。如果需要，增加地高辛剂量（口服制剂约20%～40%），并继续监测地高辛血浆浓度水平
他克莫司	严重	一般	他克莫司毒性风险增强	监测他克莫司水平，必要时调整剂量

⏱ 溶媒选择与配伍禁忌（表 3）

表 3 甲氧氯普胺的溶媒选择与配伍禁忌

溶媒选择	5% 葡萄糖注射液，10% 葡萄糖注射液，葡萄糖氯化钠注射液，0.9% 氯化钠注射液	相容
配制及使用方法	1 ml∶10 mg 静脉注射 1 ~ 3 min 或肌内注射	
配伍禁忌	两性霉素 B、安丫啶、卡莫司汀、头孢吡肟、丹曲林钠、地西泮、多柔比星、更昔洛韦、兰索拉唑、苯妥英钠、丙泊酚、磺胺甲噁唑 / 甲氧苄啶	

👤 患者用药教育

1. 指导患者报告迟发性运动障碍（舌、唇、口和躯干的异常不自主的缓慢不规则运动），锥体外系或帕金森症状。

2. 嘱患者应在饭前 30 min 和睡前服用口服制剂。

3. 建议患者用药期间避免饮酒。

4. 建议患者避免与单胺氧化酶抑制剂，三环抗抑郁药或拟交感神经胺治疗联合用药。

5. 建议使用时间不要超过 14 天。

昂丹司琼
Ondansetron

昂丹司琼是选择性抑制 $5-HT_3$ 受体的止吐药。

剂型及规格 注射剂：每支 2 ml∶4 mg；4 ml∶8 mg。片剂（崩解片）：每片 4 mg；8 mg。胶囊剂：8 mg。

适应证 细胞毒性药物化疗和放射治疗引起的恶心呕吐。

用法用量 化疗前 15 min 和化疗后 4 h、8 h 各静脉注射昂丹司琼注射液 8 mg，停止化疗以后每 8 ~ 12 h 口服昂丹司琼片 8 mg，连用 5 天。放疗前 1~2 h 口服 8 mg，此后每小时口服 8 mg，疗程视放疗的疗程而定。

⭐ **特殊人群用药**

1. **肝功能不全患者**：中度或重度肝损伤患者，每天不超过 8 mg。

2. **肾功能不全患者**：无需调整。

3. **儿童**：化疗诱发的恶心和呕吐，中度致吐性化疗或用于预防。

（1）4~11 岁：静脉滴注 5 mg/m^2，化疗后 2 h 后，口服 4 mg，每日 2 次，连服 2 天。

（2）12 岁或以上：用法用量同成人。

4. **老年人**：无需调整。

🔄 **妊娠期分级**　B。

💧 **哺乳期分级**　L2。婴儿风险不能排除。建议接受本品治疗的哺乳期妇女应停止哺乳。

〰️ **药动学指标**　t_{max}：1.6~2.2 h（口服），10 min（IV），F：56%，血浆蛋白结合率：70%~76%。经肝多种酶代谢；$t_{1/2}$：3~6.2 h；4.79 h（口服崩解片）；11.6~20 h（肝损伤）。

⊖ **禁忌证**

1. 对本品有过敏者禁用。
2. 胃肠梗阻者禁用。

✕ **不良反应（表 1）**

表 1　昂丹司琼的不良反应

常见不良反应		严重不良反应
便秘（6%~9%）	头痛（9%~27%）	ECG 异常（＜2%）
腹泻（3%~7%）	疲劳	QT 间期延长
		尖端扭转性室速

⊝ 药物相互作用（表2）

表2　昂丹司琼的药物相互作用

药物名称	严重程度	证据质量	相互作用表现	临床管理策略
氟康唑、泊沙康唑	禁忌	一般	增加昂丹司琼浓度和QT风险	禁止联合用药。若无法避免，监测ECG
羟氯喹	严重	良好	增强QT间期延长效应	羟氯喹与QT间期延长有关。羟氯喹和其他QT间期延长药物的共同使用，可能会对QT间期（包括尖端扭转型室性心动过速）造成危及生命的累加效应。考虑在基线时和QT间期延长药物的联合用药期间进行紧密的ECG监测
多奈哌齐	严重	良好	增强QT间期延长效应	多奈哌齐与QT间期延长有关，联合用药要谨慎
普鲁卡因胺	严重	一般	增强QT间期延长效应	联合用药时，进行紧密的ECG监测
氯丙嗪	严重	一般	增强QT间期延长效应	联合用药时，进行紧密的ECG监测

❀ 溶媒选择与配伍禁忌（表3）

表3　昂丹司琼的溶媒选择与配伍禁忌

溶媒选择	5%葡萄糖注射液，0.9%氯化钠注射液	推荐使用
	乳腺钠林格注射液	相容
配制及使用方法	25 ℃下在PVC容器中稳定相容48 h，16 mg剂量输注时间不少于15 min	
配伍禁忌	碳酸氢钠、更昔洛韦、呋塞米、头孢哌酮、两性霉素B、氨茶碱、阿昔洛韦	

⊗ **患者用药教育**

1. 禁用于对产品的任何成分过敏者；禁与阿扑吗啡等联合用药。

2. 指导患者监测并及时报告 QT 间期延长的症状。

3. 本药与多种药物存在相互作用，使用药物前，建议报告医师或药师。

4. 引导患者及时报告以下过敏反应：瘙痒或荨麻疹、面部或手部肿胀、口腔或咽喉肿胀或刺痛、胸闷、呼吸困难等。

托烷司琼
Tropisetron

托烷司琼是一种选择性抑制 5-HT$_3$ 受体的止吐药。

◎ **剂型及规格** 注射剂：每支 2 ml∶2 mg；5 ml∶5 mg；100 ml∶2 mg；100 ml∶5 mg 等。胶囊剂：每粒 5 mg。片剂：每片 5 mg；6 mg。口服溶液剂：10 ml∶5 mg

⊘ **适应证** 预防肿瘤化疗引起的恶心和呕吐；治疗手术后的恶心和呕吐。

◔ **用法用量** 每天 5 mg，6 天为 1 个疗程。第 2~6 天可改为口服。

★ **特殊人群用药**

1. 肝、肾功能不全患者： 每天 5 mg，在肝硬化或肾功能不全患者中，血药浓度升高 50%。

2. 儿童： 一般不推荐用于儿童，如病情需要必须使用时可参照下列剂量：2 岁以上儿童，推荐剂量为 0.2 mg/kg，最大日剂量为 5 mg。第 1 天静脉给药：在化疗前快速静脉滴注或缓慢静脉推注；第 2~6 天口服给药，每天 1 粒，于早晨起床时（至少于早餐前 1 h）立即用水送服。

3. 老年人：不需调整。

🙂 **妊娠期分级**　禁用。

🍼 **哺乳期分级**　婴儿风险不能排除，用药患者不应哺乳。

〰 **药动学指标**　血浆蛋白结合率：59%～71%；主要经肝 CYP2D6
酶代谢；口服 $t_{1/2}$：8.6 h，静脉 $t_{1/2}$：7.3 h（5.6～8.6 h）。

⊖ **禁忌证**

对本品或其他 5-HT$_3$ 受体拮抗剂（如恩丹西酮、格拉司琼）
以及任何一种赋性剂过敏者。

⊗ **不良反应（表1）**

表1　托烷司琼的不良反应

常见不良反应		严重不良反应
头痛	腹痛	过敏反应
便秘	疲劳	
头晕		
腹泻		

🖱 **溶媒选择与配伍禁忌（表2）**

表2　托烷司琼的溶媒选择与配伍禁忌

溶媒选择	0.9% 氯化钠溶液	推荐使用
	5% 葡萄糖溶液	推荐使用
配制及使用方法	静脉给药 5 mg，于 100 ml 0.9% 氯化钠注射液中，快速静滴或者缓慢静注	
配伍禁忌	无	

👤 **患者用药教育**

1. 高血压未控制患者，用药后可能引起血压进一步升高，
   故高血压患者应谨慎使用，其用量不宜超过 10 mg/d。

2. 常见不良反应为头晕和疲劳，患者在驾车或操纵机械时应慎用本品。

格拉司琼
Granisetron

格拉司琼是选择性拮抗 5-HT 受体的止吐药。

◎ **剂型及规格** 注射剂：3 mg/ml。透皮贴剂：34.3 mg/52 cm²。片剂：每片 1 mg。胶囊剂：每粒 1 mg。口腔崩解片剂：每片 1 mg。注射剂：100 ml：3 mg；50 ml：3 mg 等。

⊘ **适应证**

1. **注射给药和口服给药**：预防和治疗化疗引起的恶心和呕吐。

2. **透皮贴剂**：预防需要接受连续 3～5 天的中度和（或）高度致吐性化疗引起的恶心和呕吐。

◔ **用法用量**

1. **注射给药**：成人常用量为 3 mg，用注射液稀释至 15 ml 作静脉推注，时间不少于 30 s，或用 20～50 ml 5% 葡萄糖注射液或 0.9% 氯化钠注射液稀释后，给药时间应不少于 5 min，于治疗前 30 min 静脉注射。必要时可增加给药次数 1～2 次，但每日最高剂量不应超过 9 mg。

2. **透皮贴剂**：在化疗前至少 24 h 使用 1 个贴剂，视情况最长可以在化疗前 48 h 敷贴；在化疗完成后至少 24 h 后揭去贴片。根据化疗方案的疗程不同，贴片可使用多达 7 天。本品应粘贴于清洁、干燥、完整健康的上臂外侧皮肤。不应粘贴在发红、刺激或受损的皮肤上。不要将贴片切成小片。

3. **口服给药**：成人常用量为 1 mg（1 片），每天 2 次，第一次于化疗前 1 h 服用，第二次于第一次服药后 12 h 服用，或遵医嘱。最大用量 24 h 内不超过 9 mg。服用口腔崩解片时用干燥的手撕开掀背包装，取出药片，迅速置于舌上，药片将在数秒内迅速崩解，随唾液吞服即可。不建议将药片掰开服用。

⭐ **特殊人群用药**

　　1. **肝功能不全患者**：无需调整。

　　2. **肾功能不全患者**：无需调整。

　　3. **儿童**：注射给药：2~16 岁推荐剂量 10 μg/kg，2 岁以下儿童用药情况尚不明确。

　　4. **老年人**：无需调整。

◔ **妊娠期分级**　B。

◔ **哺乳期分级**　L3。

◔ **药动学指标**　F：60%；血浆蛋白结合率：65%；主要经肝 CYP3A 酶代谢；经粪便代谢，$t_{1/2}$：3.1~5.9 h。

⊖ **禁忌证**

　　1. 对本品或有关物质过敏者禁用。

　　2. 胃肠道肠梗阻者禁用。

⊗ **不良反应（表 1）**

表 1　格拉司琼的不良反应

常见不良反应	严重不良反应
发烧（3%~56%） 乏力（14%~18%） 头痛（8.6%~21%） 嗜睡（10%）	QT 间期延长 严重过敏反应

⇒ **药物相互作用**

　　同托烷司琼。

溶媒选择与配伍禁忌（表2）

表2　格拉司琼的溶媒选择与配伍禁忌

溶媒选择	5% 葡萄糖注射液	推荐使用
	0.9% 氯化钠注射液	推荐使用
配制及使用方法	1. 3 mg 本品用注射液稀释至 15 mg 作静脉推注，给药时间不少于 30 s；或用 20~50 ml 5% 葡萄糖注射液或 0.9% 氯化钠注射液稀释后，于治疗前 30 min 静脉注射，给药时间应不少于 5 min 2. 静脉用本品最好现用现配。配制好的药液或安瓿打开后的药液应于室温下、避光保存，保质期为 24 h。配制好的静脉用本品必须无菌保存	
配伍禁忌	两性霉素 B、地西泮、兰索拉唑、苯妥英钠	

患者用药教育

1. 使用注射剂：建议患者关注注射部位的不良反应。

2. 药物可能导致包括腹泻、腹痛、消化不良、胃食管反流、失眠、疲劳、头痛、头晕和乏力。

3. 使用格拉司琼透皮贴剂：指导患者报告严重或全身性反应。不应在格拉司琼透皮贴片上方或附近使用加热垫。由于受热期间血药浓度持续升高，患者应避免长时间暴露于热源。格拉司琼可能会受到直接自然或人造日光的影响。由于有潜在皮肤反应，如果透皮贴片粘贴期间和取下后 10 天内，有暴露于日光的风险，必须建议患者遮盖透皮贴片敷贴部位，例如用衣物遮盖。

帕洛诺司琼
Palonosetron

帕洛诺司琼是选择性抑制 5-HT$_3$ 受体的止吐药。

⬡ **剂型及规格** 注射剂：每支 5 ml∶0.25 mg；1.5 ml∶0.075 mg。胶囊剂：每粒 0.5 mg。

✓ **适应证** 预防高度致吐化疗引起的急性恶心、呕吐；预防中度致吐化疗引起的恶心、呕吐。

◐ **用法用量** 一般推荐化疗前 30 min 单剂量静脉注射 0.25 mg，注射时间为 30 s 以上。

★ **特殊人群用药**

1. **肝功能不全患者**：剂量无需调整。

2. **肾功能不全患者**：剂量无需调整。

3. **儿童（1个月~17岁）**：化疗前 30 min 单剂量静脉注射 20 μg/kg，最大剂量 1.5 mg，注射时间应超过 15 min。

4. **老年人**：剂量无需调整。

◉ **妊娠期分级** B。

◐ **哺乳期分级** L3。婴儿风险不能排除。

◈ **药动学指标** F：97%；t_{max}：5.1 h；V_d：8.3 L/kg；血浆蛋白结合率：62%；主要经肝 CYP2D6、CYP3A 和 CYP1A2 代谢；$t_{1/2}$（成人）：37~48 h，$t_{1/2}$（儿童）：29.5 h。

⊖ **禁忌证**

禁用于已知对本品或辅料中任何组分过敏的患者。

⊗ 不良反应（表 1）

表 1 帕洛诺司琼的不良反应

常见不良反应	严重不良反应
心动过缓（1%～4%） 便秘（5%） 头痛（9%）	QT 间期延长 过敏反应 癫痫 血清素综合征

⊜ 药物相互作用（表 2）

表 2 帕洛诺司琼的药物相互作用

药物名称	严重程度	证据质量	相互作用表现	临床管理策略
5- 羟色胺药物：哌替啶、马来酸氯苯那敏、卡马西平、右美沙芬等	严重	一般	未知	如出现 5- 羟色胺综合征，停止使用帕洛诺司琼，并给予支持治疗
可待因、吗啡、羟考酮	严重	一般	额外增加 5- 羟色胺综合征风险	如需联合用药，监测 5-HT 综合征，特别是在治疗开始和剂量调整期间。如果怀疑 5-HT 综合征发生，停止服用羟考酮
阿扑吗啡	禁忌	未知	可能出现严重低血压及意识丧失	临床应禁止联合用药

✎ 溶媒选择与配伍禁忌（表 3）

表 3 帕洛诺司琼的溶媒选择与配伍禁忌

溶媒选择	5% 葡萄糖注射液	推荐使用
	0.9% 氯化钠溶液	相容
配伍禁忌	阿昔洛韦、别嘌醇、两性霉素 B、地西泮、多西环素、更昔洛韦、亚胺培南 - 西司他丁、甲泼尼龙、米诺环素、萘夫西林、泮托拉唑、戊巴比妥钠、苯妥英钠、硫喷妥钠	

👤 **患者用药教育**

1. 告知患者报告 5- 羟色胺综合征症状。
2. 告知患者本品有心动过缓、QT 间期延长、头痛或便秘等不良反应。

阿瑞匹坦
Aprepitant

阿瑞匹坦是拮抗神经激肽 −1 受体的止吐药。

🗄 **剂型及规格**　胶囊剂：每粒 80 mg；125 mg。

✅ **适应证**　与其他止吐药物联合用药，适用于预防高度致吐性抗肿瘤化疗的初次和重复治疗过程中出现的急性和迟发性恶心和呕吐。

🕐 **用法用量**　第 1 天化疗前 1 h 口服 1 粒（125 mg），第 2 天和第 3 天每天早晨口服 1 粒（80 mg）。

⭐ **特殊人群用药**

1. **肝功能不全患者**：轻、中度肝损伤（Child-Pugh A、B 级）患者无需调整给药剂量。目前尚无重度肝损伤（Child-Pugh C 级）患者使用本品的临床研究资料。

2. **肾功能不全患者**：无需调整剂量。

3. **儿童**：6 月龄至 12 岁儿童，第 1 天化疗前 3 mg/kg，最大剂量 125 mg，第 2、3 日分别 2 mg/（kg·d），最大剂量 80 mg。12 岁以上儿童同成人（标识外用法）。

4. **老年人**：无需调整剂量。

🤰 **妊娠期分级**　B。

🤱 **哺乳期分级**　L3。

〰 **药动学指标**　t_{max} 3～6 h，F：60%～65%。主要经肝 CYP3A4

酶代谢，次要经肝 CYP1A2 和 CYP2C19 酶代谢；CYP3A4 酶抑制剂。$t_{1/2}$：9~13 h。

（一）禁忌证

1. 禁用于对本品和辅料中任何成分过敏者。
2. 禁与匹莫齐特、特非那定、阿司咪唑、西沙必利联合用药。

（×）不良反应（表1）

表1 阿瑞匹坦的不良反应

常见不良反应		严重不良反应
低血压（6%）	头晕（1%~5%）	SJS
腹痛（6%）	头痛（3%~9%）	
便秘（9%）	咳嗽（1%~5%）	
腹泻（6%~9%）		
消化不良（7%）		
食欲缺乏（5%）		
ALT 水平升高（3%）		

（二）药物相互作用（表2）

表2 阿瑞匹坦的药物相互作用

药物名称	严重程度	证据质量	相互作用表现	临床管理策略
氯氮平	严重	卓越	氯氮平浓度增加	谨慎联合使用氯氮平与本品。如果联合用药，密切监测患者的不良反应，考虑减少氯氮平剂量。如果停止联合用药（停用阿瑞匹坦），需监测氯氮平有效性并考虑增加氯氮平剂量
作为 CYP3A4 代谢底物的化疗药：长春新碱、长春瑞滨、伊马替尼	严重	良好	导致化疗药物的暴露量增加以及发生不良反应的风险增加	与主要由 CYP3A4 代谢的化疗药联合用药时，需谨慎并监测与化疗相关的不良反应

药物名称	严重程度	证据质量	相互作用表现	临床管理策略
咪达唑仑	中度	卓越	咪达唑仑浓度增加	监测不良反应，根据临床反应进行剂量调整
地塞米松	中等	卓越	增加地塞米松暴露量	地塞米松给予50%剂量
中效CYP3A4抑制剂：红霉素，维拉帕米，地尔硫卓，伊马替尼，决奈达隆	严重	良好	抑制CYP3A4介导的代谢	避免联合用药
秋水仙碱	严重	良好	抑制CYP3A4介导的秋水仙碱代谢	避免同时使用，如需在14天内同时使用，将秋水仙碱剂量减少或降低频次
华法林	中等	卓越	阿瑞匹坦诱导细胞色素P450 2C9介导的S(−)华法林的代谢	监测患者的INR（在2周期间，特别是在7~10天
强效CYP3A4抑制剂：酮康唑，克拉霉素，伊曲康唑，奈法唑酮，沙奎那韦，利托那韦，茚地那韦，奈非那韦，伏立康唑，洛匹那韦，泰利霉素，泊沙康唑	严重	一般	抑制CYP3A4介导的阿瑞匹坦代谢	避免联合用药，阿瑞匹坦暴露可增加5倍

😊 患者用药教育

1. 告知患者药物可能降低口服避孕药的有效性。在治疗期间和最后一次给药后至少1个月，推荐其他形式的避孕措施。

2. 告知患者预防化疗引起的恶心和呕吐时，不良反应可能包括乏力、疲劳、腹泻、消化不良、腹痛、食欲减退、打嗝、头晕、头痛和咳嗽。

3. 告知患者在化疗前 1 h 服用药物。

4. 本品不得与匹莫齐特、特非那定、阿司咪唑或西沙比利联合使用。

福沙匹坦
Fosaprepitant

福沙匹坦是拮抗神经激肽 –1 受体的止吐药，为阿瑞匹坦的前药。

◎ **剂型及规格**　注射用粉针剂：每支 0.15 g。

⊘ **适应证**　与其他止吐药物联合用药，适用于成年和 12 岁以上的儿童患者的预防用药：

1. 高度致吐化疗药物初次和重复治疗过程中出现的急性和迟发性恶心和呕吐。

2. 中度致吐化疗药物初次和重复治疗过程中出现的迟发性恶心和呕吐。

◑ **用法用量**

1. 成人： 在预防成人因高度或中度致吐化疗药物所致的恶心和呕吐时，福沙匹坦、地塞米松和 5–HT$_3$ 拮抗剂的推荐剂量如表 1 和表 2 所示。本品输注时间 20 ~ 30 min，于第 1 天化疗开始前 30 min 完成静脉注射给药。

表 1　福沙匹坦用于预防成人高度致吐化疗药物引起恶心呕吐的推荐给药剂量

	第 1 天	第 2 天	第 3 天	第 4 天
福沙匹坦	150 mg 静脉注射	0	0	0
地塞米松 *	6 mg 口服	3.75 mg 口服	3.75 mg 口服，每天 2 次	3.75 mg 口服，每天 2 次

	第1天	第2天	第3天	第4天
5-HT$_3$ 拮抗剂	推荐剂量参见相关药品说明书	0	0	0

*地塞米松应在第1天化疗开始前30 min，第2～4天每天早晨，以及第3和4天晚上服用。地塞米松的剂量已考虑了活性物质的相互作用。

表2　福沙匹坦用于预防成人中度致吐化疗药物引起恶心呕吐的推荐给药剂量

药物	第1天
福沙匹坦	150 mg 静脉输注 20 ～ 30 min
地塞米松	6 mg 口服，应在化疗前 30 min 服用
5-HT$_3$ 拮抗剂	推荐剂量参见相关药品说明书

2. 儿童： 在预防儿童因单日高度或中度致吐化疗药物所致的恶心和呕吐时，联合使用 5-HT$_3$ 拮抗剂，联合或不联合使用皮质类固醇激素时推荐的本品儿童给药剂量见表3。单日化疗方案包括高度或中度致吐化疗药物仅使用一天的方案。

表3　福沙匹坦用于预防12～17岁儿童单日高度或中度致吐化疗药物引起恶心呕吐的单次给药方案

药物	第1天
福沙匹坦	150 mg 静脉输注超过 30 min，于第一天化疗开始前 30 min 完成静脉输注给药
地塞米松	若与糖皮质激素（如地塞米松）合用，则在第 1 天和第 2 天将糖皮质激素的剂量减少 50%
5-HT$_3$ 拮抗剂	推荐剂量参见相关药品说明书

⭐ **特殊人群用药**

1. 肝功能不全患者： 轻、中度肝损伤（Child-Pugh A、B 级）患者不需要调整本品的给药剂量。目前尚没有重度肝损伤（Child-Pugh C 级）患者使用本品的临床研究资料。

2. **肾功能不全患者：** 肾损伤患者和进行血液透析的终末期肾病患者均不需要调整本品的给药剂量。

3. **儿童：** 尚未确立本品在儿童患者中的安全性及有效性。

4. **老人：** 老年患者无需调整剂量。

妊娠期分级 B。无法排除胎儿风险。在妊娠期间不能使用本品，除非有明确的必要性。

哺乳期分级 婴儿风险不能排除。不建议使用。

药动学指标 福沙匹坦是阿瑞匹坦的前药，静脉给药后在 30 min 内转化为阿瑞匹坦。血浆蛋白结合率：95%，V_d：70 L。主要经肝 CYP3A4 酶代谢，次要经肝 CYP1A2 和 CYP2C19 酶代谢；57% 经肾排泄。$t_{1/2}$：9 ~ 13 h。

禁忌证

1. 禁用于对本品和辅料中任何成分过敏者。
2. 禁与匹莫齐特、特非那定、阿司咪唑和西沙比利联合用药。

不良反应（表 4）

表 4　福沙匹坦的不良反应

常见不良反应	严重不良反应	
乏力（4%） 疲劳（15%） 腹泻（13%）	过敏反应 中性粒细胞减少症（8%~15%）	SJS 输液相关反应

药物相互作用

同阿瑞匹坦。

溶媒选择与配伍禁忌（表 5）

表 5　福沙匹坦的溶媒选择与配伍禁忌

溶媒选择	5% 葡萄糖注射液	相容
	0.9% 氯化钠注射液	推荐使用

配制及 使用方法	1. 在无菌条件下，将 5 ml 0.9% 氯化钠注射液注入玻璃瓶中。确保 0.9% 氯化钠注射液沿瓶壁流下以防止起泡。轻轻旋动玻璃瓶。避免摇动及喷注入瓶 2. 在无菌条件下，用 145 ml 0.9% 氯化钠注射液配制输液袋（不推荐使用 PVC 材质输液袋） 3. 在无菌条件下，将玻璃瓶里全部液体抽出并注入含 145 ml 0.9% 氯化钠注射液的输液袋中，得到总体积为 150 ml，最终浓度为 1 mg/ml 4. 轻轻倒置输液袋 2~3 次 5. 根据推荐剂量，确定此制备输液袋中的给药体积。成人应该给予所制备输液袋中的所有体积（150 ml）。大于 12 岁儿童患者，给药体积（ml）为推荐剂量（mg），可能不需要输液袋中的所有体积 6. 给药前，检查输液袋有无颗粒物或变色。如果输液袋中出现颗粒物和（或）变色则丢弃不用 7. 经溶解而配制的最终药物溶液可在室温条件下放置 24 h（≤ 25 ℃）
配伍禁忌	不推荐与其他药物配伍使用

⊗ 患者用药教育

1. 告知患者药物可能降低口服避孕药的有效性。在治疗期间和最后一次给药后至少 1 个月，推荐采取其他形式的避孕措施。

2. 告知患者本品的不良反应可能包括疲劳、消化不良、腹泻、中性粒细胞减少症、贫血、白细胞减少症、乏力、周围神经病变、尿路感染和四肢疼痛。

3. 告知患者报告严重的输液部位反应症状，包括血栓性静脉炎。

奈妥匹坦 / 帕洛诺司琼
Netupitant and Palonosetron

奈妥匹坦 / 帕洛诺司琼是可以同时拮抗神经激肽 –1 和 5–HT$_3$ 受

体的复方止吐药。

◉ **剂型及规格** 口服胶囊：每粒硬胶囊含奈妥匹坦 / 帕诺洛司琼 0.3 g / 0.5 mg。

✅ **适应证** 用于预防成人患者高度和中度致吐性化疗引起的急性和延迟性恶心和呕吐。

◐ **用法用量** 每个化疗周期前约 1 h 口服 1 粒。与地塞米松联用时，应将地塞米松的推荐剂量下调约 50%。应整粒吞服。

★ **特殊人群用药**

1. **肝功能不全患者**：轻度或中度肝损伤（Child-Pugh 评分 5 ~ 8）患者无需调整剂量。严重肝损伤（Child-Pugh 评分 ≥ 9）患者数据有限，应慎用。

2. **肾功能不全患者**：无需调整剂量。

3. **儿童**：无儿童患者使用该药的安全性和有效性证据。

4. **老年人**：老年患者无需调整剂量。在 75 岁以上的患者中使用该药时应谨慎，因为该药半衰期较长，并且该人群的用药经验有限。

◉ **妊娠期分级** C。无法排除胎儿风险。妊娠期禁用本品。

◉ **哺乳期分级** 婴儿风险不能排除。在本品治疗期间以及末剂给药后 1 个月内均应终止哺乳。

◈ **药动学指标** 奈妥匹坦 F：预估高于 60%；血浆蛋白结合率 > 99.5%，V_d：1982 L；主要经肝 CYP3A4 酶代谢，主要经粪便排泄；$t_{1/2}$：88 h。帕洛诺司琼 F：97%；血浆蛋白结合率：97%；V_d：663 L。主要经肝 CYP2D6、CYP3A 和 CYP1A2 代谢，主要经肾排泄；$t_{1/2}$：37 ~ 48 h。

⊖ **禁忌证**

1. 对本药及赋形剂过敏者。
2. 妊娠期妇女。

⊗ 不良反应（表1）

表1　奈妥匹坦/帕洛诺司琼的不良反应

常见不良反应	严重不良反应
红斑（3%） 便秘（3%） 消化不良（4%） 乏力（8%） 头痛（9%） 疲劳（4%~7%）	5-羟色胺综合征

⇋ 药物相互作用（表2）

表2　奈妥匹坦/帕洛诺司琼的药物相互作用

药物名称	严重程度	证据质量	相互作用表现	临床管理策略
作为CYP3A4代谢底物的化疗药：长春新碱、长春瑞滨、伊马替尼	严重	良好	导致化疗药物的暴露量增加以及发生不良反应的风险增加	与主要由CYP3A4代谢的化疗药联合用药时，需谨慎并监测与化疗相关的不良反应
强效CYP3A4诱导剂	严重	一般	奈妥匹坦浓度降低	避免与强效CYP3A4诱导剂联合使用
地塞米松	中等	良好	联合用药时可能导致地塞米松暴露增加	降低地塞米松剂量
华法林	严重	一般	联合用药可能会增加出血的风险	监测患者的INR
环磷酰胺	中等	一般	同时给药可能会降低环磷酰胺向活性代谢4-羟基环磷酰胺的代谢。可能会降低环磷酰胺的疗效	联合用药时应谨慎和监测相关不良反应

注：奈妥匹坦/帕洛诺司琼复方制剂中，帕洛诺司琼的药物相互作用请参考"帕洛诺司琼"。

(2) **患者用药教育**

1. 告知患者报告 5-羟色胺综合征的症状。
2. 告知患者不良反应可能包括红斑、头痛、疲劳、乏力、消化不良或便秘等。

奥氮平
Olanzapine

奥氮平是作用于 5-HT、5-HT$_3$、5-HT$_6$，多巴胺 D$_1$、D$_2$、D$_3$、D$_4$、D$_5$、D$_6$，肾上腺素和组胺 H$_1$ 受体的非典型抗精神病药。

(!) **黑框警告**

使用非典型抗精神病药治疗患有痴呆相关精神病性障碍的老年患者，会增加死亡的风险。

(◎) **剂型及规格**　片剂：每片 2.5 mg；5 mg；10 mg。口服崩解片：5 mg；10 mg；15 mg；20 mg（标识外用法）。

(✓) **适应证**　用于化疗所致恶心和呕吐的解救性治疗。

(◗) **用法用量**　止吐四联方案：5～10 mg，口服，每天 1 次。

(★) **特殊人群用药**

1. **肝、肾功能不全患者：**应考虑更低的起始剂量（5 mg），中度肝功能不全（肝硬化 Child-Pugh 分级为 A 级或 B 级）患者起始剂量为 5 mg，并应谨慎加量。

2. **老年人：**对 65 岁以上的老年人，若有临床指征，应考虑使用较低的起始剂量。

(◎) **妊娠期分级**　C。只有当可能的获益大于对胎儿的潜在危险时方能使用本药。在妊娠期的后 3 个月使用奥氮平的孕妇，新生儿有出现不同程度及持续时间的不良反应的风险，新生儿应密切监护。

💧 **哺乳期分级** L2。婴儿风险不能排除。奥氮平可通过乳汁排泄，建议服用奥氮平的哺乳期妇女，应停止哺乳。

〰️ **药动学指标** 口服 t_{max}：6 h；血浆蛋白结合率：93%；V_d：1000 L。主要经肝葡萄糖醛酸酶、CYP1A2、CYP2D6 酶代谢；$t_{1/2}$：21~54 h。

⊖ **禁忌证**

1. 禁用于已知对本品及辅料中任何成分过敏的患者。

2. 禁用于已知有窄角性青光眼的患者。

⊗ **不良反应（表 1）**

表 1　奥氮平的不良反应

常见不良反应		严重不良反应
嗜睡（20%~52%）	便秘（4%~11%）	血小板减少症
体位性低血压（25%）	人格障碍（8%）	自杀倾向（0.1%~1%）
口干症（32%）	体重增加（27%）	心源性猝死
头晕（11%）	静坐不能（5%~27%）	肺栓塞
		糖尿病酮症酸中毒

⇒ **药物相互作用（表 2）**

表 2　奥氮平的药物相互作用

药物名称	严重程度	证据质量	相互作用表现	临床管理策略
羟氯喹、多奈哌齐	严重	良好	联合用药可增加 QT 间期延长风险	不建议联合用药，如需联合用药，考虑在联合用药期间进行严密的 ECG 监测

药物名称	严重程度	证据质量	相互作用表现	临床管理策略
西沙比利、司帕沙奎、决奈达隆	禁忌	一般	增加 QT 间期延长风险	严禁联合用药
锂剂	严重	良好	联合用药可致虚弱，运动障碍，锥体外系症状增加，脑病和脑损伤	密切观察患者锥体外系症状，并定期监测血清锂水平。建议低水平治疗
丙戊酸	中度	卓越	降低奥氮平血浆浓度	监测奥氮平浓度
卡马西平、利托那韦	严重	卓越	诱导 CYP1A2 和葡萄糖醛酸转移酶介导的奥氮平代谢，降低奥氮平血浆浓度，增加 QT 延长风险	监测奥氮平浓度
氟伏沙明、环丙沙星	严重	良好	抑制 CYP1A2 介导的奥氮平代谢，增加奥氮平毒性	监测患者的奥氮平不良反应，如直立性低血压

患者用药教育

1. 一些药物会影响奥氮平的效果，用药前告知医生所用其他药物。

2. 告知患者报告使用的过敏药物、麻醉药物和酒精；避免饮酒。

3. 用药后可能出现头晕、嗜睡等症状。告知患者尽量避免驾驶或操作机器。

4. 用药期间如果坐躺后迅速起身，可能出现头晕等症状。

5. 吸烟会导致药物代谢加快，可能需要增加剂量。

免疫治疗不良反应调整方案

免疫相关不良反应	严重程度	治疗调整
肺炎	2 级	暂停给药，直至不良反应恢复至 0~1 级
	3 级或 4 级或复发性 2 级	永久停药
腹泻及结肠炎	2 级或 3 级	暂停给药，直至不良反应恢复至 0~1 级
	4 级	永久停药
肝炎（适用于非肝细胞癌患者）	2 级，AST 或 ALT 为（3~5）× ULN 或 TBIL 为（1.5~3）× ULN	暂停给药，直至不良反应恢复至 0~1 级
	3 级，AST 或 ALT 为（5~20）× ULN，或 TBIL 为（3~10）× ULN 4 级，ALT 或 AST > 20 × ULN，或 TBIL > 10 × ULN	永久停药
肝炎（适用于肝细胞癌患者）	AST 或 ALT 为（3~5）× ULN，若基线状态在正常范围内 AST 或 ALT 为（5~10）× ULN，若基线状态 AST 或 ALT 为（1~3）× ULN AST 或 ALT 为（8~10）× ULN，若基线状态 AST 或 ALT 为（3~5）× ULN	暂停给药，直至不良反应恢复至 0~1 级或者至基线状态后恢复给药
	AST 或 ALT > 10 × ULN 或 TBIL > 3 × ULN	永久停药

免疫相关不良反应	严重程度	治疗调整
肾炎	2 级或 3 级 Scr 升高	暂停给药，直至不良反应恢复至 0～1 级
	4 级 Scr 升高	永久停药
内分泌疾病		
垂体炎	2 级或 3 级	暂停给药，直至不良反应恢复至 0～1 级
	4 级	永久停药
甲状腺疾病	2 级或 3 级甲状腺功能减退 2 级或 3 级甲状腺功能亢进	暂停给药，直至不良反应恢复至 0～1 级
	4 级甲状腺功能减退 4 级甲状腺功能亢进	永久停药
肾上腺功能不全	2 级	暂停给药，直至不良反应恢复至 0～1 级
	3 级或 4 级	永久停药
高血糖或 1 型糖尿病	3 级	暂停给药，直至不良反应恢复至 0～1 级
	4 级	永久停药
皮肤不良反应	3 级，或疑似 SJS 或 TEN	暂停给药，直至症状缓解或恢复至基线水平，且糖皮质激素 < 10 mg/d（在医生排除 SJS/TEN 前，不可重新开始本品治疗）
	4 级，或确认 SJS 或 TEN	永久停药
反应性毛细血管增生症	3 级	暂停用药，至不良反应恢复至 0～1 级
	4 级	永久停药

免疫相关 不良反应	严重程度	治疗调整
血小板 减少症	3 级或 4 级	暂停给药，直至不良反应恢复至 0～1 级
其他免疫 相关不良 反应	3 级或 4 级血淀粉酶升高或脂肪酶升高 2 级或 3 级胰腺炎 2 级心肌炎 2 级脑炎 2 级或 3 级首次发生的其他免疫相关性不良反应	暂停给药，直至不良反应恢复至 0～1 级
	4 级胰腺炎或任何级别的复发性胰腺炎 3 级或 4 级心肌炎 3 级或 4 级脑炎 4 级首次发生的其他免疫相关性不良反应	永久停药
复发或 持续的 不良反应	复发性 3 级或 4 级（除外内分泌疾病） 末次给药后 12 周内 2 级或 3 级不良反应未改善到 0～1 级（内分泌疾病除外） 末次给药后 12 周内糖皮质激素未能降至 ≤ 10 mg/d 的泼尼松等效剂量	永久停药
输液相关 反应	2 级	降低滴速或暂停给药，当症状缓解后可考虑恢复用药并密切观察
	3 级或 4 级	永久停药

妊娠期、哺乳期分级

药品名称	妊娠期分级 *	哺乳期使用		
		哺乳期分级	是否在乳汁分泌	备注
多柔比星	D	L5	√	
表柔比星	D	L5	√（动物数据）	
吡柔比星	禁用	禁用	√（动物数据）	
阿柔比星	有生殖毒性，须权衡利弊	/	尚不明确	用药期间须暂停哺乳
柔红霉素	D	L5	尚不明确	
伊达比星	D	/	尚不明确	治疗期间及末次用药后 14 天内暂停哺乳
米托蒽醌	D	L5	√	
顺铂	D	L5	√	
卡铂	D	L5	尚不明确	
奥沙利铂	D	L5	√	
环磷酰胺	D	L5	√	
异环磷酰胺	D	L4	√	
氟达拉滨	D	/	尚不明确	治疗期间停止哺乳
克拉屈滨	D	L5	尚不明确	治疗期间及末次用药后 10 日内暂停哺乳
博来霉素	D	L4	尚不明确	
卡莫司汀	D	L5	尚不明确	

续表

药品名称	妊娠期分级 *	哺乳期使用		
		哺乳期分级	是否在乳汁分泌	备注
苯达莫司汀	D	/	尚不明确	治疗期间及末次用药后1周内暂停哺乳
替莫唑胺	D	L5	尚不明确	治疗期间及末次用药后1周内暂停哺乳
吉西他滨	D	L4	尚不明确	治疗期间及末次用药后1周内暂停哺乳
阿糖胞苷	D	L5	尚不明确	
甲氨蝶呤	X	L4	√	治疗期间及末次用药后1周内暂停哺乳
巯嘌呤	D	L3	√	应考虑到治疗对母亲的重要性，决定停止药物治疗或停止母乳喂养
依托泊苷	D	L5	用药后24 h后，乳汁中检测不到依托泊苷	
替尼泊苷	D	L4	尚不明确	应考虑到治疗对母亲的重要性，决定停止药物治疗或停止母乳喂养
长春新碱	D	L5	尚不明确	在治疗期间及末次用药后至少1周内暂停母乳喂养

药品名称	妊娠期分级*	哺乳期使用		
		哺乳期分级	是否在乳汁分泌	备注
长春地辛	D	/	√（动物数据）	用药期间暂停母乳喂养
伊马替尼	D	L4	√	
达沙替尼	D	/	尚不明确	
尼洛替尼	D	L4	尚不明确	
氟马替尼	/	/	尚不明确	在治疗期间及末次用药后2周内暂停母乳喂养
奥雷巴替尼	/	/	尚不明确	在治疗期间及末次用药后至少1周内暂停母乳喂养
伊布替尼	TGA：D	/	尚不明确	
泽布替尼	D	/	尚不明确	在治疗期间及末次用药后至少2周内暂停母乳喂养
芦可替尼	C（说明书建议禁用）	/	√（动物数据）	在治疗期间及末次用药后至少2周内暂停母乳喂养
吉瑞替尼	/（可通过胎盘）	/	√（动物数据）	在治疗期间及末次用药后至少2个月内暂停母乳喂养
维奈克拉	/	/	√（动物数据）	在治疗期间及末次用药后至少1周内暂停母乳喂养

续表

药品名称	妊娠期分级 *	哺乳期使用		
		哺乳期分级	是否在乳汁分泌	备注
艾伏尼布	/	/	尚不明确	在治疗期间及末次用药后至少1个月内暂停母乳喂养
利妥昔单抗	C	L4	√（动物数据）	
奥妥珠单抗	TGA：C	/	√（动物数据）	在治疗期间及末次用药后至少18个月内暂停母乳喂养
卡瑞利珠单抗	作为一种IgG4，可能会穿透胎盘，不建议在妊娠期间使用，除非获益大于风险	/	尚不明确	在治疗期间及末次用药后至少2个月内暂停母乳喂养
替雷利珠单抗		/	尚不明确	在治疗期间及末次用药后至少5个月内暂停母乳喂养
信迪利单抗		/	尚不明确	在治疗期间及末次用药后至少5个月内暂停母乳喂养
达雷妥尤单抗	TGA：C	/	尚不明确	建议治疗期间暂停母乳喂养
贝林妥欧单抗	TGA：C	/	尚不明确	在治疗期间及末次用药后至少48 h内暂停母乳喂养
维布妥昔单抗	TGA：D	/	尚不明确	建议治疗期间暂停母乳喂养

药品名称	妊娠期分级*	哺乳期使用		
		哺乳期分级	是否在乳汁分泌	备注
维泊妥珠单抗	TGA：D	/	尚不明确	在治疗期间及末次用药后至少3个月内暂停母乳喂养
硼替佐米	D	/	尚不明确	建议治疗期间暂停母乳喂养
伊沙佐米	TGA：C	/	尚不明确	建议治疗期间暂停母乳喂养
卡非佐米	TGA：C	/	尚不明确	在治疗期间及末次用药后至少2周内暂停母乳喂养
阿基仑赛	无研究数据	/	尚不明确	应考虑到治疗对母亲的重要性，决定停止药物治疗或停止母乳喂养
西达本胺	X	/	尚不明确	建议治疗期间暂停母乳喂养
培门冬酶	C	/	尚不明确	在治疗期间及末次用药后至少1个月内暂停母乳喂养
沙利度胺	X	L5	√（动物数据）	建议治疗期间暂停母乳喂养
来那度胺	X	/	尚不明确	建议治疗期间暂停母乳喂养
泊马度胺	X	/	√（动物数据）	建议治疗期间暂停母乳喂养

续表

药品名称	妊娠期分级 *	哺乳期使用		
		哺乳期分级	是否在乳汁分泌	备注
亚砷酸（三氧化二砷）	D	/	√	在治疗期间及末次用药后至少2周内暂停母乳喂养
维 A 酸	D	L3	尚不明确	建议治疗期间暂停母乳喂养。哺乳期妇女禁用本药外用制剂
阿扎胞苷	D	/	尚不明确	在治疗期间及末次用药后至少1周内暂停母乳喂养
地西他滨	D	禁用	尚不明确	在治疗期间及末次用药后至少2周内暂停母乳喂养
右雷佐生	D	/	尚不明确	在治疗期间及末次用药后至少2周内暂停母乳喂养
美司钠	B	/	尚不明确	在治疗期间及末次用药后至少1周内暂停母乳喂养
亚叶酸钙	C	L3	尚不明确	慎用
蔗糖铁	B（妊娠前3个月禁忌）	L2	尚不明确	哺乳期妇女静脉输注本药后乳汁中铁含量未增加。哺乳期妇女使用本药应权衡利弊

药品名称	妊娠期分级 *	哺乳期使用		
		哺乳期分级	是否在乳汁分泌	备注
琥珀酸亚铁	可用	/	尚不明确	母乳中排出铁约为 0.25 mg/d。婴儿风险不能排除。世界卫生组织认为哺乳期可以使用。建议监测婴儿的消化道症状（如腹泻、便秘等）
硫酸亚铁	可用	/	尚不明确	
右旋糖酐铁	C	L2	√	说明书建议哺乳期妇女最好不要使用
蛋白琥珀酸铁	可用	/	尚不明确	本药可用于哺乳期妇女
多糖铁复合物	可用	/	尚不明确	本药可用于哺乳期妇女
异麦芽糖酐铁	需权衡利弊	/	√（很少量）	本药可用于哺乳期妇女
去铁胺	C	L3	尚不明确	应考虑到治疗对母亲的重要性，决定停止药物治疗或停止母乳喂养
甲钴胺	尚不明确	/	√（动物数据）	
叶酸	A	L1	√	
重组人促红素	慎用	/	尚不明确	应考虑到治疗对母亲的重要性，决定停止药物治疗或停止母乳喂养
罗沙司他	禁用	禁用	√（动物数据）	

续表

药品名称	妊娠期分级*	哺乳期使用		
		哺乳期分级	是否在乳汁分泌	备注
重组人粒细胞刺激因子	C	L4	√	在治疗期间暂停哺乳。本品口服不吸收，预计乳儿通过乳汁摄入不会有全身效应。一些研究建议用药后 3 日内停止哺乳
聚乙二醇化重组人粒细胞刺激因子	C	L4	尚不明确	
重组人粒细胞 - 巨噬细胞刺激因子	慎用	/	尚不明确	慎用
利可君	尚不明确	/	尚不明确	
小檗胺	尚不明确	/	尚不明确	
重组人血小板生成素	不宜使用	/	尚不明确	慎用
重组人白介素 -11	C	/	尚不明确	慎用
艾曲泊帕	C	/	√（动物数据）	在治疗期间暂停哺乳
海曲泊帕	不宜使用	/	尚不明确	在治疗期间应停止哺乳或停药
免疫球蛋白	C	L2	√	
重组人白介素 -2	C	L4	尚不明确	在治疗期间应停止哺乳或停药
环孢素	C	L3	√	在治疗期间应停止哺乳
西罗莫司	C	L4	√（动物数据）	

续表

药品名称	妊娠期分级*	哺乳期使用		
		哺乳期分级	是否在乳汁分泌	备注
泼尼松	C（溶液、片剂）和 D（缓释片）	L2	√	
泼尼松龙	C（滴眼液、口服溶液）和 D（口服混悬液、口腔崩解片）	L2	√	对于高剂量用药的母亲，服药后 4 小时内避免母乳喂养可显著减少婴儿接受的剂量
甲泼尼龙	C	L2	√	在治疗期间暂停哺乳
地塞米松	C	L3	√	
甲氧氯普胺	B	L2	√	乳儿从母乳中摄入的药物量小于母体剂量的 10%
昂丹司琼	B	L2	√（动物数据）	
托烷司琼	禁用	/	√（动物数据）	不建议哺乳期使用
格拉司琼	B	L3	尚不明确	本药分子量低，提示其可随乳汁排泄
帕洛诺司琼	B	L3	尚不明确	在治疗期间及末次用药后至少 1 个月内暂停母乳喂养
阿瑞匹坦	B	L3	√（动物数据）	
福沙匹坦	B	/	√（动物数据）	不建议哺乳期使用

续表

药品名称	妊娠期分级 *	哺乳期使用		
		哺乳期分级	是否在乳汁分泌	备注
奈妥匹坦 / 帕洛诺司琼	C	禁用	尚不明确	在治疗期间及末次用药后至少1个月内暂停母乳喂养
奥氮平	C	L2	√	不建议哺乳期使用

* 参考 FDA 妊娠分级及澳大利亚药品管理局（Therapeutic Goods Administration, TGA）妊娠分级。

FDA 妊娠期分级：

A：在设对照组的研究中显示，在妊娠前 3 个月及之后使用对胎儿危害小；

B：动物生殖研究未发现药物对胎儿有害，但缺孕妇的对照研究，或动物研究发现对胎儿有害（危害程度小），并未在孕妇进行充分严格的对照研究；

C：动物研究中已观察到对胎儿有危害（致畸或胚胎死亡），但缺乏孕妇临床对照观察研究：或尚无动物及孕妇使用药物的研究结果。此类药物仅在权衡益处大于对胎儿的危害时方可使用；

D：有肯定的证据显示对人类胎儿有危险性，但在某些情况下，例如抢救生命或必需治疗但又无其他可代替的药物，此类药物对于妊娠妇女的益处大于对胎儿的危害时才可使用；

X：人体及动物实验均已证实可导致胎儿畸形，妊娠期使用危害超过治疗获益，禁用于妊娠及即将妊娠的患者。

TGA 妊娠期分级：

A：在妊娠期及生育年龄妇女大量使用，没有观察到对胎儿有危害；

B：在部分妊娠期及生育年龄妇女使用，没有观察到对胎儿有重大危害。因这类药物在人类的研究经验有局限性，根据动物研究，分为以下 3 种情况：B1，动物研究显示对胎儿没有危害；B2，动物研究不足或缺失，现有证据不能证明对胎儿有危害；B3，动物研究显示对胎儿有危害；

C：动物研究显示对胎儿有一定的危害，但并不致畸，并且这种危害是可逆的，应权衡利弊使用；

D：怀疑会增加胎儿畸形或者会对胎儿造成不可逆的伤害。可通过药理学解释这种危害。使用前应详细咨询；

X：对胎儿造成永久性伤害，禁用于妊娠及即将妊娠的患者。

哺乳期分级：

L1 级，最安全：大量哺乳期妇女用药研究发现，该药并不明显增加婴儿的副作用，这类药物可能对哺乳婴儿的危害甚微。

L2 级，较安全：目前对哺乳期妇女用药研究显示，该药并不明显增加婴儿的副作用，哺乳期妇女使用该类药物对婴儿有害的证据很少，只是此类研究的数量还比较有限。

L3 级，中等安全：目前还没有针对该药的哺乳期妇女用药的对照研究数据，喂哺婴儿出现不良反应的危害性可能存在；部分研究结果显示有轻微的非致命性副作用；或无相关数据的新药。本类药物只有在权衡对婴儿的利大于弊后才可使用。

L4 级，可能危险：有明确证据显示哺乳期妇女用药对婴儿会造成危害，但哺乳期妇女用药后的益处大于对婴儿的危害。例如，母亲处于危及生命或严重疾病的情况下，且没有其他更好的替代药物时可考虑使用，并考虑停止母乳喂养。

　　L5 级，禁忌：有研究结果证实哺乳期妇女用药对婴儿有明显危害；或本类药物对婴儿产生的危险性较高，哺乳期妇女使用这类药物对婴儿造成的风险明显大于服药可能带来的任何益处。本类药物禁用于哺乳期妇女。